实用内科诊疗学

张 红 刘友兵 蔡 静 朱晓晴 窦金明 王月盟◎主编

吉林科学技术出版社

图书在版编目（CIP）数据

实用内科诊疗学 / 张红等主编. -- 长春：吉林科学技术出版社，2022.4
ISBN 978-7-5578-9270-8

Ⅰ. ①实… Ⅱ. ①张… Ⅲ. ①内科—疾病—诊疗 Ⅳ. ①R5

中国版本图书馆 CIP 数据核字（2022）第 091586 号

实用内科诊疗学

主　　编	张　红等
出 版 人	宛　霞
责任编辑	刘建民
封面设计	济南皓麒信息技术有限公司
制　　版	济南皓麒信息技术有限公司
幅面尺寸	185mm×260mm
字　　数	298 千字
印　　张	12.75
印　　数	1-1500 册
版　　次	2022年4月第1版
印　　次	2023年3月第1次印刷

出　　版	吉林科学技术出版社
发　　行	吉林科学技术出版社
地　　址	长春市福祉大路5788号
邮　　编	130118
发行部电话/传真	0431-81629529 81629530 81629531
	81629532 81629533 81629534
储运部电话	0431-86059116
编辑部电话	0431-81629518
印　　刷	三河市嵩川印刷有限公司

书　　号	ISBN 978-7-5578-9270-8
定　　价	98.00元

编 委 会

主 编 张 红（临沂市人民医院）

刘友兵（郓城县人民医院）

蔡 静（曹县磐石街道办事处社区卫生服务中心）

朱晓晴（青岛市第八人民医院）

窦金明（诸城市瓦店卫生院/诸城市辛兴卫生院）

王月盟（青岛市第八人民医院）

目　　录

第一章　呼吸系统疾病

第一节　急性上呼吸道感染

急性上呼吸道感染简称上感，为外鼻孔至环状软骨下缘包括鼻腔、咽或喉部急性炎症的概称。主要病原体是病毒，少数是细菌。

一、病因

病毒占 70%～80%，包括鼻病毒、冠状病毒、腺病毒、流感和副流感病毒，以及呼吸道合胞病毒、埃可病毒和柯萨奇病毒等。细菌主要是溶血性链球菌、流感嗜血杆菌、肺炎链球菌和葡萄球菌等。

二、病理

组织学上可无明显病理改变，亦可出现上皮细胞的破坏。可有炎症因子参与发病。继发细菌感染者可有中性粒细胞浸润及脓性分泌物。

三、临床表现

临床表现有以下类型：

1.普通感冒

为病毒感染引起，俗称"伤风"，又称急性鼻炎或上呼吸道卡他。起病急，咽干、咽痒或烧灼感，发病同时或数小时后，可有喷嚏、鼻塞、流清水样鼻涕，2～3 天后变稠，俗称"感冒"或"伤风"。一般经 5～7 天痊愈，伴并发症者可致病程迁延。

2.急性病毒性咽炎和喉炎

由鼻病毒、腺病毒、流感病毒等引起。临床表现为咽痒和灼热感，咽痛不明显。咳嗽少见。体检可见喉部充血、水肿，局部淋巴结轻度肿大和触痛，有时可闻及喉部的喘息声。

3.急性疱疹性咽峡炎

多由柯萨奇病毒 A 引起，表现为明显咽痛、发热，病程约为 1 周。查体可见咽及扁桃体表面有灰白色疱疹及浅表溃疡，周围伴红晕。多发于夏季，多见于儿童，偶见于成人。

4.急性咽结膜炎

主要由腺病毒、柯萨奇病毒等引起。表现为发热、咽痛、畏光、流泪、咽及结膜明显充血。病程 4～6 天，多发于夏季，由游泳传播，儿童多见。

5.急性咽扁桃体炎

病原体多为溶血性链球菌,其次为流感嗜血杆菌、肺炎链球菌、葡萄球菌等。起病急,咽痛明显、伴发热、畏寒,体温可在39℃以上。查体可发现咽部明显充血,扁桃体黄色脓性分泌物。有时伴有颌下淋巴结肿大、压痛,而肺部查体无异常体征。

四、实验室检查

1.血液检查

因多为病毒性感染,白细胞计数常正常或偏低,伴淋巴细胞比例升高。细菌感染者可有白细胞计数与中性粒细胞增多和核左移现象。

2.病原学检查

因病毒类型繁多,且明确类型对治疗无明显帮助,一般无需明确病原学检查。需要时可用免疫荧光法、酶联免疫吸附法、血清学诊断或病毒分离鉴定等方法确定病毒的类型。细菌培养可判断细菌类型并做药物敏感试验以指导临床用药。

五、诊断和鉴别诊断

(一)诊断

诊断依据:包括危险因素、症状、体征和辅助检查。

1.危险因素

各种可导致全身或呼吸道局部防御功能降低的因素均可诱发本病。如受凉、气温变化、淋雨、疲劳、人群拥挤的环境、久坐的生活方式、免疫力低下、与高危人群接触或营养不良等。

2.症状

以鼻部卡他症状为主,如鼻塞、流鼻涕、打喷嚏。根据病毒或细菌侵犯的部位不同,症状有所不同。如鼻腔:鼻黏膜受刺激后可有鼻塞、流清水样鼻涕、打喷嚏等;咽部:咽部干燥、灼热感、咽痛等;喉:声音嘶哑、咳嗽咳痰、喉部不适等;急性扁桃体炎的症状主要为咽痛、发热、吞咽困难;急性上呼吸道感染时可伴有不同程度的全身症状,如发热、畏寒、头痛、四肢酸痛、咳嗽和疲乏等。

3.体征

普通感冒时鼻腔黏膜充血、水肿、有分泌物、咽部轻度充血;急性咽炎时可见咽部明显充血、水肿;急性扁桃体炎时可见扁桃体肿大、充血、表面有或无脓性分泌物;急性喉炎时可见喉部充血、水肿、有黏液性分泌物或黏膜溃疡。

具备上述危险因素并根据鼻咽部的症状和体征,结合周围血象和阴性胸部X线检查可做出临床诊断。一般无需病因诊断,特殊情况下可进行细菌培养和病毒分离,或病毒血清学检查等确定病原体。但须与初期表现为感冒样症状的其他疾病鉴别。

(二)鉴别诊断

1.流行性感冒(以下简称流感)

起病急,具有较强的传染性,以全身中毒症状为主,呼吸道症状较轻。老年人及伴有慢性呼吸道疾病、心脏病者易并发肺炎。普通感冒与流感的鉴别诊断如表1-1-1所示。

表 1-1-1　普通感冒与流感的鉴别诊断

症状	普通感冒	流感
发热	少见	常见
鼻塞	很常见,且通常在 1 周内症状自然缓解	常见
打喷嚏	常见	常见
咽痛	常见	常见
头痛	少见	非常常见
咳嗽	通常为间断的、排痰性(有黏液产生)咳嗽	通常为间断性干咳
寒战	少见	有轻-中度恶寒症状
疲倦	较轻微	通常为中度疲倦,且常伴有乏力
胸部不适	轻-中度	中度

2.急性细菌性鼻窦炎

致病菌多为肺炎链球菌、流感嗜血杆菌、葡萄球菌、大肠埃希菌及变形杆菌等,临床多见混合感染。多在病毒性上呼吸道感染后症状加重。主要症状为鼻塞、脓性鼻涕增多、嗅觉减退和头痛。急性鼻窦炎患者可伴有发热和全身不适症状。

3.过敏性鼻炎

分为季节性和常年性,多于接触过敏源后(如花粉等)出现症状,主要症状为阵发性喷嚏、流清水样鼻涕,发作过后如健康人。仅表现为鼻部症状或感疲劳,一般无发热等全身症状,且病程较长,常年反复发作或季节性加重。普通感冒与急性鼻窦炎、过敏性鼻炎的鉴别诊断如表1-1-2 所示。

表 1-1-2　普通感冒与急性鼻窦炎、过敏性鼻炎的鉴别诊断

普通感冒

1.以鼻部卡他症状为主,初期也可有咽部不适或咽干,咽痒或烧灼感

2.四肢酸痛和头痛等全身症状较轻

3.诊断主要依据典型的临床症状

急性鼻窦炎

1.致病菌多为肺炎链球菌、流感嗜血杆菌、葡萄球菌等,临床多见混合感染

2.多于病毒性上呼吸道感染后症状无改善或加重

3.主要症状为鼻塞,脓性鼻涕增多,嗅觉减退和头痛

4.急性鼻窦炎患者可伴发热及全身不适症状

过敏性鼻炎

1.分为季节性和常年性,多于接触过敏源后(如花粉等)出现症状,主要症状为阵发性喷嚏,流清水样鼻涕,发作过后如正常人

2.仅表现为鼻部症状或感到疲劳,一般无发热等症状,且病程较长,常年反复发作或季节性加重

4.链球菌性咽炎

主要致病菌为 A 组溶血性链球菌。其症状与病毒性咽炎相似,发热可持续 3～5 天,所有症状将在 1 周内缓解。好发于冬、春季节;以咽部炎症为主,可有咽部不适、发痒、灼热感、咽痛等,可伴有发热、乏力等;检查时有咽部明显充血、水肿,颌下淋巴结肿大并有触痛。链球菌型咽炎的诊断主要靠咽拭子培养或抗原快速检测。

5.疱疹性咽峡炎

发病季节多发于夏季,常见于儿童,偶见于成人;咽痛程度较重,多伴有发热,病程约 1 周;有咽部充血,软腭、腭垂、咽及扁桃体表面有灰白色疱疹及浅表溃疡,周围环绕红晕;病毒分离多为柯萨奇病毒 A。

6.急性传染病前驱症状

它如麻疹、脊髓灰质炎、脑炎、肝炎、心肌炎等病,患病初期可有鼻塞,头痛等类似症状,应予重视。如果在上呼吸道症状一周内,呼吸道症状减轻但出现新的症状,需进行必要的实验室检查,以免误诊。

六、治疗

(一)治疗原则

本病的治疗原则以对症处理为主。首选口服药物,一般不需要静脉补液。对于急性上呼吸道病毒感染不应用抗菌药物,可选用口服制剂的中成药。同时戒烟、注意休息、多饮水、保持室内空气流通和防治继发细菌感染。

(二)治疗方法及具体措施

1.对症治疗

(1)休息:发热、病情较重或年老体弱的患者应卧床休息,多饮水,保持室内空气流通和防止受寒。

(2)对症药物治疗:急性上呼吸道感染使用药物治疗时应以对症治疗药物为主,且首选口服药物,避免无根据的盲目静脉补液。静脉补液仅适用于以下几种情况:a.因感染导致患者原有基础疾病加重,或出现并发症,需要静脉给药;b.由于患者严重腹泻或高热导致脱水、电解质紊乱,需补充水和电解质;c.由于胃肠不适、呕吐而无法进食,需要通过补液维持身体基础代谢。

①解热镇痛:主要针对普通感冒患者的发热、咽痛和全身酸痛等症状,可酌情应用解热镇痛类药物如对乙酰氨基酚、布洛芬等。该类药物通过减少前列腺素合成,使体温调节中枢产生周围血管扩张、出汗与散热而发挥解热作用,通过阻断痛觉神经末梢的冲动而产生镇痛作用。对乙酰氨基酚是其中较为常用的药物,但应注意对乙酰氨基酚超量使用可能造成肝损伤甚至肝坏死。有报道,布洛芬可增加感染的严重性。

②缓解鼻塞:对于有鼻塞、鼻黏膜充血、水肿、咽痛等症状者,可应用盐酸伪麻黄碱等选择性收缩上呼吸道黏膜血管的药物,对血压的影响较小。也可用 1‰麻黄碱滴鼻。一般连续使用不宜超过 7 天。

③抗过敏：对于有频繁喷嚏、流涕量多等症状的患者，可酌情选用第一代抗组胺药马来酸氯苯那敏或苯海拉明等。该类药物具有穿过血脑屏障、渗透入中枢神经细胞与组胺受体结合的能力，因其具有一定程度的抗胆碱作用，通过阻断组胺受体抑制小血管扩张，降低血管通透性，有助于减少分泌物、减轻咳嗽症状，因此推荐其为急性上呼吸道感染的首选药物。该类药物的常见不良反应包括嗜睡、疲乏等，从事车船驾驶、登高作业或操作精密仪器等行业工作者慎用。为了减轻这类药物引起的头晕、嗜睡等不良反应，宜在临睡前服用。第二代抗组胺药尽管具有非嗜睡、非镇静的优点，但因其无抗胆碱的作用，故不能镇咳。抗组胺的鼻喷剂局部作用较强，而全身不良反应较少。

④镇咳：对于咳嗽症状较为明显者，可予镇咳药。常用的镇咳药根据其药理学作用特点分为两大类：a.中枢性镇咳药：常用的中枢性镇咳药为吗啡类生物碱及其衍生物。该类药物直接抑制延髓咳嗽中枢而产生镇咳作用。根据其是否具有成瘾性和麻醉作用又可分为依赖性和非依赖性两类。依赖性镇咳药：如可待因，可直接抑制延髓中枢，镇咳作用强而迅速，并具有镇痛和镇静作用。由于具有成瘾性，仅在其他治疗无效时短暂使用。非依赖性镇咳药：多为人工合成的镇咳药。如右美沙芬，是目前临床上应用最广的镇咳药，作用与可待因相似，但无镇痛和镇静作用，治疗剂量对呼吸中枢无抑制作用，亦无成瘾性。英国胸科学会（BTS）指南和世界卫生组织（WHO）均指出：阿片类镇咳药可待因和福尔可定疗效并不优于右美沙芬，且不良反应更多，不推荐用于咳嗽治疗，推荐右美沙芬是一种可取代可待因的中枢镇咳药。多种非处方性复方镇咳剂均含有本品。b.周围性镇咳药：通过抑制咳嗽反射弧中的感受器、传入神经及效应器中的某一环节而起到镇咳作用。这类药物包括局部麻醉药和黏膜防护剂。那可丁：阿片所含的异喹啉类生物碱，作用与可待因相当，无依赖性，对呼吸中枢无抑制作用。适用于不同原因引起的咳嗽。苯丙哌林：非麻醉性镇咳药，可抑制外周传入神经，亦可抑制咳嗽中枢。

⑤祛痰药：祛痰治疗可提高咳嗽对气道分泌物的清除率。祛痰药的作用机制包括：增加分泌物的排出量，降低分泌物黏稠度，增加纤毛的清除功能。常用祛痰药包括愈创木酚甘油醚、氨溴索、溴乙新、乙酰半胱氨酸、羧甲司坦等；其中愈创木酚甘油醚是常用的复方感冒药成分，可刺激胃黏膜，反射性引起气道分泌物增多，降低黏滞度，有一定的舒张支气管的作用，达到增加黏液排出的效果。

鉴于急性上呼吸道感染患者常常同时存在上述多种症状，可用由上述数种药物组成的复方制剂。为了避免抗过敏药物引起的嗜睡作用对白天工作和学习的影响，有一些复方感冒药物分为白片和夜片，仅在夜片中加入了抗过敏药。对于无发热的患者应该使用不含解热镇痛药成分的复方制剂。对有急性咳嗽、鼻后滴漏和咽干的患者应给予伪麻黄碱治疗以减轻鼻部充血，亦可局部滴鼻应用。

有研究资料显示，对早期仅有鼻部卡他症状的上感患者，服用盐酸伪麻黄碱和氯苯吡胺第1天，鼻塞、流涕、打喷嚏、流眼泪症状即有改善，服药4天后上述症状改善均达到90%左右，表明这一组合可迅速改善或消除鼻部症状。因此，伪麻黄碱和氯苯吡胺作为经典复方组合推荐用于治疗早期仅有鼻部卡他症状的上感的治疗。当在鼻部卡他症状基础上出现咳嗽、全身酸痛、发热等症状时，建议服用含镇咳成分和解热镇痛成分的药物。

尽管治疗感冒的药物品种繁多，名称各异，但其组成成分相同或相近，药物作用大同小异，因此复方抗感冒药物应只选用其中的一种,如果同时服用两种或两种以上的复方制剂,可导致重复用药、超量用药、增加药物不良反应的发生率。

⑥疗程:由于感冒是一种自限性疾病,因此普通感冒用药不应超过 7 天,如果 1 周后上述症状仍未明显好转或消失,应及时去医院明确诊断,给予进一步治疗。

2.抗菌药物治疗

急性上呼吸道感染是一种自限性疾病,多由病毒感染引起,抗菌药物不能杀灭病毒,抗菌药物预防细菌感染是无效的。抗菌药物应用过程中会产生消化道不良反应,滥用抗菌药物还易诱导细菌耐药发生。只有当合并细菌感染时,才考虑应用抗菌药物治疗,如:鼻窦炎、中耳炎、肺炎等,有白细胞升高、咽部脓苔、咯黄痰和流脓鼻涕等细菌感染证据,可根据当地流行病学史和经验用药,选口服青霉素、第一代头孢菌素、大环内酯类或喹诺酮类。极少需要根据病原菌选用敏感的抗菌药物。

急性细菌性上呼吸道感染如细菌性咽炎、扁桃体炎,可以使用抗菌药物。建议使用以下治疗方案:可选青霉素 G,也可肌内注射普鲁卡因青霉素或口服青霉素 V,或口服阿莫西林、阿莫西林/克拉维酸;青霉素过敏患者可选用口服大环内酯类、克林霉素或喹诺酮类药物;可选用口服第一代或第二代头孢菌素,但不能用于有青霉素过敏性休克史的患者。此外,磺胺类药不易清除咽部细菌,A 组化脓性链球菌对四环素类、氨基糖苷类耐药者多见,这几类抗菌药物均不宜选用;可选用头孢曲松或头孢噻静脉注射;治疗疗程一般为 3~7 天,病情严重时可延长至14 天。

3.抗病毒药物治疗

由于目前有滥用造成流感病毒耐药现象,所以如无发热,免疫功能正常,一般无需应用。对于免疫缺陷患者,可早期常规使用。利巴韦林和奥司他韦有较广的抗病毒谱,对流感病毒、副流感病毒和呼吸道合胞病毒等有较强的抑制作用,可缩短病程。急性上呼吸道病毒感染(除流行性感冒病毒外)目前尚无特效的抗病毒药物。利巴韦林虽然在体外有广谱的抗病毒活性,但临床疗效不确定,吸入该药后仅对婴幼儿呼吸道合胞病毒引起的呼吸道感染有治疗效果。因此,不推荐利巴韦林用于治疗急性上呼吸道病毒感染。过度使用抗病毒药物有明显增加相关不良反应的风险。

4.中医中药治疗

具有清热解毒和抗病毒作用的中药亦可选用,有助于改善症状,缩短病程。急性上呼吸道感染尤其是病毒感染可以选用中成药治疗,有较好的临床疗效。

5.特殊人群用药注意事项

由于非处方感冒药物在 2 岁以下幼儿中应用的安全性尚未被确认,因此不能用于幼儿的普通感冒。若其症状必须应用药物控制,则应使用国家药政部门批准在幼儿中使用的药物。对于 2~5 岁的儿童,伪麻黄碱的剂量为成人的 1/4;对于 6~12 岁的儿童,伪麻黄碱的剂量为成人的 1/2,尽量使用糖浆或混悬液制剂。儿童发热应慎用阿司匹林等水杨酸类药物,因为后者可诱发 Reye 综合征并导致患儿死亡。

孕妇、哺乳期女性应特别慎用感冒药物。孕妇尽量不使用阿司匹林、双氯芬酸钠、苯海拉明、布洛芬、右美沙芬等,以免影响胎儿发育或导致孕期延长。妊娠 3 个月内禁用愈创木酚甘油醚。哺乳期女性尽量不使用苯海拉明、马来酸氯苯那敏、金刚烷胺等,因为这些药物能通过乳汁影响幼儿。

肝肾功能不全、血小板减少、有出血症状者和(或)有溃疡病穿孔病史者应慎用含有对乙酰氨基酚、阿司匹林、布洛芬等成分的感冒药物。

从事驾驶、高空作业或操作精密仪器等行业工作者应慎用含有马来酸氯苯那敏、苯海拉明的感冒药物,因第一代抗组胺药具有抗胆碱能作用,影响神经元或神经肌肉接头的传导,可导致神经功能一过性紊乱和注意力不集中等。

未控制的严重高血压或心脏病及同时服用单胺氧化酶抑制剂的患者,禁用含有伪麻黄碱成分的感冒药物,甲状腺功能亢进、糖尿病、缺血性心脏病及前列腺肥大的患者,慎用含有伪麻黄碱成分的感冒药物。青光眼患者不建议使用伪麻黄碱作为局部用药。

慢性阻塞性肺疾病和重症肺炎呼吸功能不全的患者应慎用含有可待因和右美沙芬的感冒药物,因为可待因和右美沙芬的中枢镇咳作用可影响痰液的排出。

总之,医师应根据不同人群的特点及普通感冒的不同症状,特别是针对特殊人群,制订个体化的治疗策略。

6.预防

重在预防。隔离传染源有助于避免传染,勤洗手是减少上呼吸道感染的有效方法。加强锻炼、增强体质、生活饮食规律、改善营养。避免受凉和过度劳累,有助于降低易感性,是预防上呼吸道感染最好的方法。年老体弱易感者应注意防护,上呼吸道感染流行时应戴口罩,避免在人多的公共场合出入。导致感冒的病毒及血清型众多,且 RNA 病毒蛋白频繁变异,因此很难研发出感冒疫苗,流感病毒疫苗对普通感冒无效。

第二节 急性气管与支气管炎

急性气管-支气管炎是病毒或细菌感染、物理、化学性刺激或过敏因素等对气管-支气管黏膜所造成的急性炎症。该病大多数由病毒感染所致,其中成人多为流感病毒和腺病毒引起,儿童则以呼吸道合胞病毒或副流感病毒多见。此外,还有柯萨奇病毒、鼻病毒、冠状病毒等。肺炎支原体、肺炎衣原体亦是本病的常见病原体。细菌感染在本病占有重要地位,但有资料显示,细菌感染在本病所占比例不超过 10%,常见的致病菌有肺炎链球菌、流感嗜血杆菌、金黄色葡萄球菌、卡他莫拉菌以及百日咳杆菌等。百日咳杆菌感染以往认为主要在儿童发病,但近年来在年轻人感染有所上升。虽然细菌感染作为致病因子在本病所占比例不高,但值得重视的是,该病常在病毒感染的基础上合并细菌或支原体、衣原体感染,病毒感染抑制肺泡巨噬细胞的吞噬能力以及纤毛上皮细胞的活力,造成呼吸道免疫功能低下,使细菌、支原体和衣原体等病原菌有入侵的机会。非生物性病因中,有粉尘、刺激性气体(包括二氧化氮、二氧化硫、氨气、氯气等)、环境刺激物(包括二氧化碳、烟雾、臭氧)等。

一些常见的过敏源包括花粉、有机粉尘、真菌孢子等的吸入,可引起气管-支气管的过敏性炎症。

其病理改变主要为气管、支气管黏膜充血、水肿、黏液腺体肥大、分泌物增加,纤毛上皮细胞损伤脱落,黏膜及黏膜下层炎症细胞浸润,以淋巴细胞和中性粒细胞为主。急性炎症消退后,气管、支气管黏膜结构可完全恢复正常。

该病为常见的呼吸道疾病,以咳嗽症状为主,在健康成人通常持续1～3周。常继发于病毒性或细菌性上呼吸道感染。以冬季或气候突变时节多发,有自限性。

一、诊断标准

1.临床表现

起病往往先有上呼吸道感染的症状,如鼻塞、流涕、咽痛、声音嘶哑。全身症状有发热、轻度畏寒、头痛、全身酸痛等,全身症状一般3～5天可消退。开始一般为刺激性干咳,随着卡他症状的减轻,咳嗽逐渐明显并成为突出症状,受凉、吸入冷空气、晨起、睡觉体位改变或体力活动后咳嗽加重。咳嗽症状一般持续1～3周,吸烟者可更长。如为百日咳杆菌感染,咳嗽症状常超过3周以上,通常可达4～6周。超过半数可伴有咳痰,开始时常为黏液痰,部分患者随着病程发展可转为脓性痰。相当一部分患者由于气道高反应性发生支气管痉挛时,可表现为气急、喘鸣、胸闷等症状。

该病体征不多,主要有呼吸音增粗、干性啰音、湿性啰音等,支气管痉挛时可闻及哮鸣音,部分患者亦可无明显体征。

2.辅助检查

(1)血常规:病毒感染时,血白细胞计数可降低,当有细菌感染时,血白细胞总数及中性粒细胞比例增高。

(2)X线胸片:一般无异常或仅有肺纹理增粗。

3.注意事项

(1)根据以上临床表现往往可得到明确的临床诊断,进行相关的实验室检查则可进一步做出病原学诊断。须注意与肺炎、肺结核、支气管扩张症、肺脓肿、肺癌等鉴别,以上疾病常以咳嗽、咳痰为主要症状,但胸部X线检查可发现各自特征性的影像学改变。

(2)肺功能检查可发现相当一部分患者气道反应性增高,但通常为一过性。由于本病部分患者气道反应性增高,少数患者可闻及干性啰音,应注意与支气管哮喘相鉴别。

(3)流行性感冒的症状与本病相似,但流行性感冒以发热、头痛、全身酸痛等全身症状为主,而本病以咳嗽等呼吸道症状为主要表现。

(4)该病很少超过3周,如咳嗽超过3周称为"亚急性咳嗽",超过8周称为"慢性咳嗽",应注意是否由于后鼻漏、哮喘、吸入性肺炎、胃食管反流等疾病所致。

二、诊断和鉴别诊断

(一)诊断依据

急性气管-支气管炎的诊断主要依靠病史、咳嗽和咳痰等临床症状,两肺闻及散在干、湿啰音,结合外周血象和胸部X线检查结果,可对本病做出临床诊断。对于导致急性气管-支气管炎的病原微生物,一般采用病毒分离、血清学检测以及痰液分析进行明确,但是鉴于本病的自然转归周期一般不做常规推荐。但是对于疑似流感和百日咳患者,必须行相关病原微生物检测。

(二)鉴别诊断

鉴别诊断如表 1-2-1 所示。

表 1-2-1　急性气管-细支气管炎鉴别诊断

疾病名称	疾病特点
支气管哮喘急性发作	哮喘病史,起病急,有过敏源接触史
慢性阻塞性肺疾病急性发作	慢性阻塞性肺疾病病史,呼吸困难重,中老年抽烟患者多见
流行性感冒	起病急,全身中毒症状重,伴发热,气道症状较轻
充血性心力衰竭急性发作	心脏病史,有劳累、感染诱因、端坐呼吸、粉红色泡沫痰
胃食管反流性咳嗽	反酸、嗳气、食欲缺乏、夜间熟睡后症状明显
肺炎	胸部影像学异常
鼻后滴漏综合征	鼻部卡他倒流感明显,鼻部病史
鼻窦炎	鼻部症状明显伴鼻塞、鼻部压痛等

1.流行性感冒

流行性感冒的症状与急性气管-支气管炎颇相似,但从流感的广泛性流行、急骤起病、全身明显的中毒症状、高热和全身肌肉酸痛等鉴别并不困难,病毒分离和补体结合试验可以确诊。

2.急性上呼吸道感染

鼻咽部症状明显;一般无显著的咳嗽、咳痰;肺部无异常体征;胸部 X 线正常。

3.急性气管-支气管炎应与小气道的急性炎症

哮喘及毛细支气管炎相鉴别,后两者常表现为进行性咳嗽并伴有喘息、气急、呼吸窘迫及低氧血症;支气管扩张则表现为慢性咳嗽及支气管的永久扩张;急性支气管炎的病程初期难以同上呼吸道感染鉴别,但前者常表现为咳嗽时间更长(大于 5 天),且肺功能检测显示异常,即 FEV_1 小于预计值的 80%,气道反应性增高,激发试验阳性,但在随后的 5~6 周会恢复正常。大多情况下,如患者的生命体征正常,体检肺部无干、湿啰音,则患肺炎的可能性较小,不需要进一步的检查,但在老年患者除外,因为老年性肺炎患者常缺乏特异的症状及体征。其他肺部疾病如肺结核、肺癌、肺脓肿、麻疹、百日咳等在发病时均可能出现类似急性气管-支气管炎的临床症状,应根据这些疾病的临床特点逐一加以鉴别。

三、治疗及预后

(一)治疗

一般患者无需住院治疗。有慢性心肺基础疾病者,流感病毒引起的支气管炎导致严重通气不足时,需住院接受呼吸支持和氧疗。

剧烈干咳或少痰者,可适当应用镇咳剂,如右美沙芬、喷托维林。咳嗽有痰或痰不易咳出者可用盐酸氨溴索、桃金娘油提取物化痰。若咳嗽持续不缓解，可考虑应用可待因或吸入糖皮质激素缓解症状。伴有支气管痉挛、气流受限时可用 β₂-受体激动剂沙丁胺醇、氨茶碱。

大多数急性-支气管炎的患者都接受抗生素治疗。但国外应用抗生素治疗气管-急性支气管炎的六项对照研究表明，抗生素并无明显的治疗效果，研究表明，抗生素与支气管扩张剂的疗效是一致的，对缓解症状并无显著性差别。因此，临床医师在治疗急性-支气管炎患者时应避免滥用抗生素。盲目应用抗生素会导致耐药菌的产生、二重感染等一些严重后果。但如果患者出现发热、脓性痰和重症咳嗽，则是应用抗生素的指征。肺炎支原体、衣原体和百日咳杆菌感染推荐阿奇霉素治疗 5 天(第一天 500mg，每天 1 次。第 2～5 天 250mg，每天 1 次)，流感病毒 A 型感染可予以奥司他韦(75mg，每天 2 次)治疗 5 天。全身不适及发热为主要症状者应卧床休息，多饮水，服用阿司匹林、对乙酰氨基酚等退热剂。

在流行性感冒流行期间，如有急性气管-支气管炎的表现应该应用抗流感的治疗措施。

(二)预后与预防

多数患者的预后良好，但少数治疗延误或者不当、反复发作的患者，可因病情迁延发展为慢性支气管炎。积极锻炼，增强体质，避免过度劳累。冬季注意保暖，避免上呼吸道感染；戒烟。做好环保工作，治理空气污染。改善劳动卫生条件，生产车间要防止有害气体、酸雾和粉尘的外逸。

第三节　肺炎

一、社区获得性肺炎

1.概述

社区获得性肺炎(CAP)是指在医院外罹患的感染性肺实质(含肺泡壁，即广义上的肺间质)炎症，包括具有明确潜伏期的病原体感染在入院后潜伏期内发病的肺炎。

需注意的是以下患者：近 90 天内曾住院两天以上；长期居住在护理院或慢性病护理机构；近 30 天内接受过静脉治疗(抗生素、化学药物)、伤口处理；在医院或血液透析门诊部接受透析治疗。这类患者虽然在社区起病，但不具有 CAP 病原学的典型特征，部分文献将此定义为卫生保健相关性肺炎(HCAP)。因此有专家建议，"社区相关性肺炎"比"社区获得性肺炎"能更好地反映疾病的性质，强调了其病原谱的社区相关性的特征。

CAP 是最常见的感染性疾病之一，CAP 发病率为 5～11/(1000 人·年)。CAP 病死率与患者年龄、病情严重程度等有关，门诊患者病死率一般低于 1%，住院患者为 4.0%～18.0%，ICU 患者 30 天病死率达 24%～50%。CAP 消耗了大量的医疗资源，根据 2010 年全球疾病负担调查报告，以 CAP 为代表的下呼吸道感染是全球范围内伤残调整寿命年(DALY)第二位的疾病。

CAP 为肺实质的急性感染，临床可表现为发热、咳嗽、咳痰、呼吸困难、胸膜性疼痛等，肺部体检可出现湿啰音、肺实变体征、病侧胸廓扩张受限等体征，以及出现相应的胸部影像学改变。大多的CAP患者可治愈，治愈后不遗留瘢痕，结构以及功能均可恢复如前。病情严重者可出现气体交换障碍，并发呼吸功能衰竭。重症CAP患者有较高的病死率。

由于老龄人口及免疫力低下等人群的数量增加，可致CAP的临床表现多样化，致病微生物种类多元化，且耐药性日益增加，使得CAP的诊断和治疗越来越困难。在面对CAP的诊治工作时，临床医生应当全面了解CAP相关的发病机制、病理生理、病原学特点等基础知识，熟练掌握CAP的临床表现及诊治措施，以更深入地理解CAP的疾病特点，从而在临床工作中能更好地处理各类问题。

2.病因及发病机制

因宿主年龄、基础疾病、免疫功能状态及所在地域不同，肺炎的病原体也有较大差异。常见致病原有肺炎链球菌、肺炎支原体、流血嗜血杆菌、肺炎衣原体、肺炎克雷白杆菌、金黄色葡萄球菌、流感病毒等，少见致病菌包括铜绿假单胞菌、鲍曼不动杆菌等。

正常的呼吸道免疫防御机制，使气管隆突以下的呼吸道保持无菌。感染因子必须通过宿主防御机制的缺陷进入这些部位。是否发生肺炎决定于两个因素：宿主因素和病原体。如果病原体数量多、毒力强和（或）宿主呼吸道局部和全身免疫防御系统受损，即可发生肺炎。

病原体可通过下列途径引起肺炎：上呼吸道定植菌的误吸、空气吸入、血行播散、邻近感染部位蔓延、既往的潜伏感染激活等。肺炎还可通过误吸胃肠道的定植菌（胃食管反流）和通过人工气道吸入环境中的致病菌引起。

鼻咽或口咽分泌物的误吸是导致下气道被细菌污染的主要机制之一。清醒时，声门反射防止了误吸的发生；而睡眠时，约50%的正常人会吸入少量咽部分泌物。由于每毫升的口咽分泌物含$10^7 \sim 10^{11}$微生物，即使只吸入0.001mL的分泌物，其包含的细菌也可能超过了100000个，这一数量的病原体足够引起肺炎。

引起肺炎的另一主要机制是吸入空气中含有致病微生物的小的、悬浮的飞沫，这些飞沫通常大小为$0.5 \sim 1\mu m$。由于这一方式携带的微生物数量不多，只有相对有侵入性、毒力强的病原微生物才能引起疾病，如结核分枝杆菌、嗜肺军团菌、鼠疫耶尔森菌、炭疽杆菌等，部分病毒感染也可通过这种方式传播。

血行播散也可引起肺炎。血源性肺炎在感染葡萄球菌属或患右侧心内膜炎的患者中较为常见，以及静脉吸毒者，在免疫缺陷患者中革兰阴性菌血症较为常见。

极少情况下，肺部感染可直接由肺部穿透伤引起，或由邻近器官的感染蔓延而来（如细菌性或阿米巴肝脓肿、并殖吸虫病），或由邻近软组织感染蔓延而来。

3.病理生理和病理

CAP的典型病理改变包括充血水肿期、红色肝样变期、灰色肝样变期及溶解消散期。病原体在肺泡滋生繁殖，引起肺泡毛细血管充血、水肿，肺泡内浆液渗出及红白细胞浸润，白细胞吞噬细菌，继而纤维蛋白渗出物溶解吸收，肺泡重新充气。这种典型改变主要见于肺炎球菌引起的大叶性肺炎。其他致病原，如病毒、支原体、卡氏肺孢子虫等引起的CAP则没有这种典型改变。此外，由于抗生素的广泛应用，肺炎球菌的大叶性肺炎也较少见这种典型的病理分期。

除金黄色葡萄球菌、铜绿假单胞菌、肺炎克雷伯菌、军团菌等可引起肺组织的坏死性病变而形成空洞外,大多数 CAP 治愈后多不留瘢痕,肺的结构和功能均可恢复。极个别患者肺泡内纤维蛋白吸收不完全,甚至有成纤维细胞形成,形成机化性肺炎。

4.临床表现及辅助检查

(1)临床表现

①症状:a.发热,以高热多见,多伴寒战;b.咳嗽,可为干咳;c.咳痰,可为黏痰,多为脓性痰,少许患者痰中可见血丝或少量咯血;d.呼吸困难;e.胸膜性胸痛;f.部分患者发病前曾有上呼吸道感染症状;g.可出现全身中毒症状,如乏力、头痛、肌肉酸痛、恶心、呕吐、腹泻等;h.老年人临床症状不特异,可表现为全身无力、食欲下降、意识状态改变等。

②体征:CAP 患者常有发热,部分患者可表现为低体温,这往往与预后不良有关。患者可有呼吸频率增快和心动过速。受累肺区可闻及湿啰音,有肺实变的表现,如患侧呼吸音降低、叩诊实音、触觉语颤增强和语音增强、出现支气管管性呼吸音等。部分患者可有胸膜摩擦音。

(2)辅助检查

①一般化验检查:对于收入院时血氧饱和度<92%的患者,或有重症肺炎表现的患者,应做动脉血气分析以判断氧合情况。外周血白细胞计数升高提示细菌感染,常伴有中性粒细胞增多及核左移,血沉增快。支原体或衣原体肺炎白细胞计数正常或稍高,病毒性肺炎白细胞计数常正常或降低。肾功和肝功异常可能提示严重感染或存在基础疾病,尿素值升高是较严重肺炎的标志。连续测定 C 反应蛋白、降钙素原等炎症因子有助于判断治疗反应。

②影像学检查:影像学检查对确定 CAP 的诊断很有必要,因为即使病史、体格检查或实验室检查的结果组合在一起也无法可靠地确定诊断。影像学检查主要包括胸片和胸部 CT。可出现斑片浸润影、叶或段实变影、磨玻璃影或间质性改变,伴或不伴胸腔积液。

③病原学检查:确定感染的微生物有助于进行特异的治疗,从而避免使用不必要的广谱抗菌药物。微生物学检查还有助于监测 CAP 致病原的流行病学变化趋势。但尽管积极采用各种诊断方法,只有约 50%的 CAP 患者能最终确定致病原。

对于门诊 CAP 患者,不必普遍进行病原学检查,初始经验性治疗无效或群集性发病时才需要进行。对于住院 CAP 患者,应进行血培养,合格痰标本的革兰染色和培养、嗜肺军团菌的尿抗原检测(在流行地区或暴发期间)、抗酸杆菌染色和痰培养(如果临床病史或影像学表现提示结核)、真菌染色、痰培养以及真菌血清学(如果临床病史或影像学表现提示真菌感染)、痰检肺孢子菌(如果临床病史或影像学表现提示),核酸扩增检测检查肺炎支原体、肺炎衣原体、鹦鹉热衣原体、贝氏柯克斯体、军团菌属和呼吸道病毒(在流行地区或暴发期间),以及胸水的培养和镜检(如果存在明显胸水)等。对收入 ICU 的患者,加做气管抽吸物、使用保护性毛刷的支气管镜取得的标本以及支气管肺泡灌洗液的革兰染色和培养等。侵入性诊断技术主要用于经验性治疗无效、怀疑特殊病原感染,而常规方法获得的标本无法明确致病原者,以及抗感染后无好转、需要与非感染性肺部病变鉴别者,可经支气管镜留取下呼吸道标本或通过经皮肺穿刺活检留取标本。

5.诊断和鉴别诊断

(1)诊断标准

①社区发病。

②肺炎相关临床表现:a.新近出现的咳嗽、咳痰或原有呼吸道疾病症状加重,伴或不伴脓痰、胸痛、呼吸困难及咯血;b.发热;c.肺实变体征和(或)闻及湿性啰音;d.外周血白细胞>10×10^9/L 或<4×10^9/L,伴或不伴细胞核左移。

③胸部影像学检查显示新出现的斑片状浸润影、叶或段实变影、磨玻璃影或间质性改变,伴或不伴胸腔积液。

符合①、③及②中任何 1 项,并除外肺结核、肺部肿瘤、非感染性肺间质性疾病、肺水肿、肺不张、肺栓塞、肺嗜酸性粒细胞浸润症及肺血管炎等后,可建立临床诊断。

(2)鉴别诊断:CAP 的临床症状、体征及辅助检查结果往往缺乏特异性,应注意相鉴别疾病的临床表现、影像学表现及实验室检查特点,积极展开病原学检查,必要时应采用侵入性诊断技术以采集标本。可采用诊断性治疗以帮助明确诊断。

6.治疗及预后

(1)治疗原则

①评估 CAP 病情的严重程度,选择治疗场所。

②推测 CAP 可能的病原体及耐药风险,及时启动经验性抗感染治疗。

③合理安排病原学检查,一旦得出病原学结果,就可参考体外药敏结果进行目标性治疗。

④动态评估 CAP 经验性抗感染效果,初始治疗失败时查找原因,并及时调整方案。

⑤同时应重视辅助性治疗措施。

(2)治疗方法及具体措施

①选择治疗场所:采用 CURB-65 评分作为判断 CAP 患者是否需要住院治疗的标准:a.评分 0~1 分:原则上门诊治疗即可;b.2 分:建议住院或在严格随访下的院外治疗;c.3~5 分:应住院治疗。注意应结合患者年龄、基础疾病、社会经济状况、胃肠功能及治疗依从性等综合判断。

重症 CAP 有条件时需收住 ICU 治疗。符合下列 1 项主要标准或≥3 项次要标准者可诊断为重症肺炎。主要标准:a.需要气管插管行机械通气治疗;b.脓毒症休克经积极液体复苏后仍需要血管活性药物治疗。次要标准:a.呼吸频率≥30 次/min;b.氧合指数≤250mmHg(1mmHg=0.133kPa);c.多肺叶浸润;d.意识障碍和(或)定向障碍;e.血尿素氮≥7.14mmol/L;f.收缩压<90mmHg 需要积极的液体复苏。

②经验性抗感染治疗:在确立 CAP 临床诊断并安排合理病原学检查及标本采样后,需要根据患者年龄、基础疾病、临床特点、实验室及影像学检查、疾病严重程度、肝肾功能、既往用药和药物敏感性情况分析最有可能的病原并评估耐药风险,及时实施初始经验性抗感染治疗。由于不同地域病原流行病学分布和抗菌药物耐药率可能不一致,表中治疗建议仅是原则性的,需结合患者所在地区具体情况进行选择。

在流感流行季节,对怀疑流感病毒感染的 CAP 患者,应积极应用神经氨酸酶抑制剂抗病毒治疗,即使发病时间超过 48 小时也推荐应用。

抗感染治疗一般可于热退 2~3 天且主要呼吸道症状明显改善后停药,但疗程应视病情严重程度、缓解速度、并发症以及不同病原体而异,不必以肺部阴影吸收程度作为停用抗菌药物的指征。通常轻中度 CAP 患者疗程 5~7 天,重症以及伴有肺外并发症患者可适当延长抗感染疗程。非典型病原体治疗反应较慢者疗程延长至 10～14 天。金黄色葡萄球菌、铜绿假单胞菌、克雷伯菌属或厌氧菌等容易导致肺组织坏死，抗菌药物疗程可延长至 14～21 天。

③目标性抗感染治疗：抗菌药物的选择最终应遵循药敏试验的结果以及当地微生物学专家意见，并根据当地数据选择合适抗菌药物剂量。

④抗感染治疗的评估及处理：初始治疗后 72 小时应对病情进行评价，根据患者对初始治疗的反应可分为治疗有效或治疗失败，并进行相应处理。初始治疗后评价主要包括临床表现、生命体征、血常规、C 反应蛋白、降钙素原等实验室检查指标、微生物学指标，以及胸部影像学检查等几个方面。注意临床症状改善的患者不推荐常规复查胸部影像，症状或体征持续存在或恶化时，应复查影像学检查。

经治疗后达到临床稳定，可认定为初始治疗有效，可继续原有抗感染药物治疗，对达到临床稳定且能接受口服药物治疗的患者可改用口服制剂进行序贯治疗。

初始治疗后患者症状无改善，需要更换抗感染药物，或初始治疗一度改善又恶化，病情进展，认为初始治疗失败。出现局部或全身并发症是初始治疗失败的危险因素，应进一步检查和确认，进行相关处理。其他要考虑初始治疗未覆盖的非细菌性微生物或耐药菌感染以及非感染性疾病的可能，应积极进行病原检测及鉴别诊断，重新核实 CAP 的诊断，明确是否为非感染性疾病；必要时采用侵入性检查技术，明确是否为分枝杆菌、真菌、病毒等特殊微生物感染；结合病原学结果评价所用药物是否覆盖致病菌或致病菌是否耐药，谨慎调整抗感染药物，并重复病原学检查。此外，与患者免疫系统相关的缺陷可能会阻碍肺炎的治疗，应注意纠正患者的基础情况。

⑤辅助治疗：抗感染药物是通过宿主的免疫功能来发挥作用的，因此 CAP 患者，尤其重症病情迁延者或有较严重基础疾病者，必须重视抗感染以外的综合治疗。伴有低氧血症的患者，氧疗和辅助通气是重要治疗手段。此外雾化、体位引流、胸部物理治疗等也被用于 CAP 的治疗。轻症患者应注意休息、加强营养。中、重症患者要注意补液、保持水电解质平衡、营养支持以及物理治疗等。重症 CAP 的辅助药物还包括糖皮质激素、静脉注射丙种球蛋白、他汀类药物，但到目前为止无确切证据证明其有效性。

（3）预后：入院治疗的 CAP 患者 30 天的病死率为 10%～12%。18% 的患者在出院后 30 天内会再次入院。许多患者，尤其是老年患者，常需要数月才能恢复到患病前的健康水平，甚至部分患者永远无法恢复到患病前水平。入院后 30 天内仍然存活的患者，其 1 年内的死亡率大大升高，肺炎链球菌肺炎患者 3～5 年内的死亡率内依然增高。

因此，CAP 对人体的健康有极大的影响。除了对 CAP 需要进行合理诊治外，CAP 的预防也十分重要。戒烟、避免酗酒、保证营养、保持口腔健康有助于预防肺炎的发生。预防接种肺炎链球菌疫苗可减少特定人群罹患肺炎的风险。目前应用的肺炎链球菌疫苗包括肺炎链球菌多糖疫苗和肺炎链球菌结合疫苗。

7.诊治精要

（1）社区发病，有肺炎相关临床表现，胸部影像学检查显示新出现的斑片状浸润影、叶或段实变影、磨玻璃影或间质性改变、伴或不伴胸腔积液，并除外肺结核、肺部肿瘤等后，可建立 CAP 临床诊断。

（2）影像学检查对CAP的诊断很有必要，因为即使病史、体格检查或实验室检查的结果组合在一起也无法可靠地确定诊断。

（3）重视对病史的详细询问，包括就诊史、治疗史，有助于分析最有可能的病原并评估耐药风险。

（4）由于不同地域病原流行病学分布和抗菌药物耐药率可能不一致，CAP的经验性及目标性抗感染治疗均应结合患者所在地区具体情况进行选择。

（5）若治疗无效，应核实初步诊断是否正确、是否发生了并发症、抗感染药物是否覆盖致病原、是否由特殊致病原导致感染，以及患者是否有免疫缺陷。应积极开展病原学检查及复查，必要时采用侵入性检查技术。

二、医院获得性肺炎

1.概述

医院获得性肺炎（HAP）是指患者入院时不存在、也不处于感染潜伏期，而于入院48小时后在医院发生的肺炎。由于医院获得性肺炎的病原体并不都是来自医院，部分患者属于自身的内源性感染，近来有建议采用"医院相关性肺炎"一词，以更好地反映疾病特征。

传统上将肺炎分为CAP和HAP，但某些患者并不能纳入其中任一种分类。2005年美国胸科协会（ATS）和美国感染病协会（IDSA）提出了卫生保健相关性肺炎（HCAP）的概念。HCAP指以下肺炎患者：近90天内曾因急性病住院两天以上；长期居住在护理院或慢性病护理机构；近30天内接受过静脉治疗（抗生素、化学药物）、伤口处理；在医院或血液透析门诊部接受透析治疗。这类患者虽然在社区起病，但其病原菌及发病机制与HAP相似。

呼吸机相关肺炎（VAP）是指气管插管或气管切开患者在接受机械通气（MV）48小时后至撤机拔管后48小时内出现的肺炎，是HAP中最常见和最严重的类型。由于非插管患者的病原学资料较难获取且准确性较低，现有的多数资料主要来自VAP患者，VAP的诊治原则同样适用于HAP。

HAP目前是美国、加拿大第二位常见的医院获得性感染，国外报道其发病率为0.5%～1%，机械通气使HAP的发病率增加6～20倍，在ICU内的发病率占所有感染的25%。我国HAP的发病率为1.3%～3.4%，是位居第一的医院获得性感染。HAP的病死率为30%～70%，是导致治疗失败、加重医疗经济负担的重要原因。

由于基础疾病严重、免疫力低下以及治疗措施（药物、MV等）的干扰等，HAP的表现常不典型，症状变化不定、影像学表现多变、并发症较多。根据HAP发病时间，可分为早发和晚发HAP。早发HAP指住院前4天内发生的肺炎，主要由敏感菌引起，预后好；晚发HAP是指住院5天或5天以后发生的肺炎，主要由多重耐药菌引起，病死率高。

随着老龄人口及免疫力低下等人群的数量增加，以及机械通气技术的日益普及，如何正确诊断、有效治疗与预防HAP成为临床医生必须重点掌握的问题。

2.病因及发病机制

HAP常见病原体主要是需氧的革兰阴性杆菌，包括铜绿假单胞菌、大肠埃希菌、肺炎克雷伯菌、不动杆菌、流感嗜血杆菌、肠杆菌属、变形杆菌属、沙雷菌属等。革兰阳性球菌较少见,包括金黄色葡萄球菌、肺炎链球菌等。病毒和真菌感染多见于免疫缺陷患者,免疫功能健全的患者少见。

HAP 的发生有赖于宿主与微生物间的平衡向有利于细菌定植和向下呼吸道侵袭的方向发展。病原体可通过下列途径引起 HAP:①口咽部定植病原菌及医用设备内细菌的误吸;②吸入被污染的气溶胶与直接接种;③血源性感染播散和胃肠道细菌移位。

含有条件致病菌的口咽分泌物的误吸及气管插管球囊上积聚细菌的误吸是引起 HAP 的最主要机制。近 50% 的正常人在睡眠时有误吸,而住院患者比率更高。住院患者的上呼吸道有革兰阴性菌定植(入院后 48 小时可高达 75%),使用广谱抗生素后比率更高。同时疾病或各种药物导致胃 pH 改变使得胃肠道成为潜在细菌感染源头。

医院内特别是 ICU 病房,病原微生物分布极为广泛,形成被病原菌污染的气溶胶。医疗器械(雾化器、呼吸机管路系统、湿化器等)、周围环境(病房、水)和医护人员的手均可被病原菌污染,导致病原微生物在医护人员与患者之间传播。但这并不是引起 HAP 的主要机制。

各种感染如疖肿、心内膜炎、静脉导管感染、肠道感染等造成败血症可引起继发性肺炎,但该机制在 HAP 发病中罕见。

还有一些少见机制,如潜在感染(如结核、巨细胞病毒感染等)的激活等。

3.病理生理和病理

HAP 的病理形态改变多种多样,取决于病原体种类、感染发生时间、宿主的免疫状态以及抗生素治疗等。从形态上可分为:细支气管炎,即细支气管腔内多形核白细胞大量聚集,伴脓性黏液栓和支气管壁的改变;灶性支气管肺炎,终末细支气管和肺泡周围中性粒细胞散在性浸润;融合性支气管肺炎,病变扩展至若干毗邻的肺小叶;肺脓肿,支气管肺炎融合伴组织坏死、正常肺结构破坏。

4.临床表现及辅助检查

(1)临床表现:典型的临床表现有:①发热;②咳嗽、咳痰;③炎性指标升高;④新出现的胸片浸润影;⑤气体交换功能下降。需注意的是,HAP 的临床表现常常很不典型,症状变化不定,影像学表现多变,并发症多。当出现精神萎靡、发热、不能解释的呼吸困难加重、呼吸道脓性分泌物增加时,应考虑到 HAP 可能,尽早进行影像学检查。

体格检查可闻及散在的中小水泡音,多见于肺底,也可闻及干性啰音和痰鸣音。一般很难发现肺实变的体征。伴肺不张时可表现为持续性呼吸困难、呼吸频率加快、吸气性三凹征及低氧血症,气管向患侧移位,以及患侧呼吸音消失。

(2)辅助检查

①一般化验检查:细菌性肺炎外周血白细胞计数常升高,中性粒细胞多在 80% 以上,伴有核左移。老年体弱、免疫功能低下者白细胞计数可不升高,但中性粒细胞的百分比仍高。支原体或肺炎衣原体肺炎白细胞正常或稍高,血沉加快,可有冷凝集试验阳性。动脉血气分析有助于判断病情严重程度,肝肾功能等有助于明确有无其他脏器功能障碍。C 反应蛋白、降钙素原、人可溶性髓系细胞触发受体-1(sTREM-1)等有助于判断感染程度。1,3-β-D-葡聚糖和半乳甘露聚糖的检测可协助诊断侵袭性真菌感染。

②影像学检查:可表现为两肺散在斑点状、小片状及结节状浸润阴影或间质性改变,以两下肺多见,也可表现为弥散性小片状模糊影。随病情的发展病灶密度可以增高或融合,或形成小空洞。严重脱水、粒细胞缺乏患者并发 HAP,以及肺孢子菌肺炎的影像学检查可完全正常。机械通气患者可仅显示肺不张,或因肺过度充气使浸润和实变阴影难以辨认。

③病原学检查:HAP 对于病原学检查的要求比 CAP 更严格。HAP 的病原学诊断往往需要下呼吸道分泌物,包括痰、经支气管镜或人工气道吸引出的气管抽吸物、使用防污染样本毛刷的支气管镜取得的标本以及支气管肺泡灌洗液等。从血培养或胸腔积液培养中获得病原学的机会很低,且需注意血培养即使阳性,致病菌也大多来自肺外感染。

血清免疫学诊断,采集间隔 2～4 周急性期及恢复期的双份血清标本,主要用于非典型病原体或呼吸道病毒特异性抗体滴度的测定。嗜肺军团菌、肺炎链球菌的尿抗原检测可快速获得结果。半乳甘露聚糖抗原(GM)和 1,3-β-D 葡聚糖抗原(G 试验)的检测有助于诊断侵袭性真菌感染。

组织学诊断对于分枝杆菌、真菌、病毒、肺孢子菌等感染有诊断意义。肺组织标本可通过经皮针吸或活检枪行肺活检、经纤维支气管镜肺活检、经胸腔镜肺活检、开胸肺活检等方法获得,应同时送组织病理学检查和培养。

5.诊断和鉴别诊断

(1)诊断标准:HAP 的诊断尚无公认的金标准。目前大部分指南采用的 HAP 临床诊断标准为:

①影像学检查提示肺内出现新的或进展性的浸润影。

②同时存在以下两种以上症状:发热(体温>38℃)、中性粒细胞增多(>$10×10^9$/L)或减少(<$4×10^9$/U、脓性痰。我国 2013 年制定的 VAP 指南将体温>38℃或体温<36℃均作为诊断标准之一。HAP/VAP 的诊断存在困难,目前的诊断标准难以将 HAP/VAP 与其他有类似表现的疾病,如肺水肿、急性呼吸窘迫综合征、肺栓塞、肺出血、肺血管炎、肺部肿瘤、放射性肺炎等区别开,有误诊的可能。

(2)鉴别诊断:HAP 应与肺部其他浸润性疾病相鉴别。

6.治疗及预后

(1)治疗原则:一旦考虑为 HAP 疑似病例,应立即采集下呼吸道标本进行培养和显微镜检。随后迅速根据患者疾病严重程度、发病时间、是否存在 MDR 病原菌感染的危险因素和当地细菌耐药性监测资料,开始抗菌药物经验治疗。一旦有了病原学结果,应结合病原学结果及患者治疗后的反应,调整治疗方案。

(2)治疗方法及具体措施

①经验性抗感染治疗:在初始经验性抗感染治疗时,选择抗菌药物应重点考虑 HAP 的发生时间(早发指入院 4 天以内,晚发指入院 5 天以后);本地区病原谱及耐药谱等细菌流行病学监测资料;患者是否存在多重耐药(MDR)病原菌感染高危因素(如 90 天内曾使用抗菌药物、正在接受免疫抑制治疗或存在免疫功能障碍、住院 5 天以上、居住在耐药菌高发的社区或特殊医疗机构等)。

②目标性抗感染治疗:目标性抗感染治疗是在充分评估患者的临床特征并获取病原学培

养及药敏结果的前提下,按照致病菌药敏结果给予相应的抗菌药物进行针对性治疗的一种策略。一旦获得病原学结果,应及时调整治疗方案。应注意不同地区、不同医院、不同时期的病原菌对抗菌药物的敏感性和耐药性均有差异,应根据具体临床情况选择适当的抗菌药物治疗。

③抗感染治疗的评估及处理:在经验性治疗第48~72小时后,应对病原学检测结果的临床意义及初始经验性治疗的临床反应进行一次新的评估,根据疗效调整治疗方案。在48~72小时内病情有所改善的患者,如病原学检测结果特异性较高,应减少联合用药,改为针对性的、相对窄谱的抗菌药物;如检测结果特异性不高或结果为阴性,可考虑继续原方案24~48小时再作评估,或先停用联合方案中的氨基糖苷类药物。在48~72小时内病情无改善者,如检测结果阳性应调整抗菌药物并积极寻找原因;如检测结果阴性,应重新评价初始诊断,或通过侵袭性诊断技术等相关检查以寻找病因。

病情有所改善且病原学检测结果特异性较高的患者,如果没有发现MDR病原菌(例如铜绿假单胞菌或不动杆菌属),或分离到的病原菌至少对一种比初始方案中使用的药物不太广谱的抗生素敏感,应积极采用降阶梯治疗。

病情无改善可能有以下原因:诊断错误,如将非感染疾病误诊为HAP;宿主因素:如高龄、机械通气时间长、呼吸衰竭、潜在致死性疾病、抗菌药物治疗史等;病原因素:初始治疗未覆盖某些耐药菌,或其他少见病原体(结核分枝杆菌、真菌或呼吸道病毒等);出现了静脉导管相关感染、假膜性肠炎、泌尿系感染等并发症。应当搜集临床资料(病史、体征、影像学检查、一般化验检查及病原学检查),综合分析,推测可能的原因,寻求解决办法,而不是反复频繁更换抗菌药物。

④其他治疗:HAP患者一般年龄较大、体质较差、病情复杂且常合并器官功能障碍,因此需要加强对症、支持治疗,如氧疗、祛痰、平喘、维持水电解质平衡、纠正酸碱紊乱、保护脏器功能等,必要时机械通气。糖皮质激素可用于肺炎合并或继发感染性休克者,但使用需谨慎,不推荐常规应用。胸部物理治疗也用于HAP患者,早期物理治疗可能有助患者的早期康复。此外,对多重耐药非发酵菌肺部感染,全身抗感染治疗效果不佳时,可考虑联合雾化吸入妥布霉素、氨基糖苷类或多黏菌素类等药物治疗。

(3)预后:HAP的病死率为30%~70%。早发性HAP预后较好,晚发HAP致病菌常为多重耐药菌,病死率可达70%以上。

HAP总体预后不佳,故其预防工作十分重要。目前尚无特效的预防HAP的方法。目前临床应用的方法很多,主要有以下几个方面:强化医院感染控制措施、开展ICU医院感染监测;减少口咽部和上消化道细菌定植,包括做好口腔护理、选择性消化道脱污染、避免经鼻气管插管等;防止口咽部分泌物吸入,包括保持半卧位、常规校正胃管位置、声门下分泌物吸引等;维护胃肠黏膜的完整性,尽可能采用肠内营养,应用胃黏膜保护剂预防溃疡;积极处理休克和低氧血症;减少外源性污染;合理使用抗菌药物;控制高血糖、合理输血等。

7.诊治精要

(1)影像学检查提示肺内出现新的或进展性的浸润影,同时存在发热、中性粒细胞增多或减少、脓性痰当中两项,可建立HAP的临床诊断。

(2)HAP的表现常不典型,症状变化不定、影像学表现多变,故临床和影像学诊断HAP

的特异性低,需联合病原学诊断以提高诊断特异性。

(3)所有患者在抗菌药物治疗前均应收集下呼吸道分泌物作培养,但不应延误危重患者的初始治疗。

(4)根据 HAP 发病时间,可分为早发和晚发 HAP。早发 HAP 指住院前 4 天内发生的肺炎,主要由敏感菌引起,预后好;晚发 HAP 是指住院 5 天或 5 天以后发生的肺炎,主要由多重耐药菌引起,病死率高。

(5)初始抗感染治疗无效时应当搜集临床资料(病史、体征、影像学检查、一般化验检查及病原学检查),综合分析,推测可能的原因,寻求解决办法,而不是反复频繁更换抗菌药物。

三、细菌性肺炎

1.概述

细菌性肺炎是感染性肺炎中最常见的类型,也是最常见的感染性疾病之一。在抗生素发明之前的年代,细菌性肺炎曾是人类健康的主要威胁之一。抗生素问世后使得细菌性肺炎的病死率下降,预后显著改善。然而,随着人口老龄化的发展以及细菌耐药率的升高,即使有大量广谱或超广谱抗生素投入临床,但肺炎的发病率及病死率并没有持续下降。甚至一些研究显示由于后续新型抗菌药物开发和临床应用严重不足甚至匮乏,细菌性肺炎死亡率出现了回升趋势。此外,在呼吸机相关肺炎的研究中发现对常用抗生素全部耐药的细菌时有发生,甚至出现小范围的暴发。根据世界卫生组织(WHO)发布的全球疾病负担报告显示,在全球范围内,下呼吸道感染占人口死因第三位,而在低收入国家则位居首位。老年人或免疫功能低下人群(如肿瘤、应用免疫抑制剂、糖尿病、尿毒症、艾滋病、器官移植、药瘾嗜酒或是久病卧床者)并发肺炎时,易感染耐药菌、非典型病原菌,治疗困难,病死率高。

在不同因素导致机体免疫防御功能损伤后,病原菌侵入下呼吸道,引起肺毛细血管充血、水肿,肺泡腔内纤维蛋白渗出及细胞浸润。细菌性肺炎临床可表现为咳嗽、咳痰、发热、气促、胸痛、咯血等,肺部可出现呼吸音粗、湿啰音等体征以及出现相应的胸部影像学改变。病情严重者可出现气体交换障碍,并发呼吸功能衰竭。大多类型的细菌性肺炎治愈后不遗留瘢痕,结构以及功能均可恢复如前。肺炎临床症状多样化、病原谱复杂化以及细菌耐药普遍化是目前细菌性肺炎的重要特点。合理运用抗生素、提高病原学诊断水平、避免或延缓耐药菌的产生是细菌性肺炎临床诊治中迫切需要强调和解决的问题。

2.病因及发病机制

因宿主年龄、基础疾病、免疫功能状态、流行区域、获得方式(社区获得性肺炎、医院获得肺炎)不同,肺炎的病原体也有较大差异。如社区获得性肺炎常见致病菌包括肺炎链球菌、肺炎支原体、流血嗜血杆菌、肺炎衣原体、金黄色葡萄球菌、肺炎克雷伯、流感病毒等,少见致病菌包括铜绿假单胞菌或其他革兰阴性杆菌、厌氧菌等。而医院获得性肺炎常见致病菌为革兰阴性杆菌,包括铜绿假单胞杆菌、大肠埃希菌、肺炎克雷伯菌、不动杆菌等。此外,吸入性肺炎中厌氧菌感染较为多见。而骨髓移植、粒细胞缺乏、免疫功能缺陷等人群,曲霉菌、巨细胞病毒感染比例明显升高。

通常正常的免疫防御机制可使下呼吸道保持相对无菌状态。免疫功能短暂性或持续性受损(如受凉、饥饿、吸烟、疲劳、酗酒、昏迷、低氧血症、慢性结构性肺病、肺水肿、尿毒症、糖尿病、营养不良、吸入有毒物质、肿瘤放化疗、病毒感染以及应用糖皮质激素、人工气道、鼻胃管等),或进入下呼吸道的病原菌载量较多或毒力较强时,病菌可在下呼吸道大量繁殖,突破机体的免疫防御机制,引起肺炎。在整个病理生理过程中,病原菌及其代谢产物激活免疫防御系统,机体借助固有免疫、体液免疫、细胞免疫等通过吞噬作用、募集炎性细胞、产生中和抗体、释放炎性介质、补体调理等作用,消灭病原菌。但在这一过程中,常有过多的炎性介质大量释放,并引起炎症性肺损伤。不同病原菌导致的细菌性肺炎发病机制基本一致,但又各具特点。

细菌的入侵方式主要包括口咽部定植菌误吸和带菌气溶胶吸入,前者在肺炎发病机制中占最重要的地位,特别是在医院获得性肺炎中,主要引起革兰阴性杆菌肺炎。一般情况下,细菌直接种植、邻近部位感染扩散或其他部位经血道播散者较为少见。

3.病理生理和病理

肺炎链球菌肺炎典型的病理变化分为四期:早期主要为水肿液和浆液渗出;中期为红细胞渗出;后期有大量白细胞和吞噬细胞聚集,肺组织实变;最后为肺炎吸收消散。

在抗菌药物的及时应用后,典型的大叶性肺炎已经不多见,而代之以肺段性炎症。病理特点为整个病变过程中没有肺泡壁和其他肺结构的破坏或坏死,炎症消散后肺组织可以完全恢复正常结构而不留纤维化等肺损伤。

有的细菌性肺炎虽也有上述类似的病理变化和过程,但大多数都伴有不同程度的肺泡壁损伤。例如,金黄色葡萄球菌肺炎中,以细支气管为中心的化脓性炎症是其主要的病理学特点。细菌产生的凝固酶还可以在菌体外形成保护膜以拮抗吞噬细胞的杀灭作用,且各种酶和代谢产物的释放可导致肺组织坏死和脓肿形成。革兰阴性菌肺炎则多为双侧小叶性肺炎,常有多发坏死性空洞或脓腔,部分患者可出现脓胸。炎症消散吸收往往不完全,可引起纤维增生或支气管扩张等。

4.临床表现及辅助检查

(1)临床表现

①起病多急骤,部分老年性肺炎、革兰阴性杆菌肺炎、医院获得性感染者起病可较隐匿,常有受凉、劳累等诱因或伴慢性结构性肺疾病、心血管疾病、糖尿病、免疫缺陷或不全等基础疾病。

②部分患者有上呼吸道感染史。

③主要以呼吸道症状为主,可表现为发热(高热多见)、寒战、咳嗽、咳痰、胸痛、气促等,痰液量不一,多为脓性,少许患者痰中可见血丝或少量咯血。

④金黄色葡萄球菌肺炎的痰液一般为黄色脓痰,肺炎链球菌常为铁锈色痰,肺炎克雷伯菌肺炎为砖红色黏冻样,铜绿假单胞菌痰可为淡绿色,厌氧菌感染常伴有恶臭。

⑤可出现全身中毒症状,如乏力、头痛、肌肉酸痛、恶心、呕吐、腹泻等症状,严重者可出现嗜睡、意识障碍、精神异常等,也可出现休克、低血压,甚至多器官功能损害。

体格检查患者一般为急性面容,呼吸浅快,常有不同程度的发绀和心动过速,部分患者出现鼻翼扇动。早期肺部体征可无或仅有少许湿啰音。随着疾病的进展,可以出现较典型的体征。可见患侧呼吸运动减弱、叩诊浊音或实音,肺部听诊患侧呼吸音降低,可闻及湿啰音,部分患儿可出现肺部哮鸣音。实变体征常常提示为细菌性感染。免疫损害宿主肺炎、老年性肺炎、革兰阴性杆菌肺炎等多同时累及双侧,体格检查时可发现双下肺湿啰音。

(2)辅助检查:常规血检查见白细胞总数升高、中性粒细胞比例增高、核左移并有中毒颗粒,可有血沉增快、C-反应蛋白增高、降钙素原(PCT)等炎性指标升高。老年体弱、免疫缺陷者白细胞计数可无明显变化。症状、肺部体征显著,但白细胞计数不增高常提示严重感染。动脉血气分析常提示氧分压下降,也可见肝肾功能、凝血功能异常等。

胸部影像学:①X线:早期胸片可正常,局部纹理增多或肺野透亮度降低,病情进展可表现为非特异性的斑片状肺实质浸润影;②CT:可表现为密度不均的条纹状、斑片状、絮片状阴影,也可见磨玻璃影。病情进展一般出现均匀实变,部分可见支气管气象,可合并胸腔积液、肺不张等,通常治疗后实变影渐渐吸收消散,往往影像学消散晚于临床症状改善。

(3)肺炎病原学诊断非常重要,有利于指导临床用药和判断预后。但是,由于经口咽部的咳痰常受到正常菌群污染,未经筛选的单次普通痰培养并不可靠。痰涂片镜检有助早期初步判断病原学类型,并可借此剔除口咽部菌群污染严重的"不合格"痰标本而选取"合格"标本(每低倍视野鳞状上皮细胞<10个、白细胞>25个,或鳞状上皮细胞:白细胞<1:2.5)进行检查。涂片上见呈短链状或双个排列的革兰阳性球菌(肺炎链球菌)或多形短小革兰阴性杆菌(流感嗜血杆菌可能)极具诊断意义。此外,痰定量或半定量培养是提高痰培养结果正确率的有效方法,若痰中浓度超过 10^7 CFU/mL 或(++++),则培养到的细菌多为肺炎的病原菌,而低于 10^4 CFU/mL 或(+),则可能为污染菌。普通咳痰标本分离到的表皮葡萄球菌、除流感嗜血杆菌外的嗜血杆菌属细菌、除诺卡菌外的其他革兰阳性杆菌、肠球菌、微球菌、厌氧菌、念珠菌属,通常均无临床意义。对于建立人工气道的患者,可以经气管插管吸引物(ETA)送检,最大程度避免污染。为了取得精确的病原学结果,可权衡利弊采用下呼吸道直接采样,如防污染样本毛刷采样(PSB)、支气管肺泡灌洗液(BALF)等。一般认为,上述采样的标本培养分离到细菌浓度 ETA≥10^6 CFU/mL,PSB≥10^3 CFU/mL,BALF≥10^5 CFU/mL,具有临床意义。血、胸水污染机会较小,在病原学诊断方法中不可忽略。

5.诊断和鉴别诊断

(1)诊断标准

①满足肺炎的诊断,即具备下述前 4 项中任何 1 项加上第 5 项,并除外肺结核、肺部肿瘤、非感染性肺间质性疾病、肺水肿、肺不张、肺栓塞等:a.新近出现的咳嗽、咳痰或原有呼吸道疾病症状加重,伴或不伴脓痰、胸痛、呼吸困难及咯血;b.发热;c.肺实变体征和(或)闻及湿性啰音;d.外周血白细胞>$10×10^9$/L 或<$4×10^9$/L,伴或不伴细胞核左移;e.胸部影像学检查显示新出现的斑片状浸润影、叶或段实变影、磨玻璃影或间质性改变,伴或不伴胸腔积液。

②病原学检查结果支持细菌感染。

(2)鉴别诊断:少数非感染性疾病可有肺炎类似的症状和影像学表现,如急性呼吸窘迫综合征(ARDS)、肺栓塞、充血性心力衰竭、过敏性肺泡炎、肺泡蛋白沉积症、结缔组织疾病累及肺部、放射性肺炎、肿瘤性疾病肺部浸润或转移等。因细菌性肺炎临床症状、体征及辅助检查结果缺乏特异性,在治疗过程中应反复评估诊断和治疗效果,避免漏诊、误诊。

6.治疗及预后

(1)治疗原则

①抗菌治疗是决定细菌性肺炎预后的关键,正确选择并及时使用抗菌药物可以有效降低病死率、致残率。

②抗生素的选择需要结合当地流行病学、细菌耐药情况,以及不同人群、药物的药动力学/药效学差异、肺炎获得场所和严重程度等。

③可采用吸氧、止咳、祛痰、解痉等药物对症治疗。

④除了积极治疗肺炎、控制感染外,还要针对不同并发症采用不同的对症处理方法。

(2)治疗方法及具体措施:在起始治疗阶段,通常抗菌药物选择缺乏病原学资料,多根据临床症状、体征和影像学检查结果做出临床推断,及时送检病原学标本后,即可予以经验性抗生素治疗。随后,往往需要根据病原学检查及药敏结果,选择针对性的窄谱抗生素。

抗感染治疗后48~72小时应该对病情和诊断进行评价。若治疗有效,机体反应首先表现为精神好转、体温下降,呼吸道症状可以有改善,咳嗽、痰量减少,痰色由脓性转为非脓性,气促好转,肺部啰音减少或消失,提示方案正确,维持治疗不变。若症状改善显著,可选择静脉制剂同类或相似的口服药物,或根据病原学药敏试验选择口服制剂。

初始治疗72小时后症状无改善或一度改善又再次恶化,视为治疗无效,可能原因和处理如下:①药物未能覆盖致病菌或细菌耐药,需根据药敏试验调整抗生素。无病原学依据时,应该再次分析症状、体征及辅助检查,重新审视肺炎可能的病原菌,进行新一轮经验性抗感染治疗。②特殊病原菌感染,如病毒、结核分枝杆菌、真菌等。应该进行更深入的检查,必要时采用有创检查以获得更多临床信息。③出现并发症,如脓胸、迁徙性病灶,或存在影响疗效的宿主因素,如糖尿病、免疫功能不全、慢性结构性肺病等。在抗感染治疗的同时,及时治疗并发症或去除宿主因素,并予以对症支持治疗,必要时采用联合抗生素治疗。④非感染性疾病被误诊为肺炎。应详细询问病史,完善检查,重新评估诊断及鉴别诊断。

轻中度肺炎总疗程可于症状控制如体温转为正常后3~7天结束,病情较严重的总疗程为10~14天;易引起组织坏死的金黄色葡萄球菌、肺炎克雷伯菌等病原菌所致肺炎,可以延长到2~3周,免疫抑制患者肺炎需要适当延长抗生素治疗时间;吸入性肺炎或肺脓肿总疗程应该为数周至数月,肺脓肿疗程常推荐为6~8周。

(3)预后:抗菌药物应用后,细菌性肺炎的死亡率有了明显改善,但在老年、伴有基础疾病、存在免疫抑制的患者中,肺炎预后较差。并且,随着耐药菌的增多,如 MRSA、广泛耐药的铜绿假单胞菌和不动杆菌、产 ESBL 或碳青霉烯类耐药的肺炎克雷白杆菌等所致的肺炎增多,死亡率仍居高不下,特别是近年来产金属酶等"超级细菌"的产生,给抗感染领域带来了更大的挑战。因此,在肺炎治疗中,应尽可能避免过度使用抗生素或滥用。合理地使用抗生素,采用有效覆盖、非广谱的个体化的抗感染治疗策略。

(4)预防:戒烟、增强体质、保持口腔健康、避免上呼吸道感染、尽量采用无创通气而少用人工气道等,是预防肺炎的重要方法。此外,预防接种肺炎链球菌疫苗可以减少特定人群罹患肺炎的风险。建议接种人群:①年龄≥65 岁;②年龄<65 岁,但伴有慢性肺部疾病、慢性心血管疾病、糖尿病、肾功能不全、慢性肝病、免疫功能低下等;③长期居住在养老院或其他医疗机构;

④长期吸烟者。除了可接种肺炎链球菌疫苗外,还可接种流感疫苗。其不仅可预防流感发生或减轻流感相关症状,还对流感病毒肺炎和流感继发细菌性肺炎有一定预防作用。联合应用肺炎链球菌疫苗和流感疫苗可降低老年性肺炎死亡率。

7.诊治精要

(1)细菌性肺炎是感染性肺炎中最常见的类型。

(2)细菌性肺炎通常起病急骤,常有上呼吸道感染病史,症状主要以高热、咳嗽、咳痰、胸痛、气促等为主,可伴有全身中毒症状,肺部体征常可闻及湿啰音。

(3)常规血液检查提示白细胞、中性粒细胞增高,CRP 或 PCT 等炎性指标增高,胸部影像学表现多为斑片影、实变影,可伴有支气管气象、胸腔积液等。

(4)合格痰标本之外,送检不同类型标本的病原学检查对诊断和抗生素选择十分重要。

(5)经验性抗感染初始治疗应在建立肺炎诊断后及时开展,并积极治疗合并症及并发症,动态评估其是否有效,且关注与其他疾病的鉴别诊断。

(6)对高危人群可以选择性使用疫苗以预防呼吸道感染。

四、军团菌肺炎

军团菌肺炎是嗜肺军团菌引起的以肺炎表现为主,可能合并肺外其他系统损害的感染性疾病,是军团菌病的一种临床类型。军团菌肺炎在非典型肺炎中是病情最重的一种,未经有效治疗者的病死率高达 45%。目前已发现军团菌有 50 种 70 个血清型,接近 50% 已经证明对人类有致病性。中国曾发现有小规模流行,几乎在全国各省市都有散发病例报道。军团菌为水源中常见的微生物,暴发流行多见于医院、旅馆、建筑工地等公共场所。吸烟、患有慢性肺疾病和免疫低下是发生军团菌肺炎的三大危险因素。

(一)诊断要点

1.临床表现

军团菌肺炎除有高热、寒颤、咳嗽等肺部表现外,尚伴有全身其他系统的表现:如 20% 患者可有相对缓脉,25% 可有恶心、呕吐和水样腹泻,25%~50% 患者有蛋白尿、30% 有血尿,半数患者有低钠血症。严重者有神经精神症状,如感觉迟钝、谵妄,并可出现呼吸衰竭和休克。

本病的临床症状无特异性,但某些线索有提示作用:①持续高热超过 40℃。②痰革兰染色可见较多中性粒细胞而细菌很少。③低钠血症。④对 β-内酰胺类药物治疗无效。当临床肺炎患者出现上述情况时,应考虑军团菌感染的可能。

2.影像学检查

胸部 X 线检查主要表现为迅速进展的非对称性、边缘不清的肺实质性浸润阴影,胸腔积液见于约 30% 的患者。

3.诊断标准

(1)临床表现:发热、寒战、咳嗽、胸痛等呼吸道感染症状。

(2)X 线胸片具有浸润性阴影或胸腔积液。

(3)呼吸道分泌物、痰、血或胸水在活性炭酵母浸液琼脂培养基(BCYE)或其他特殊培养基培养有军团菌生长。

(4)呼吸道分泌物直接荧光法(DFA)检查阳性。

(5)血间接荧光法(IFA):查前后2次抗体滴度呈4倍或以上增高,达1∶128或以上;血试管凝集试验(TAT):测前后2次抗体滴度呈4倍或以上增高,达1∶160或以上;微量凝集试验(MAA):测前后2次抗体滴度呈4倍或以上增高,达1∶64或以上。

凡具有1、2项,同时以具有3、4、5项中任何一项者,诊断为军团菌肺炎。

(二)治疗原则

临床可用于治疗军团菌肺炎的药物,首选大环内酯类或氟喹诺酮类,四环素类、利福平等也有效。

1.大环内酯类

(1)红霉素:250～500mg口服,每6～8小时一次;或1～2g分次静脉滴注。重症2～4g/d,先静脉滴注,后可改口服,疗程至少3周。常见不良反应有胃肠道反应、静脉炎、可逆性耳聋、Q-T间期延长。

(2)阿奇霉素:500mg,每日1次,口服或静脉滴注,连用3～5天。

(3)罗红霉素:150mg,每日2次,疗程2～3周。

2.氟喹诺酮类

(1)左氧氟沙星:200mg,每日2次,口服或静脉滴注。

(2)莫西沙星:400mg,每日1次,口服或静脉滴注。

(3)环丙沙星:200mg,每日2次,口服或静脉滴注,疗程2～3周。

3.四环素类

(1)多西环素:100mg,口服,每日1次。

(2)米诺环素:100mg,口服,每日2次。

4.利福平

一般和上述药物联合应用,400～600mg口服,每日1次。

五、支原体肺炎

支原体有100多种,与人类疾病关系最大的有三种支原体,即肺炎支原体、人型支原体和解脲支原体。肺炎支原体是明确的人类病原体,人型支原体和解脲支原体一般认为是机会性感染病原体。我国有关社区获得性肺炎的流行病学调查中,肺炎支原体肺炎是重要的致病原。

(一)诊断要点

1.临床症状

肺炎支原体肺炎的突出症状是干咳或刺激性咳嗽。发热、有时可伴畏寒,但很少有寒战。有些患者可有肺部以外的并发症,如皮疹、心包炎、溶血性贫血、关节炎、脑膜脑炎和外周神经病变。

2.影像学检查

X线显示双肺斑片状浸润影,中下肺野明显,有时呈网状、云雾状,而且多变。仅有5%～

20%的肺炎支原体感染者有胸膜渗出。肺炎支原体肺炎有时表现为 X 线胸片与临床症状不相符合,X 线胸片表现重而临床症状轻。

3.病原学检查

(1)培养:肺炎支原体培养较为困难,需要特殊营养培养基,且生长需要 4～24 天。急性感染后数月内上呼吸道仍可排出肺炎支原体,故培养阳性并不能确定就是急性感染。

(2)间接血凝抗体试验:主要是 IgM,晚期可见 IgG。间接血凝抗体阳性可保持 1 年以上。抗体阳性是支原体感染的指标,但阴性时不能排除支原体感染。酶联免疫吸附试验(ELISA)检测血清抗体有重要诊断价值。

(3)急性期恢复期双份血清进行抗体测定:补体结合试验,起病 10 天后出现,恢复期效价 1∶64 或以上,或恢复期抗体效价与前相比有 4 倍或以上升高,有助于确诊。

(4)冷凝集反应:效价 1∶32 或以上为阳性,肺炎支原体感染时有 30%～80%的阳性率,感染后第 1 周末或第 2 周初效价上升,第 4 周达高峰,此后下降。但其他感染和非感染性疾病也可以引起升高,应注意鉴别。

(二)鉴别诊断

1.细菌性肺炎

临床表现较肺炎支原体肺炎重,X 线的肺部浸润阴影也更明显,且白细胞计数及中性值一般明显升高。

2.病毒性肺炎

如流感病毒性肺炎发生在流行季节,起病较急,肌肉酸痛明显,可能伴胃肠道症状;腺病毒肺炎多见于军营,常伴腹泻。

3.军团菌肺炎和肺炎衣原体肺炎

临床鉴别诊断较为困难,应通过病原学加以鉴别。

(三)治疗原则

1.抗菌药物

临床可用于肺炎支原体肺炎治疗的药物包括大环内酯类、氟喹诺酮类、四环素类等。

(1)首选大环内酯类

①红霉素:250～500mg 口服,每 6～8 小时一次;或 1～2g,分次静脉滴注。疗程 2～3 周。

②阿奇霉素:500mg,每日 1 次,口服或静脉滴注;因半衰期长,连用 5 天后停 2 天再继续,疗程一般为 10～14 天。

③罗红霉素:150mg,每日 2 次。疗程常为 10～14 天。

(2)氟喹诺酮类

①左氧氟沙星:200mg,每日 2 次,口服或静脉滴注。

②莫西沙星:400mg,每日 1 次,口服或静脉滴注。

③环丙沙星:200mg,每日 2 次,口服或静脉滴注。疗程常为 7～14 天。

(3)四环素类

①多西环素:100mg,口服,每日 1 次。

②米诺环素:100mg,口服,每日2次。

(4)红霉素和四环素:虽然有效,但用药后痰内肺炎支原体仍可持续存在达数月之久,约10%肺炎可复发,故少数症状迁延,肺阴影反复发生者,应延长抗菌药物疗程,或换用另一种抗生素。

2.对症治疗

镇咳药物,化痰药物,雾化吸入治疗。

发生严重肺外并发症,给予相应处理。

六、衣原体肺炎

衣原体属,包括4个衣原体种,即沙眼衣原体、鹦鹉热衣原体、肺炎衣原体和家畜衣原体。沙眼衣原体引起人类沙眼、包涵体性结膜炎、非淋球菌尿道炎、宫颈炎等。鹦鹉热衣原体引起人类的鹦鹉热,表现为呼吸道感染或以呼吸系统为主的全身性感染。家畜衣原体尚无引起人类疾病的报道。血清流行病学调查显示,人类的肺炎衣原体感染是世界普遍性的,成人有一半以上感染过肺炎衣原体,即血清存在肺炎衣原体特异性IgG抗体。

(一)诊断要点

1.病史

追问鹦鹉、家禽、鸟类饲养或接触史。

2.临床症状

肺炎衣原体肺炎的症状无特异性,有时表现为无症状,有时症状较重。表现为发热、咳嗽等。有些患者可出现喘息或哮喘,成人肺炎患者多较严重,可发生呼吸衰竭。

3.影像学

X线显示双肺片状浸润,胸膜渗出不常见。鹦鹉热衣原体肺炎患者肺内阴影吸收缓慢,有报道治疗7周后尚有50%患者病灶不能完全吸收。

4.病原学检查

(1)微生物学培养:肺炎衣原体培养需要通过细胞培养,细胞内包涵体在72小时以后出现,可通过特异性荧光抗体检测加以证实。

(2)微量免疫荧光法:IgG≥512和(或)IgM≥1:32,在排除类风湿因子影响后提示近期感染。

(3)急性期恢复期(发病后第2~3周):双份血清进行抗体测定后者抗体效价与前者相比有4倍或以上升高,有助于确诊。

(二)治疗原则

1.抗菌药物

(1)首选四环素类或大环内酯类

①多西环素:首剂200mg,以后100mg,口服,每日2次。

②红霉素:500mg口服,每6小时一次。疗程均为3周。复发者可进行第2疗程。阿奇霉素:在细胞内半衰期更长,胃肠道不良反应少,逐渐取代红霉素的治疗。首剂500mg,每日

1 次，以后 4 天每次 250mg，每日 1 次口服。或罗红霉素 150mg，每日 2 次。疗程常为 21 天。

（2）氟喹诺酮类对肺炎衣原体也有效。

2.注意隔离和对症治疗。

七、病毒性肺炎

（一）定义及概况

病毒性肺炎（VP）是由多种不同种类的病毒侵犯肺实质而引起的肺部炎症，通常由上呼吸道病毒感染向下蔓延所致，常伴气管-支气管炎。临床表现无特异性，主要为发热、头痛、全身酸痛、干咳及肺部浸润等。目前已知能引起呼吸道感染的病毒约有 200 种。自 2002 年 11 月于我国广东省首发而后波及世界许多国家和城市的严重急性呼吸综合征（SARS），系由一种新发现的病毒——SARS 病毒引起的病毒性肺炎。因其具有极强的传染性和较高的病死率而受到高度重视。

（二）病因

引起病毒性肺炎的病毒以呼吸道合胞病毒（RSV）、流行性感冒病毒和腺病毒为常见，其他有副流感病毒、巨细胞病毒（CMV）、鼻病毒、冠状病毒、EB 病毒和某些肠道病毒，如柯萨奇病毒、埃可病毒等，以及单纯疱疹病毒（HSV）、水痘病毒、带状疱疹病毒、风疹病毒、麻疹病毒等。新发现的人类免疫缺陷病毒（HIV）、汉塔病毒、尼派病毒、高致病性禽流感病毒以及新冠状病毒（又称 SARS 病毒）也可引起肺炎。本病主要经飞沫和直接接触传播，但器官移植的病例可以通过多次输血，甚至供者的器官途径导致病毒感染。其一年四季均可发生，但多见于冬春季节。可散发流行或暴发流行。VP 的发生除与病毒本身的毒力、感染途径及感染量有关外，宿主的年龄、呼吸道局部及全身的免疫功能状态等也是重要的影响因素。一般儿童发病率高于成人，婴幼儿高于年长儿。据统计，在非细菌性肺炎中，病毒性肺炎约占 25%～50%。近年来由于免疫抑制药物广泛应用于肿瘤、器官移植以及获得性免疫缺陷综合征（AIDS）的出现及其流行，HSV、水痘-带状疱疹病毒（VZV）、CMV 等都可引起严重的 VP。

（三）发病机制

1.基本发病机制

病毒感染主要表现为肺间质病变。最初累及纤毛柱状上皮细胞，然后侵及其他呼吸道细胞，包括肺泡细胞、黏液腺细胞及巨噬细胞。病毒在细胞内复制，然后释放出感染性病毒感染相邻细胞。被感染的纤毛细胞可出现退行性变包括颗粒变形、空泡形成、细胞肿胀和核固缩，继而坏死和崩解。细胞碎片聚集在气道内和阻塞小气道，并出现呼吸道肿胀。肺泡间隔有明显的炎症反应，伴淋巴细胞、巨噬细胞浸润，偶有浆细胞和中性粒细胞浸润和水肿。肺泡毛细血管内可出现坏死和出血的纤维蛋白血栓，肺泡可见嗜酸性透明膜。重症感染者可出现肺水肿、实变、出血，肺实质坏死，肺不张。

2.非典型表现发病机制

SARS 病毒通过短距离飞沫、气溶胶或接触污染的物品传播。发病机制未明，推测 SARS

病毒通过其表面蛋白与肺泡上皮等细胞上的相应受体结合,导致肺炎的发生。病理改变主要显示弥散性肺泡损伤和炎症细胞浸润,早期的特征是肺水肿、纤维素渗出、透明膜形成、脱屑性肺炎及灶性肺出血等病变;机化期可见到肺泡内含细胞性的纤维黏液样渗出物及肺泡间隔的成纤维细胞增生,仅部分病例出现明显的纤维增生,导致肺纤维化甚至硬化。

人感染 H_5N_1 迄今的证据符合禽-人传播,可能存在环境-人传播,还有少数未得到证据支持的人-人传播。虽然人类广泛暴露于感染的家禽,但 H_5N_1 的发病率相对较低,表明阻碍获得禽流感病毒的物种屏障是牢固的。家族成员聚集发病可能由共同暴露所致。尸检可见高致病性人禽流感病毒肺炎有严重肺损伤伴弥散性肺泡损害,包括肺泡腔充满纤维蛋白性渗出物和红细胞、透明膜形成、血管充血、肺间质淋巴细胞浸润和反应性成纤维细胞增生。

(四)病理

病毒侵入细支气管上皮引起细支气管炎。感染可波及肺间质与肺泡而致肺炎。气道上皮广泛受损,黏膜发生溃疡,其上覆盖纤维蛋白被膜。气道防御功能降低,易招致细菌感染。单纯病毒性肺炎多为间质性肺炎,肺泡间隔有大量单核细胞浸润。肺泡水肿,被覆含蛋白及纤维蛋白的透明膜,使肺泡弥散距离加宽。肺炎多为局灶性或弥散性,偶呈实变。肺泡细胞及巨噬细胞内可见病毒包涵体。炎性介质释出,直接作用于支气管平滑肌,致使支气管痉挛,临床上表现为支气管反应性增高。病变吸收后可留有肺纤维化。

(五)临床表现

1.症状

(1)常见症状:无特异性症状。常有上呼吸道感染的前驱症状如咽干、咽痛,继之喷嚏、鼻塞、流涕、头痛、乏力、发热、食欲减退以及全身酸痛等。病变进一步向下发展累及肺实质发生肺炎,则表现为咳嗽,多呈阵发性干咳、气急、胸痛,持续高热,尚可咳少量白色黏液痰。部分患者可并发细菌性肺炎。

(2)非典型症状:一些病毒性肺炎在临床表现上可以出现不典型改变,如儿童、老年人或免疫损害宿主患者易发生重症病毒性肺炎,出现呼吸困难、心悸、气急、发绀、嗜睡、精神萎靡,甚至出现休克、心力衰竭、急性呼吸窘迫综合征(ARDS)和肾功能衰竭等疾病的表现。成人水痘合并水痘病毒肺炎时,可发生致命性并发症,如肺水肿、休克等。在脏器移植(如肾移植、骨髓移植等)患者,CMV 肺炎可呈现为急剧进展的临床表现过程,在很短时间内(数小时或 1~2天)发展为白肺状态,出现呼吸衰竭。SARS 起病急骤,多以发热为首发症状,体温大于 38℃,可有寒战、咳嗽、少痰,偶有血丝痰、心悸、呼吸困难或呼吸窘迫。可伴有肌肉关节酸痛、头痛、乏力和腹泻。禽流感重症患者可出现高热不退,病情发展迅速,几乎所有患者都有临床表现明显的肺炎,常出现急性肺损伤、急性呼吸窘迫综合征(ARDS)、肺出血、胸腔积液、全血细胞减少、多脏器功能衰竭、休克及瑞氏综合征等多种并发症。可继发细菌感染,发生败血症。

2.体征

(1)常见体征:一般病毒性肺炎胸部体征不明显或无阳性体征。其临床症状较重,而肺部体征较少或出现较迟为其特征。常见肺部体征为:轻中度患者病变部位浊音,呼吸音减弱,散在的干湿性啰音。

(2)非典型体征:重症患者体检可见吸气三凹征和鼻翼扇动,呼吸浅速、心动过速、发绀,可出现休克、心力衰竭体征,肺部可闻及较为广泛的干、湿性啰音,病情极危重者可听不到呼吸音及啰音。

（六）实验室检查

1.常见表现

白细胞计数一般正常,亦有稍高或偏低,血沉大多正常。继发细菌感染时白细胞总数和中性粒细胞均增多。痰涂片可见白细胞以单核细胞为主,痰培养常无致病菌生长。但若痰白细胞核内出现包涵体,则提示病毒感染。

血清学检测是目前临床诊断病毒感染的重要方法,双份血清病毒抗体滴度4倍以上升高有诊断意义。

病原学检查:病毒分离培养和鉴定是确诊病毒性肺炎的最可靠方法,可采集咽喉和鼻拭子、咽喉漱液、痰液、经纤支镜获取的下呼吸道分泌物、支气管肺泡灌洗液或血液标本,接种于鸡胚或组织细胞进行病毒培养,或采用动物接种法进行病毒分离,然后进行病毒鉴定。但病毒的分离培养一般实验室不能常规进行,阳性率也不高。特异性诊断技术如免疫荧光法、免疫酶法、同位素免疫标记法等检测病毒抗原、聚合酶链反应(PCR)检测病毒DNA等都有助于病原学诊断。

2.非典型表现

外周血白细胞计数一般不升高,或降低,常有淋巴细胞减少,可有血小板降低。部分患者有血清转氨酶、乳酸脱氢酶升高等多系统损害的实验室检查结果。

（七）器械检查

1.常见表现

胸部X线检查可见肺纹理增多,小片状浸润或广泛浸润,病情严重者显示双肺弥散性结节性浸润,但大叶实变及胸腔积液者均不多见。病毒性肺炎的致病原不同,其X线征象亦有不同的特征。

2.非典型表现

病毒性肺炎在胸部影像学上常出现:①肺体征不明显时,即可出现X线改变;②大小不等的片状阴影或融合成大病灶,可形成肺气肿;③部分病灶吸收缓慢,需数周或更长等非典型特征。

（八）诊断

在病毒感染的流行季节,根据患者有关病毒感染的基本特征,肺炎的症状和体征,以及胸片有絮状阴影或间质性肺炎改变,血象不高者并排除其他病原体引起的肺炎,应考虑病毒性肺炎的可能。确诊有赖于病原学检查,包括病毒分离、血清学检查以及分子病毒学检查等。呼吸道分泌物中细胞核内的包涵体可提示病毒感染。

（九）鉴别诊断

1.常见表现鉴别诊断

主要应与细菌性肺炎、支原体性肺炎、支气管哮喘、肺结核、卡氏肺孢子虫肺炎、衣原体肺炎、真菌性肺炎等相鉴别。一般根据发病季节、流行史及临床表现等方面,结合实验室检查和X线胸片所见,有助于病毒性肺炎的诊断,并可与其他呼吸道疾病相鉴别。值得注意的是,在呼吸道病毒感染的基础上,呼吸道自身防御能力及全身免疫力均有不同程度的削弱,故易继发肺部的细菌感染。继发细菌感染多出现在后期,病情重,病死率高。临床上难以判断,归纳以下几点可做参考:①体温降至正常后再度发热,咳嗽加重,痰白色转黄色,全身中毒症状严重;②肺部体征增多,呼吸困难加重,发绀明显;③白细胞总数及中性粒细胞百分数由少到多;④白细胞碱性磷酸酶(AKP)积分>200 或四唑氮蓝(NBT)还原试验>15%;⑤血清 C-反应蛋白(CRP)浓度升高;⑥胸部 X 线示肺部出现新阴影;⑦痰液连续 2 次分离到相同致病菌,或其他方法证实的致病菌。

2.非典型表现鉴别诊断

非典型表现应与军团菌肺炎、重症肺炎、肺水肿、支原体肺炎等相鉴别。

(十)治疗

病毒性肺炎治疗除首先积极抗病毒治疗外,还应采取综合治疗措施,包括一般对症处理和支持疗法等。重点应预防继发细菌感染和并发症的发生。

1.一般治疗

加强护理,注意休息,保持室内空气流通、新鲜,环境安静整洁。

2.保持呼吸道通畅

对有呼吸困难和发绀的患者需保持呼吸道通畅,可给予雾化或湿化气道,给予祛痰药物,并行体位引流,清除呼吸道痰液。对有喘息症状者适当给予支气管扩张剂治疗,并早期进行持续氧疗(血气分析动脉氧分压<60mmHg 或 SpO_2<90%者),如出现严重低氧血症,应行面罩或气管插管、气管切开机械通气。

3.对症治疗

(1)退热与镇静。对于发热、烦躁不安或发生惊厥者,应及时给予降温及镇静治疗。烦躁不安或缺氧严重,有明显憋喘者可适当给予镇静剂如 10%水合氯醛口服或灌肠(有心力衰竭时禁用),有呼吸衰竭者慎用镇静剂,痰黏稠者不用异丙嗪。

(2)止咳平喘。对咳嗽有痰者,一般祛痰药可以达到减少咳嗽的作用,不用镇咳药。干咳,特别是因咳嗽引起呕吐及影响睡眠者可服用美沙芬。对咳嗽明显者可雾化吸入糖皮质激素治疗。对有憋喘者酌情应用氨茶碱、沙丁胺醇、溴化异丙托品等。对有呼吸道梗阻、憋喘严重、中毒症状严重者,可应用短暂糖皮质激素治疗。

(3)物理疗法。对肺部啰音经久不消的患者,可用光疗、电疗、超短波等以减轻肺部淤血,促进肺部渗出物的吸收。

4.抗病毒治疗

目前对于病毒性肺炎尚缺乏理想的特异性治疗。常用于临床的抗病毒药物有以下几种。

(1)利巴韦林(RBV)。又称三氮唑核苷、病毒唑,是一种鸟苷类似物,通过干扰鸟苷酸合成而发挥抗病毒作用,为广谱抗病毒药物。临床主要可用于 RSV、腺病毒、流感病毒、副流感病毒、疱疹病毒、水痘病毒、麻疹病毒肺炎治疗。也可用于汉塔病毒感染的治疗。

(2)阿昔洛韦(ACV)。又称无环鸟苷,对病毒 DNA 多聚酶呈强大抑制作用,阻止病毒 DNA 的合成,具有广谱、强效和起效快的特点,为疱疹病毒感染的首选治疗药物。临床主要用于疱疹病毒、水痘病毒性肺炎的治疗。尤其对免疫缺陷或应用免疫抑制药物者并发 VP 应尽早应用。

（3）阿糖腺苷。又称阿糖腺嘌呤，为嘌呤核苷类化合物，能抑制病毒 DNA 的合成，具有广泛抗病毒作用。临床主要用于疱疹病毒、水痘病毒及巨细胞病毒肺炎，尤其适用于免疫抑制患者并发 VP 的治疗。

（4）金刚烷胺和金刚乙胺。为人工合成的胺类抗病毒类药物，能阻止某些病毒进入人体细胞内，并有退热作用。临床上主要用于流感 A 型病毒肺炎的治疗，且在发病 24～48 小时内应用效果最佳，可减轻发热和全身症状，减少病毒排出，防止流感病毒的扩散。

（5）更昔洛韦。又名丙氧鸟苷，属无环鸟苷的衍生物，但比阿昔洛韦有更强更广谱的抗病毒作用。尤其对人巨细胞病毒（HCMV）有高度选择性抑制作用。主要用于治疗肾移植、骨髓移植等脏器移植患者和 AIDS 患者的巨细胞病毒性肺炎。

（6）膦甲酸钠。静脉滴注治疗巨细胞病毒肺炎，并可作为免疫缺陷患者疱疹病毒耐药株 VP 的首选药物。静脉滴注剂量每次 9mg/kg，2 次/天，滴速为 0.078mg/（kg・min）或连续静脉滴注每日 20mg/kg，稀释浓度低于 12mg/mL，疗程 2～3 周。

5.中医中药

双黄连粉针剂及口服液，以及金银花、贯众、板蓝根、大青叶和具有抗病毒作用的中药方剂等对病毒感染有一定疗效。

6.免疫治疗

（1）干扰素（IFN）。干扰素具有广谱抗病毒作用，可用于防治流感病毒、腺病毒、RSV 等引起的 VP。干扰素与阿昔洛韦或阿糖腺苷合用治疗骨髓移植后的巨细胞病毒性肺炎可取得较好的疗效。

（2）聚肌胞（Poly I:C）。是一种高效的干扰素诱导剂。主要用于预防和治疗婴幼儿病毒性肺炎。用法：2 岁以下儿童 1mg/次，2 岁以上儿童 2mg/次，每日或隔日肌内注射一次，共 2～4 周。

（3）其他。如白细胞介素-2（IL-2）、特异性抗病毒免疫核糖核酸（iRNA）、左旋咪唑、转移因子和胸腺肽也有一定的抗病毒作用。

（4）被动免疫治疗。包括输血和新鲜血浆、高效价特异性免疫球蛋白和抗体以及恢复期血清等也被用于治疗病毒性肺炎。

7.抗生素的应用

无细菌感染证据的患者，无需抗菌药物治疗。一旦并发细菌感染或不能除外细菌感染者，应选用敏感的抗生素治疗。

8.少见症状的治疗

（1）糖皮质激素的应用。应采取谨慎态度，严格掌握使用指征，必要时短程应用，并同时应用有效抗病毒药物，以防止病毒扩散，加重病情。

（2）ARDS 的治疗。对于病毒性肺炎患者发展为急性呼吸窘迫综合征（ARDS）时应将患者收入重症监护病房（ICU）进行救治，主要治疗措施包括：①氧疗，应高浓度吸氧；②机械通气，明确诊断后宜尽早机械通气，PEEP 从低水平开始，5～15cmH$_2$O；③合适的血容量；④维持适当的液体平衡，轻度负平衡（−500mL/天），早期一般不宜补胶体，如有明显低蛋白血症，可考虑给予白蛋白；⑤其他如抗感染治疗，生命支持，保护器官功能，防治并发症等。

第四节 肺真菌病

由真菌引起的疾病统称为真菌病。近年来,真菌感染的发病率呈明显上升趋势,真菌感染所致死亡在感染性疾病中不断攀升,成为临床十分关注的问题。大气中的真菌随呼吸进入肺部,其他部位脏器遭受真菌感染后,病原菌也易随血流进入肺部,所以深部真菌感染中以肺真菌病最为常见,占内脏真菌感染的首位,约为 50%～60%。

一、肺念珠菌病

念珠菌包括白色念珠菌、光滑念珠菌、近平滑念珠菌、热带念珠菌、克柔念珠菌、季也蒙念珠菌和葡萄牙念珠菌等。广泛存在于自然界,还是人体正常菌群,常寄生于人类皮肤、口腔、上呼吸道、胃肠道和阴道等处。因此,念珠菌病多为机会(条件)致病,常可侵入下呼吸道而迅速繁殖生长致病。除呼吸道外,还可侵入血循环引起血行播散,致心内膜、中枢神经、泌尿系统等器官感染。

(一)诊断标准

1.临床表现

(1)根据病情和发展情况不同,可分为以下两种类型。

①支气管炎型:咳嗽、咯痰,阵发性刺激性咳嗽,痰量多时为白泡沫塑料状稀痰,痰稠如干浆糊,偶有血丝痰,多不发热。

②肺炎型:咳白色泡沫黏痰或呈胶冻状且黏稠易拉长丝,偶有咯血,可伴有呼吸困难、胸痛等。全身症状主要表现为原因不明的发热,抗菌治疗无效或者症状好转后再次出现发热,尤其伴有中性粒细胞减少时。常伴有鹅口疮、皮疹、肌肉酸痛,严重感染时可伴休克、急性呼吸窘迫综合征及神经精神症状。

(2)体征:往往较少,部分患者口咽部可见鹅口疮或散在白膜,早期肺部体征常无明显异常,双肺呼吸音粗,可有干鸣音,少数可闻湿啰音。肺实变时叩诊呈浊音,语颤、语音共振增强,有支气管呼吸音。重症患者出现急性病容,呼吸急促,病变广泛时可出现发绀。

2.辅助检查

(1)气道分泌物培养:上气道念珠菌定植常见,气道分泌物包括痰和支气管肺泡灌洗液(BALF)培养阳性不能作为肺部侵袭性感染的证据。怀疑念珠菌肺炎的患者在呼吸道标本检测的同时应做血液真菌培养,若血培养分离出念珠菌与呼吸道分泌物培养结果相一致,有助于肺念珠菌病并发念珠菌血症的诊断。

(2)血浆 1,3-β-D-葡聚糖检测(G 实验):可作为早期临床诊断肺部念珠菌感染的微生物学依据,在临床实践中必须连续动态检测,据以制定相应的治疗方案及对治疗效果做出判断。

(3)影像学表现:肺念珠菌病的影像表现多种多样,无特异性。支气管炎型 X 线常有双肺中下野肺纹理增粗。肺炎型可见两肺中下野呈弥散性点片状阴影,有时融合成较大斑片阴影或广泛的实变阴影,可形成空洞,偶并发渗出性胸膜炎。少数患者影像学表现为肺间质性病变,胸部 CT 可以提高检查的阳性率,但同样没有特异性。

(4)组织病理学检查:是诊断肺念珠菌病的金标准。经皮肺穿刺活检或经支气管镜黏膜活检和肺活检,直接取得肺组织标本做病理学检查和特殊染色,可以明确是否为肺念珠菌病。

(二)治疗原则

1.消除诱因

轻症患者,给予消除诱因(如广谱抗生素、激素、免疫抑制剂和体内放置的导管),治疗原发病和提高免疫功能后,多可自行缓解。

2.肺念珠菌病药物治疗原则

(1)对于确诊肺念珠菌病的患者应尽快进行抗真菌治疗。对于存在肺念珠菌病危险因素,临床有不明原因发热和肺部出现新的浸润阴影的重症患者,无论有无病原学依据,应考虑经验性抗真菌治疗,特别是合并血流动力学不稳定者更应采取积极的抗真菌治疗策略。

(2)非中性粒细胞减少患者的治疗原则首选氟康唑(剂量>400mg/d)或棘白菌素类药物;对于已使用过三唑类药物的中重度患者或光滑念珠菌或克柔念珠菌感染的高危患者首选棘白菌素类药物;如果对上述药物不能耐受或不能获取这些药物者可选用两性霉素 B。

(3)中性粒细胞减少患者的治疗原则应选择棘白菌素类、伏立康唑或两性霉素 B;没有使用过唑类者也可选用氟康唑或者伊曲康唑。

(4)疗程抗真菌治疗疗程应持续至症状消失,或支气管分泌物真菌培养连续 2 次阴性,或者肺部病灶大部分吸收、空洞闭合。

3.其他

积极治疗原发病和加强支持疗法及对症治疗。

二、肺曲霉病

曲霉包括烟曲霉、黄曲霉、黑曲霉、白曲霉、棒曲霉、灰绿曲霉、土曲霉、构巢曲霉和聚多曲霉等。曲霉广泛存在于自然界,空气中到处有其孢子,在大量吸入时可能引起肺曲霉病。本病是常见的机会性真菌感染,仅次于念珠菌。

(一)诊断标准

1.临床表现

肺曲霉病按临床表现分为 5 种不同的类型。

(1)变应性支气管肺曲霉病(ABPA):由曲霉引起的一种慢性气道变态反应性疾病,以哮喘、血清总 IgE 和曲霉特异性 IgE(IgG)升高、曲霉抗原皮试速发反应阳性、中心型支气管扩张等为特征。

(2)腐生型肺曲霉病(曲菌球):为曲霉在肺原有空腔病变中繁殖形成的团块球状物,常继发于支气管囊肿、支气管扩张、肺脓肿和肺结核空洞、癌性空洞等病变。常有刺激性咳嗽,反复咯血,甚至发生威胁生命的大咯血。但也可无任何症状。曲菌球可增大、缩小、消失,也可演变为侵袭性或半侵袭性,故亦需适当治疗。

(3)慢性坏死性肺曲霉病(亚急性侵袭性肺曲霉病):Binder 首先提出它是一个独立的疾

病,能局部侵袭肺组织,可有空洞或曲菌球形成,一般病程30天以上,临床容易误诊为肺结核。

（4）侵袭性肺曲霉病（IPA）：发生于免疫功能正常者,谓之原发性IPA,多因职业关系长期暴露于大量曲霉孢子的环境中吸入过量的曲霉孢子,超过机体防御能力时发病。继发性IPA常发生于全身情况差、免疫功能低下,如粒细胞缺乏或接受广谱抗生素和糖皮质激素治疗的患者,病情往往十分严重,典型表现为发热、咳嗽、咯黏液脓性痰及血性痰、胸痛、呼吸困难等,对血管侵袭性很强,咯血被认为是本病最普遍的症状;严重者可引起血栓形成,导致急性坏死性化脓性肺炎,也可侵入胸膜引起胸膜炎及脓胸。一旦致病,发展迅速,为肺曲霉病中致病力最强的一型。

（5）肺曲霉也可以通过血液播散至其他器官,其中以脑最常见,可引起癫痫、脑梗死、颅内出血、脑膜炎和硬膜外脓肿等;此外,还可累及心脏、骨关节、眼、皮肤、食管、胃肠道、腹膜、肝脏、肾、甲状腺等,引起相应症状。

2.辅助检查

（1）气道分泌物涂片及培养：痰涂片及培养是确诊肺曲霉病的可靠依据,但痰中找到菌丝或孢子不一定就是肺曲霉病。若多次培养阳性,则有助于诊断。因IPA患者痰检阴性率高达70%,建议采用支气管肺泡灌洗液（BALF）涂片或对周围性浸润性病变行穿刺作组织培养均有助于发现病原体。

（2）血清半乳甘露聚糖（GM）抗原检测（GM实验）：ELISA法检测血清GM的诊断阈值为0.5ng/mL。GM实验也能用于脑脊液、尿液和BALF曲霉抗原的检测,是近年诊断IPA的最重要进展。血清GM可在出现临床症状,胸片异常表现和培养阳性前数天即开始升高,从而更早地确诊IPA,系列观察血清GM值可有助于治疗期间评估疗效。应用p-内酰胺类抗生素（如哌拉西林/他唑巴坦）等药物可引起假阳性反应。GM实验阴性不能排除镰刀霉、接合菌和着色真菌的感染。

（3）G实验：对于各种真菌系统感染的诊断具有很高的敏感性和特异性,包括念珠菌、镰刀霉和曲霉感染等,适用于免疫功能缺陷患者。

（4）影像学表现：胸片敏感性较低,早期改变缺乏特征性。常见表现有结节影,胸膜下肺浸润;后期出现肺空洞性病变和含气新月体;胸水很少见。胸部CT具有较高诊断价值,典型表现为多发结节影;晕轮征：中心密度较高而周围密度较低的阴影;新月征：在块影的偏上方有新月状透光区;病变基底靠近胸壁的楔形阴影,中心有空洞,胸膜渗出或任何新的肺内病变。

（5）组织病理学检查：通过胸腔镜或开胸肺活检取得肺组织获得组织学诊断仍然是诊断IPA的金标准。镜下可见侵袭肺组织的菌丝粗细一致,菌丝有许多横隔,常分支、呈锐角,常呈定向排列。活检的组织标本曲霉培养阳性。

（二）治疗原则

（1）侵袭性曲霉病的预后差,病死率高,对于高度怀疑IPA的患者,在进行诊断性评估的同时,应尽早开始抗真菌治疗。早期诊断和早期治疗能明显改善IPA的预后。近年来临床专家提出侵袭性真菌感染的治疗策略,分为预防性治疗、先发治疗、经验性治疗和针对性治疗（目标治疗）。

（2）侵袭性肺曲霉和播散型曲霉病：首选伏立康唑和两性霉素B。还可选用卡泊芬净、米卡芬净、伊曲康唑、泊沙康唑作为替代药物。不推荐联合用药作为初始治疗,个别患者考虑补救治疗时,在当前治疗的基础上另外添加抗真菌药物,或者联用不同种类抗真菌药物。成功治疗 IPA 的关键在于免疫抑制状态的逆转(如皮质醇用量的减少或停用)或中性粒细胞减少症的恢复。

(3)反复咯血、病变与大血管或心包相邻、单个病灶引起的咯血以及病变侵及胸腔或肋骨时,外科切除曲霉感染组织可能是有效的。手术有禁忌者可全身和局部并用抗真菌药物。

(4)治疗原发病,应尽力减少诱发因素的影响,对肺结核、慢性支气管炎、支气管哮喘、支气管扩张等原发病应予积极治疗。同时还应注意加强支持疗法,提高免疫功能。

三、肺隐球菌病

肺隐球菌病是由隐球菌引起的肺部感染,它可以单独存在于肺,也可以是全身播散性隐球菌感染的肺部表现。隐球菌属有 37 个种和 8 个变种,但致病菌主要是新型隐球菌,该菌广泛存在于土壤与鸽粪中。对于免疫功能正常的宿主,肺隐球菌病可以仅有影像学异常,而无症状。但对于免疫抑制状态如恶性肿瘤的放化疗、器官移植、获得性免疫缺陷综合征(AIDS)的患者,肺部损害通常为全身播散性隐球菌病的局部表现,偶尔还可出现严重的呼吸系统症状甚至呼吸衰竭。

(一)诊断标准

1.临床表现

隐球菌病虽为全身性感染,但以中枢神经系统感染最为多见。肺部感染虽也多见,但常因症状不明显而被忽视,皮肤、骨骼或其他内脏的损害则较少见。

(1)肺隐球菌病在临床表现上无特异性,症状轻重不一。通常根据临床表现的轻重缓急可以分为下列三种情况。

①无症状型:正常宿主中绝大多数的病例是在接受胸部 X 线透视时偶然发现的。这些患者中大部分没有任何临床症状。

②慢性型:常为隐匿性起病,表现为咳嗽、咯痰、胸痛、发热、盗汗、气急、体重减轻、全身乏力和咯血。查体一般无阳性发现。

③急性型:这种情况尤其多见于 AIDS 患者,临床上表现为高热、显著的气促和低氧血症。

(2)体征:查体除了气促和发绀外,有时双肺可闻及细湿啰音,极少数患者并发胸腔积液而出现相应临床体征。

(3)少见临床表现:上腔静脉阻塞、Pancoast 综合征、Horner 综合征、嗜酸性粒细胞性肺炎、气胸、纵隔气肿以及累及胸壁等。肺隐球菌病可以发生全身播散,出现中枢神经系统、皮肤和骨、关节症状,肾、肾上腺、肝、脾、淋巴结、肌肉、胰腺、前列腺等的隐球菌病常为全身性感染的一部分,均较少见。

2.辅助检查

(1)血常规:白细胞计数可以正常,也可轻度或中度增高,部分患者红细胞沉降率可加快及C 反应蛋白升高,中后期可出现血红蛋白及红细胞数减少。G 实验阴性。

（2）脑脊液检查：70％的脑膜炎患者脑脊液压力升高，一般为 $200\sim400mmH_2O$，外观清澈、透明或微混。白细胞计数轻至中度增多，少数可超过 $500/mm^3$，常以淋巴细胞占优势。蛋白含量呈轻至中度增高，糖定量和氯化物含量轻至中度减低。病原学检查墨汁染色涂片阳性率可达 85％以上。

（3）呼吸道标本：传统的真菌镜检和培养是肺部隐球菌感染诊断的重要依据，但痰培养和涂片阳性率一般低于 25％。

（4）免疫学检查：抗体检测特异性不强，假阳性率高，临床价值不高。临床常用的是乳胶凝集试验检测新型隐球菌荚膜多糖抗原，是一种简便、快捷而有效的诊断方法。抗原滴度超过1∶4 提示有隐球菌感染，滴度越高对于诊断的价值亦越大。患者体内若存在类风湿因子，则可出现假阳性。

（5）影像学表现：变化多样，且非特异性，可有如下几种表现。

①结节或团块状损害：可为单个或多个，也可以为单侧或双侧，常位于胸膜下，结节大小不一，直径为 $1\sim10cm$。边界可以清楚锐利，也可模糊或带有小毛刺。这种表现主要见于免疫功能正常的患者。

②肺实质浸润：可以为单侧或双侧性，这种表现绝大多数见于免疫功能低下的宿主，合并有急性呼吸衰竭的患者或 AIDS 患者在 X 线上通常都为这种表现。

③空洞性病变：空洞内壁一般较光滑，局灶性空洞是隐球菌性肺炎的放射学特征之一。

④胸腔积液，常伴随胸膜下结节，以免疫功能低下的宿主多见。

⑤肺门淋巴结肿大，表现与肺门淋巴结结核相似，但一般没有钙化。

⑥间质性改变，在少数患者，可表现为磨玻璃样改变和微小结节性损害与粟粒型肺结核很相似。

（6）组织病理学检查：如标本取自肺穿刺活检或细针抽吸或经支气管镜防污染毛刷标本，镜检和（或）培养出新型隐球菌则具有诊断价值。

（二）治疗原则

1.药物治疗

肺隐球菌病的危险不在肺部病变本身，而是有可能发生全身播散，特别是引起中枢神经系统的感染。因此，对肺隐球菌病患者，必须首先就机体免疫状态和有无全身播散进行评估，然后再根据呼吸系统症状的轻重程度进行分级治疗。

（1）对于免疫功能正常的肺隐球菌病患者

①症状轻到中度，口服氟康唑 400mg/d，6～12 个月，氟康唑不耐受可口服伊曲康唑、伏立康唑。

②重症患者，按照中枢神经系统隐球菌感染方案治疗。

（2）对于免疫功能低下的肺隐球菌病患者

①对肺部感染合并中枢神经系统或播散至其他脏器的感染以及重症肺隐球菌病患者按照中枢神经系统隐球菌感染方案治疗。

②呼吸道症状属于轻到中度、无弥散性肺浸润、免疫功能轻度抑制以及无播散的肺隐球菌

病者,口服氟康唑 400mg/d,6～12 个月。

（3）中枢神经系统隐球菌感染治疗方案

①初始治疗（包括诱导和巩固治疗）首选两性霉素 B 脱氧胆酸 0.7～1mg/(kg·d)，或两性霉素 B 脂质体 3～4mg/(kg·d)，或两性霉素 B 脂质复合物 5mg/(kg·d)联用氟胞嘧啶 100mg/(kg·d)，2～4 周,然后口服氟康唑 400～ 800mg/d,至少 8 周。还可选择单用两性霉素 B 4～6 周；或两性霉素 B 联用氟康唑 2 周,然后口服氟康唑至少 8 周；或氟康唑联用氟胞嘧啶口服 6 周；或单用大剂量氟康唑口服 10～12 周；或口服伊曲康唑 10～12 周作为替代治疗。

②维持治疗氟康唑 200mg/d 或伊曲康唑 400mg/d 口服,维持治疗 6～12 个月。

2.手术治疗

开胸切除病变组织能够有效治愈孤立性的肺部结节。但手术切除的主要原因往往是为了排除肺部恶性疾病。目前,除了怀疑有肿瘤的可能性以外,并不推荐手术治疗。对于肺部隐球菌病,一旦确诊,即使当时未出现中枢感染的症状,也必须进行脑脊液的常规检查,并在手术后给予足够疗程的系统抗真菌药物治疗,以免出现隐球菌性脑膜炎。

四、肺孢子菌病

肺孢子菌病曾被称为卡氏肺孢子虫病（PCP）。近年研究发现肺孢子虫基因及其编码的蛋白与真菌特别接近,2001 年国际原生生物会议将感染人的肺孢子虫更名为伊氏肺孢子虫,又称为伊氏肺孢子菌,明确其为真菌属性。肺孢子菌感染多见于免疫缺陷症、艾滋病、器官移植、肿瘤及长期肾上腺皮质激素治疗等免疫功能低下的患者,重症病例可播散累及肝脾、淋巴结、骨髓等。

（一）诊断标准

1.临床表现

临床表现一般分成两种类型。

（1）流行型：亦称经典型或婴幼儿型。此型患者目前比较少见,发病者多为早产儿、营养不良、体质虚弱或患先天性免疫缺陷综合征的婴幼儿,高发于出生后 6 个月内。起病缓慢,初期出现全身不适,体温正常或轻度升高、呼吸快、干咳、进行性呼吸困难、鼻翼扇动、发绀、心动过速等表现。本型特征为全身症状虽重,但肺部体征相对较轻。严重时出现呼吸困难和发绀,常因呼吸衰竭而死亡。

（2）散发型：亦称现代型或儿童-成人型。患者多为成人和儿童。本型的高危人群包括艾滋病患者、器官移植术后长期接受免疫抑制剂者、接受放(化)疗的恶性肿瘤患者以及因其他原因引起的体弱和免疫力下降者,其中艾滋病患者最为常见。潜伏期多为 1～2 个月,为亚急性或急性起病,多数患者以干咳、少痰为起病的重要临床特征,体温正常或低热,进而出现高热不退,80% 有呼吸困难,伴有严重的低氧血症。10% 的肺孢子菌病病程呈急进性,最终可进展为呼吸衰竭,需要呼吸机治疗,未治疗者数日内死亡,病死率约为 50%。体格检查肺部的体征往往十分轻微或呈阴性,或可闻及散在的干湿啰音,体征与疾病症状的严重程度往往不成比例,这是本病的重要特征。

2.辅助检查

(1)血液学检查:白细胞正常,少数可以偏高。乳酸脱氢酶(LDH)及血管紧张素转换酶升高。血清 KL-6 抗原水平升高及 G 实验阳性,对诊断有一定提示意义。

(2)病原学检测:确诊仍依靠检出肺孢子菌。取材可用痰液、BALF 和经皮肺穿刺或开胸肺组织活检等。痰液检查简便安全,无损伤,但肺孢子菌病患者多为干咳,较难收集足量的痰液标本,检出率低仅 30% 左右。诱导痰的方法可使病原体检出率达到 60%～70%。经气管镜获取 BALF 检出阳性率可达 75%。经皮肺穿刺活检阳性率约 60%,开胸肺组织活检可达 95%,但两法均对患者有一定损伤,并发症亦较多,一般不宜首先采用。

①细胞化学染色方法:通过细胞化学染色方法使肺孢子菌包囊和(或)滋养体着色后进行病原学检测,特异性好,操作简单,费用低廉。常用的染色方法包括六甲基四胺银(GMS)染色、甲苯胺蓝(TBO)染色、吉姆萨染色以及瑞氏染色等。其中 GMS 和 TBO 染色使肺孢子菌包囊着色,菌体容易辨认,因而应用最广。荧光染色法简便易行,耗时短,是一种很有价值的肺孢子菌检测法。

②免疫学检查:免疫学方法近年来已开始用于检测痰液、BALF 及肺活检组织中的肺孢子菌滋养体和包囊,亦用于检测血清中的肺孢子菌特异性抗体。但假阳性和假阴性率高,同传统细胞化学染色法相比具有耗时、费用高等缺点,未能在临床上广泛开展。

③分子生物学检查:利用 PCR 的方法可检测痰液、血液、BALF 中的肺孢子菌 DNA。但不同的标本肺孢子菌检出的阳性率和敏感性不同。虽然具有较高的敏感性和特异性,但假阳性的可能性有所增加。

(3)影像学表现:肺孢子菌病初期,胸片不易发现肺实质浸润,往往在起病 1 周以后肺门周边区域出现双侧、对称的细网格状间质浸润影,随感的加重,病变由肺门向外扩展,迅速融合形成弥漫、均一的蝶状阴影,但很少累及肺尖和肺底部。10%～40% 的患者 X 线胸片无异常改变。高分辨 CT(HRCT)较普通胸片更敏感。典型的 HRCT 扫描示两肺弥漫对称性分布的磨玻璃影,主要分布在肺门周围,而边缘肺野及肺尖清晰。较为少见的表现为斑片状、颗粒结节状阴影及实变影,可融合成大片致密阴影。10%～35% 的患者可出现双侧多发的肺气囊,严重病例可发生自发性气胸、纵隔气肿。

(二)治疗原则

1.常用的抗肺孢子菌的治疗药物

(1)磺胺甲基异噁唑-甲氧苄胺嘧啶(SMZ-TMP,复方新诺明):TMP 15～20mg/(kg·d),SMZ 75～100mg/(kg·d),分 3～4 次口服,疗程 14～21 天。SMZ-TMP 是目前临床最常用的防治肺孢子菌病一线药物。对艾滋病并发肺孢子菌病的治疗有效率为 80%～95%,治疗非艾滋病肺孢子菌病患者有效率为 60%～80%。主要不良反应:皮疹、口炎、胃肠反应和骨髓抑制,可有血清转氨酶、肌酐升高,偶发 Steven-Johnson 综合征、中毒性表皮融解坏死(TEN)等。

(2)戊烷脒:3～4mg/(kg·d),深部肌内注射;重症者静脉滴注,4mg/(kg·d),疗程 14～21 天。有效率 60%～70%,主要副反应:发热、出汗、胃肠反应,肝肾功能损害,白细胞减少,低血糖,高血钾及心律失常,注射局部疼痛,肿块或脓肿形成。应慎用此药。

（3）苯胺砜：100mg/d，口服，一天 1 次，同时口服 TMP。不良反应：溶血性贫血、高铁血红蛋白症、粒细胞减少、肝功能异常等。

（4）三甲曲沙：1.0～1.5mg/（kg·d），静脉滴注，同时加用甲酰四氢叶酸，疗程 21 天。主要不良反应：骨髓抑制，肝肾功能损害等。

（5）氯林可霉素＋伯氨喹啉氯林可霉素：400～ 600mg，静脉滴注，6～8 小时 1 次；伯氨喹啉 15～ 30mg/d，口服，一天 1 次，疗程 21 天。主要不良反应：胃肠反应、皮疹、骨髓抑制、高铁血红蛋白血症等。

（6）阿托喹酮：750mg，口服，一天 2～3 次，疗程 21 天。主要不良反应：胃肠道反应、皮疹、肝肾功能损害及骨髓抑制等。

2.糖皮质激素的应用

对于中至重度 HIV 感染并发肺孢子菌病的患者，若 PA－aO$_2$≥35mmHg 或 PaO$_2$≤70mmHg，在抗肺孢子菌治疗 3 天内提倡开始应用糖皮质激素，推荐方案为第 1～5 天：泼尼松 40mg，口服，一天 2 次；第 6～10 天：泼尼松 40mg，口服，一天 1 次；第 11～21 天：泼尼松 20mg，口服，一天 1 次。

3.全身支持疗法

肺孢子菌病患者一般表现为呼吸困难，应注意根据不同病情给予不同流量的氧气；输液、补充水电解质，纠正酸碱平衡紊乱。对喘重者可考虑给予 20％甘露醇，以缓解肺间质水肿状态。必要时应用机械通气给予呼气末正压来维持 PaO$_2$≥60mmHg。

五、肺放线菌病

肺放线菌病系由厌氧的放线菌感染肺部引起的慢性化脓性肉芽肿疾病。可发生于各个年龄组，以青壮年发病率最高，男、女患病比约为 3：1。

（一）病因和发病机制

（1）放线菌属为兼性厌氧菌，常寄生于人类或动物口腔龋齿、扁桃体隐窝，上呼吸道、胃肠道和泌尿生殖道（女性外生殖器）。致病菌多为衣氏（以色列）放线菌，少见有内氏放线菌、龋齿放线菌等。多为吸入感染，少数由面颊部、腹腔、肝放线菌穿越深部组织或经膈肌入肺部引起感染。

（2）放线菌感染常引起慢性肺部炎症反应，形成肉芽肿和肺脓肿。组织病理学示病灶组织内可见急性炎症包绕在纤维肉芽组织外，可见特征性"硫磺颗粒"。

（3）肺放线菌病发病部位多变，病程复杂。放线菌可从支气管蔓延到肺，先引起支气管炎，后形成化脓性肉芽肿和多发性小脓肿，并可侵犯胸膜、胸壁软组织或肋骨，亦可侵犯至其他器官。血行播散少见。

（二）临床表现

1.症状

（1）肺部慢性炎症表现多见，呈进展性，伴低热或不规则热、咳嗽、咯血、咳脓性黏液痰、胸痛、体重减轻等症状,合并其他细菌感染,痰液为黄色。典型者可咳黄色颗粒(即所谓的"硫磺颗粒")。

(2)肺部形成多发性脓肿时,症状加重,可出现高热、剧咳、大量黏液脓性痰,且痰中带血或大咯血,伴乏力、盗汗、贫血及体重减轻。

(3)病变延及胸膜可引起剧烈胸痛,侵入胸壁有皮下脓肿及瘘管形成,经常排出混有菌块的脓液。瘘管周围组织有色素沉着,典型者脓液和瘘管周围可见"硫磺颗粒"。瘘管口愈合后在其附近又可出现瘘管。

(4)纵隔受累,可致呼吸或吞咽困难,严重者可导致死亡。

2.体征

①急性炎症期,肺部可闻及干、湿啰音;②多发性脓肿及肉芽肿形成时,肺部呼吸音明显较低;③胸腔积液和肋骨破坏及瘘管或皮下脓肿时,出现相应的体征。

(三)诊断

早期临床和 X 线片无特征性改变,故较难诊断。主要依据临床表现,确诊主要依靠微生物及组织病理学检查。

(1)有拔牙或口腔炎症等病史。

(2)发病缓慢,有低热或不规则发热,咳嗽,咳黏液脓痰或血痰,有时有胸痛等症状。可有肺实变等体征,部分患者累及胸膜则有脓胸壁窦道改变。

(3)胸部 X 线检查示肺部有单侧或双侧散在、不规则的浸润,可融合成实变,内有透亮区。

(4)痰及脓液找到"硫磺颗粒",镜检为革兰阳性的放线菌者或厌氧培养出放线菌者可确诊。

(四)鉴别诊断

1.肺奴卡菌病

常侵犯中枢神经系统,很少形成胸壁瘘管,且痰内无硫磺颗粒,属需氧菌。

2.肺结核

好发于结核好发部位,如上叶的尖后段及下叶的背段,其内可有钙化点。肺放线菌病无此特点,且肺结核损伤组织中无"硫磺颗粒"形成。

(五)治疗

青霉素 G 为治疗的首选药物,但治疗方案应个体化,一般推荐剂量为:最初每天给予青霉素(1800～2400)万 U 静脉注射,持续 2～6 周后,继续给予青霉素或阿莫西林口服维持治疗6～12个月。

对青霉素过敏者可改用克林霉素、红霉素替代,效果确切。孕妇可换用红霉素,克林霉素也可选择。

胸壁脓肿或脓胸必须切开引流。久治不愈的放线菌性肺肉芽肿、纤维化、支气管扩张、胸壁或肋骨病变、瘘管等可采用手术切除。

六、肺奴卡菌病

肺奴卡菌病是由奴卡菌属引起的肺部慢性化脓性疾病,也可侵入其他器官。

（一）病因

常见病原菌是星形奴卡菌,存在于土壤或家畜。约 70% 的患者可累及肺部,并可经血液散布全身。一般发生于免疫力低下者或器官移植后。巴西奴卡菌毒性大,可为原发感染。

（二）病理

肺部病变为急性坏死性肺炎、肺脓肿,以下叶为主,也可形成胸膜瘘管、胸膜炎。

（三）诊断

1.临床表现

类似结核病,发热、咳脓性痰,有时带血,伴纳差、体重减轻、贫血等全身症状。X 线表现为肺叶或肺段浸润,结节影,也可有厚壁空洞,肺门淋巴结可肿大,部分可累及全身各脏器。

2.诊断依据

临床表现无特异性,关键在于真菌检查,痰涂片可见菌丝,革兰染色阳性而抗酸染色部分阳性,需氧菌培养放线菌阳性可明确诊断。支气管肺泡灌洗或局部针吸有助诊断。

3.鉴别诊断

主要需与结核病及放线菌病区别。

（四）治疗

磺胺类药物治疗有特效,但剂量大,疗程长,常用 SMZ 4.8g/d 和 TMP 0.96g/d,或磺胺嘧啶 4～8g/d,分次口服,疗程需半年。治疗 1 个月后如病情好转可酌情减量。磺与氨苄青霉素有协同作用。服药期应多饮水,且服碳酸氢钠,以防肾损害。二甲胺四环素、亚胺培南或第三代头孢菌素与氨基糖苷类联用可作为二线药物。红霉素、强力霉素等可试用。慢性脓肿需手术治疗。

七、肺毛霉菌病

（一）病因

毛霉菌病由毛霉菌目引起性化脓性疾病,毛霉菌主要侵犯肺部,根霉菌主要侵犯鼻窦、眼眶、中枢及消化道。呼吸道是主要感染途径,常发生于机体免疫力低下及有基础疾病等易感患者。

（二）病理

以出血性坏死为主,可能与菌丝引起血管、淋巴管血栓形成有关。偶有呈毛霉菌球表现。

（三）临床表现

肺部感染可原发或继发鼻窦感染,引起肺实变及肺脓肿。表现为高热中毒症状,胸痛、血痰、气急、呼吸困难,甚至有大咯血。体检可闻及两肺广泛湿啰音及胸膜摩擦音。胸片检查示迅速发展的大片肺实变阴影,可有空洞形成及梗死阴影,一般呈进展性,预后差。可侵犯其他器官,引起眼球突出、头痛、腹痛等相应症状。

（四）诊断

对于糖尿病、粒细胞缺乏症等免疫低下患者,有以上临床表现要考虑其可能性。临床诊断较难,生前往往不易诊断。痰涂片、培养或组织切片发现毛霉菌菌丝可确诊。

（五）鉴别诊断

需与细菌性肺炎、病毒性肺炎、肺结核、肺部肿瘤及其他真菌感染相鉴别。

（六）治疗

本病病情严重，死亡率高达 50%，早期诊断及时治疗尤为需要。

(1)抗真菌药物治疗：首选两性霉素 B，成人首剂 1mg/d，以后每日增加 2～5mg，至 30～50mg/d，疗程 1～2 个月或更长。其他抗真菌药疗效差。

(2)治疗原发疾病。

(3)切除及引流病灶。

八、肺组织胞质菌病

（一）病因

肺组织胞质菌病由组织胞质菌引起，在美国部分地区为地方性流行病，我国已有发现。它在土壤中以菌丝型存在，美洲型组织胞质菌可经吸入到达肺泡，发育释放酵母型寄生巨噬细胞并繁殖。鸟、鸽等动物可带菌而污染环境。多数感染者无临床症状，有症状者亦以肺部表现为主，仅少数免疫力低下或缺陷者可有严重全身播散，侵犯至肝、脾及淋巴结等处。

（二）病理

病理特征与结核病相似，形成上皮样肉芽肿及结核样结节、干酪样坏死及钙化，部分变为空洞，但少化脓。组织细胞或巨噬细胞内可见孢子。

（三）诊断

1.临床表现

常见临床类型有以下几种：

(1)慢性型：此型最多，与肺结核相似。肺结核患者中感染率高，故抗结核治疗效果差时可考虑同时合并组织胞质菌病，此型易进行性发展导致肺纤维化。

(2)单个或多个钙化灶：症状较轻，仅血清学检查阳性。

(3)进行性肺部感染：表现为肺部弥散性结节性损害。有发热、呼吸困难、咳黏液脓痰，愈合较慢，但不留痕迹，少数可合并进行性肺外组织胞质菌病，出现肝、脾、淋巴结肿大，皮肤溃疡，死亡率较高。

(4)肺炎型：炎症渗出性及急性肺炎，多是良性经过。临床类似肺结核病。

(5)纵隔型：仅表现在肺门纵隔淋巴结肿大，可缓慢痊愈。

(6)Loeffler 综合征：少见，表现为肺炎伴明显嗜酸粒细胞增多，无需特殊处理。

(7)粟粒型：或称游走性肺炎，极少见。

2.实验室检查

(1)组织胞质菌素皮试：阳性表明有感染。

(2)血清学检查：阳性仅能提示诊断。

(3)病原菌培养：阳性是可靠依据，但费时，阳性率低，诊断价值有限。

(4)组织病理学检查:与结核病相似,目的是发现酵母型真菌以确诊。

(5)纤维支气管镜检查:目的是获取组织,以利培养和病检。

(6)X线检查:胸片可见肺门增宽,肺内斑点片状影。愈后呈散在钙化点。

3.诊断要点

(1)流行病资料、职业史、家畜接触史。

(2)有类似肺结核症状,要考虑其可能。

(3)根据组织病检,培养发现病原菌可确诊。

(四)治疗

大多数能自愈,对慢性活动性病情重、全身播散者应积极治疗。

(1)抗真菌药物治疗:对急性肺部感染可用两性霉素 B,1mg/(kg·d),缓慢静脉滴注,在 2～3 周内总剂量用至 500mg,重症者用至 1.5～2g,然后口服伊曲康唑巩固疗效。对慢性肺部感染口服伊曲康唑 400mg/d,疗程 6～12 个月。

(2)手术治疗:局限病灶或反复咯血者可慎重考虑,但手术前后仍需药物治疗。

(3)对症支持疗法。

第二章 循环系统疾病

第一节 急性心力衰竭

急性心力衰竭又称急性心功能不全。是由心脏做功不正常引起血流动力学改变而导致的心脏和神经内分泌系统的异常反应的临床综合征。机械性循环障碍引起的心力衰竭称机械性心力衰竭。心脏泵血功能障碍引起的心力衰竭,统称泵衰竭。由各种原因引起的发病急骤、心排血量在短时间内急剧下降、甚至丧失排血功能引起的周围循环系统灌注不足称急性心力衰竭。

一、诊断

(一)症状

根据心脏排血功能减退程度、速度和持续时间的不同,以及代偿功能的差别,分下列4种类型表现:昏厥型、心源性休克型、急性肺水肿型、心脏骤停型。

1.昏厥型

又称之心源性昏厥,以突发的短暂的意识丧失为主。发作时间短暂,发作后意识立即恢复。并伴随面色苍白、出冷汗等自主神经功能障碍的症状。

2.心源性休克型

早期见神志清醒、面色苍白、躁动、冷汗、稍有气促;中期见神志淡漠、恍惚、皮肤湿冷、口唇四肢发绀;晚期见昏迷、发绀加重、四肢厥冷过肘膝、尿少。同时见颈静脉怒张等体循环淤血症状。

3.急性肺水肿型

突发严重气急、呼吸困难伴窒息感,咳嗽,咯粉红色泡沫痰(严重者由鼻、口涌出)。

4.心脏骤停型

意识突然丧失(可伴全身抽搐)和大动脉搏动消失,并伴呼吸微弱或停止。

(二)体征

1.昏厥型

意识丧失,数秒后可见四肢抽搐、呼吸暂停、发绀,称阿-斯综合征。伴自主神经功能障碍症状,如冷汗、面色苍白。心脏听诊可发现心律失常、心脏杂音等体征。

2.心源性休克型

早期脉搏细尚有力,血压不稳定,有下降趋势,脉压<2.7kPa(<20mmHg);中期神志恍惚、淡漠,皮肤呈花斑纹样,厥冷,轻度发绀,呼吸深快,脉搏细弱,心音低钝,血压低,脉压小,尿量减少;晚期昏迷状态,发绀明显,四肢厥冷过肘、膝,脉搏细或不能触及,呼吸急促表浅,心音低钝,呈钟摆律、奔马律。严重持久不纠正时,合并消化道出血,甚至DIC。

3.急性肺水肿型

端坐呼吸,呼吸频率快,30~40次/分,严重发绀,大汗,早期肺底少量湿啰音,晚期两肺布满湿啰音,心脏杂音常被肺内啰音掩盖而不易听出,心尖部可闻及奔马律和哮鸣音。

4.心脏骤停型

为严重心功能不全的表现,昏迷伴全身抽搐,大动脉搏动消失,心音听不到,呼吸微弱或停止,全身发绀,瞳孔散大。

(三)检查

1.X线检查

胸部X线检查对左心衰竭的诊断有一定帮助。除原有心脏病的心脏形态改变之外,主要为肺部改变。

(1)间质性肺水肿:产生于肺泡性肺水肿之前。部分病例未出现明显临床症状时,已先出现下述一种或多种X线征象。①肺间质淤血,肺透光度下降,可呈云雾状阴影;②由于肺底间质水肿较重,肺底微血管受压而将血流较多地分布至肺尖,产生肺血流重新分配,使肺尖血管管径等于甚至大于肺底血管管径,肺尖纹理增多、变粗,尤显模糊不清;③上部肺野内静脉淤血可致肺门阴影模糊、增大;④肺叶间隙水肿可在两肺下野周围形成水平位的Kerley-B线;⑤上部肺野小叶间隙水肿形成直而无分支的细线,常指向肺门,即Kerley-A线。

(2)肺泡性肺水肿:两侧肺门可见向肺野呈放射状分布的蝶状大片雾状阴影;小片状、粟粒状、大小不一结节状的边缘模糊阴影,可广泛分布两肺,可局限一侧或某些部位,如肺底、外周或肺门处;重度肺水肿可见大片绒毛状阴影,常涉及肺野面积的50%以上;亦有表现为全肺野均匀模糊阴影者。

2.动脉血气分析

左心衰竭引起不同程度的呼吸功能障碍,病情越重,动脉血氧分压(PaO_2)越低。动脉血氧饱和度低于85%时可出现发绀。多数患者二氧化碳分压($PaCO_2$)中度降低,系PaO_2降低后引起的过度换气所致。老年、衰弱或神志模糊患者,$PaCO_2$可能升高,引起呼吸性酸中毒。酸中毒致心肌收缩力下降,且心电活动不稳定易诱发心律失常,加重左心衰竭。如肺水肿引起$PaCO_2$明显降低,可出现代谢性酸中毒。动脉血气分析对早期肺水肿诊断帮助不大,但据所得结论观察疗效则有一定意义。

3.血流动力学监护

在左心衰竭的早期即行诊治,多可挽回患者生命。加强监护,尤其血流动力学监护,对早期发现和指导治疗至关重要。

应用Swan-Ganz导管在床边即可监测肺动脉压(PAP)、肺毛细血管楔嵌压(PCWP)和心排血量(CO)等,并推算出心脏指数(CI)、肺总血管阻力(TPR)和外周血管阻力(SVR)。其中间接反映 LAP 和 LVEDP 的 PCWP 是监测左心功能的一个重要指标。在血浆胶体渗透压正常时，心源性肺充血和肺水肿是否出现取决于 PCWP 水平。当 PCWP 2.40～2.67kPa（18～20mmHg），出现肺充血，PCWP 2.80～3.33kPa（21～25mmHg），出现轻度至中度肺充血；PCWP 高于 4.0kPa（30mmHg），出现肺水肿。

肺循环中血浆胶体渗透压为是否发生肺水肿的另一重要因素，若与 PCWP 同时监测则价值更大。即使 PCWP 在正常范围内，若其与血浆胶体渗透压之差＜0.533kPa（4mmHg），亦可出现肺水肿。

若 PCWP 与血浆胶体渗透压均正常，出现肺水肿则应考虑肺毛细管通透性增加。

左心衰竭患者的血流动力学变化先于临床和 X 线改变，PCWP 升高先于肺充血。根据血流动力学改变，参照 PCWP 和 CI 两项指标，可将左心室功能分为 4 种类型。

Ⅰ型：PCWP 和 CI 均正常。无肺充血和末梢灌注不足。予以镇静剂治疗。

Ⅱ型：PCWP＞2.40kPa（18mmHg），CI 正常，仅有肺淤血。予以血管扩张剂加利尿剂治疗。

Ⅲ型：PCWP 正常，CI＜2.2U（min·m²）。仅有末梢灌注不足。予以输液治疗。

Ⅳ型：PCWP＞2.40kPa（18mmHg），CI＜2.2U（min·m²）。兼有肺淤血和末梢灌注不足。予以血管扩张剂加强心药（如儿茶酚胺）治疗。

4.心电监护及心电图检查

可以发现心脏左、右房室肥大及各种心律失常改变。严重致命的心律失常如室性心动过速、紊乱的室性心律、室颤、室性自律心律、甚至心室暂停、严重窦缓、Ⅲ度房室传导阻滞等有助于诊断。

5.血压及压力测量

（1）动脉血压下降：心源性休克时动脉血压下降是特点，收缩压＜10.6kPa（80mmHg），一般均在 9.2kPa（70mmHg），脉压＜2.7kPa（20mmHg）；高血压者血压较基础血压下降 20% 以上或降低 4kPa（30mmHg）。

（2）静脉压增高：常超过 1.4kPa（14cmH₂O）。

（3）左心室充盈压测定：左心室梗死时达 3.3～4kPa（25～30mmHg），心源性休克时达 5.3～6kPa（40～45mmHg）。

（4）左心室舒张末期压力：以肺楔压为代表，一般均超过 2.77kPa（20mmHg）。

（5）冠状动脉灌注压：平均＜8kPa（60mmHg）。

（四）诊断要点

1.病因诊断

急性心力衰竭无论以哪种表现为主，均存在原发或继发原因，足以使心排血量在短时间内急剧下降，甚至丧失排血功能。

2.临床诊断

（1）胸部 X 线片见左心室阴影增大。

（2）无二尖瓣关闭不全的成人，于左心室区听到第三心音或舒张期奔马律。

（3）主动脉瓣及二尖瓣无异常而左心室造影见左心室增大，心排血量低于 2.7L/（min·m²）。

（4）虽无主动脉瓣及二尖瓣膜病变,亦无左心室高度肥大,但仍有如下情况者:①左心室舒张末期压力为 1.3kPa(10mmHg)以上,右心房压力或肺微血管压力在 1.6kPa(12mmHg)以上,心排血量低于 2.7L/(min·m²);②机体耗氧量每增加 100mL,心排血量增加不超过 800mL,每搏排血量不增加;③左心室容量扩大同时可见肺淤血及肺水肿。

（5）有主动脉狭窄或闭锁不全时,胸部 X 线检查左心室阴影迅速增大,使用洋地黄后改善。

（6）二尖瓣狭窄或闭锁不全,出现左心室舒张末期压升高,左心房压力或肺微血管压力增高,体循环量减少,有助于诊断由瓣膜疾病导致的心力衰竭。

（五）鉴别诊断

急性心力衰竭应与其他原因引起的昏厥、休克和肺水肿鉴别。

1.昏厥的鉴别诊断

昏厥发生时,心律、心率无严重过缓、过速、不齐或暂停,又不存在心脏病基础的,可排除心源性昏厥。可与以下常见昏厥鉴别。

（1）血管抑制性昏厥:其特点是①多发于体弱年轻女性;②昏厥发作多有明显诱因,如疼痛、情绪紧张、恐惧、手术、出血、疲劳、空腹、失眠、妊娠、天气闷热等,晕厥前有短时的前驱症状;③常在直立位、坐位时发生晕厥;④晕厥时血压下降,心率减慢,面色苍白且持续至晕厥后期;⑤症状消失较快,1～2 日康复,无明显后遗症。

（2）直立性低血压性昏厥:其特点是血压急剧下降,心率变化不大,昏厥持续时间较短,无明显前驱症状。常患其他疾病,如生理性障碍、降压药物使用及交感神经截除术后、全身性疾病如脊髓炎、多发性神经炎、血紫质病、高位脊髓损害、脊髓麻醉、糖尿病性神经病变、脑动脉粥样硬化、急性传染病恢复期、慢性营养不良。往往是中枢神经系统原发病的临床症状之一。故要做相应检查,以鉴别诊断。

（3）颈动脉窦综合征:特点是①患者有昏厥或伴抽搐发作史;②中年以上发病多见,各种压迫颈动脉窦的动作,如颈部突然转动、衣领过紧均是诱因;③发作时脑电波出现高波幅慢波;④临床上用普鲁卡因封闭颈动脉窦后发作减轻或消失可支持本病诊断。

2.心源性休克与其他类型休克的鉴别诊断

由心脏器质性病变和(或)原有慢性心力衰竭基础上的急性心力衰竭而引发心源性休克,患者的静脉压和心室舒张末压升高,与其他休克不同。而且,其他类型休克多有明确的各类病因,如出血、过敏、外科创伤及休克前的严重感染等,可相应鉴别。另外,即刻心电图及心电监护有致命性心律失常,可有助于诊断。

3.急性心力衰竭肺水肿与其他原因所致肺水肿的鉴别诊断

（1）由刺激性气体吸入中毒引起的急性肺水肿的特点是:①有刺激性气体吸入史;②均有上呼吸道刺激症状,重者可引起喉头水肿、肺炎及突发肺水肿,出现明显呼吸困难;③除呼吸道症状外,由于吸入毒物种类不同,可并发心、脑、肾、肝等器官损害。

（2）中枢神经系统疾病所致的肺水肿,有中枢神经系统原发病因存在,如颅脑创伤、脑炎、脑肿瘤、脑血管意外等。

（3）高原性肺水肿是指一向生活在海拔 1000m 以下,进入高原前未经适应性锻炼的人,进入高原后,短则即刻发病,长则可在两年后发病,大多在一个月之内发病,且多在冬季大风雪气候发病,亦与劳累有关。前驱症状有头痛、头晕,继之出现气喘、咳嗽、胸痛、咳粉红色泡沫样痰、双肺湿啰音、发绀等急性肺水肿症状。依其特定的发病条件不难诊断。

二、治疗

(一)吸氧和辅助通气

应保证 AHF 患者气道通畅,SaO_2 维持在正常范围(95%～98%)(Ⅰ类,证据 C 级),如果增加吸氧浓度无效,可行气管内插管(Ⅱa 类,证据 C 级)。低氧血症的 AHF 患者应增加吸氧浓度(Ⅱa 类,证据 C 级),但无低氧血症的患者,增加吸氧浓度可能有害。研究证明,氧过高会减少冠脉血流、降低心排血量、升高血压和增加全身血管阻力。

已有 5 项随机对照研究的结果表明,对于左心衰竭心源性肺水肿患者,与标准治疗比较,使用持续气道正压(CPAP)无创性通气治疗能改善 AHF 患者的氧合作用、症状和体征,减少气管内插管。另有 3 个使用无创性正压通气(NIPPV)随机对照试验的结果表明,NIPPV 能减少气管内插管,但并不能降低死亡率或改善远期心功能。Collins 等对 1980—2005 年的随机对照研究进行荟萃分析,结果显示,急性心源性肺水肿患者使用 CPAP 和 NIPPV 能明显减少气管内插管和机械通气(ESCⅡa 类,证据 A 级)。现有数据未显示它们能降低死亡率,但有下降的趋势。2007 年 ESC 公布了 3CPO 研究结果,急性心源性肺水肿患者接受无创通气治疗可更快改善代谢异常及呼吸窘迫,采用 CPAP 或 NIPPV 均可安全受益,但对 7 天及 30 天死亡率无影响。

有创性机械通气不用于可通过氧疗、CPAP 或 NIPPV 能有效逆转的低氧血症患者。使用气管内插管机械通气最常见的原因是,呼吸频率减少、高碳酸血症和意识障碍提示呼吸肌疲劳,以下情况也需要气管内插管机械通气:①缓解呼吸困难(减少呼吸肌做功)。②避免胃内容物反流入气管。③改善肺内气体交换,纠正高碳酸血症和低氧血症;或用于因长时间心肺复苏或应用麻醉药物所致意识不清患者。④保证气管灌洗,预防气管阻塞和肺不张。

(二)血管扩张剂

如果血压正常但伴有低灌注状态、淤血体征、尿量减少,血管扩张剂应作为一线用药,用于扩张外周循环并降低前负荷。

1.硝普钠

适用于严重心力衰竭患者和后负荷增加的患者,如高血压心力衰竭或二尖瓣反流患者,推荐从 $0.3\mu g/(kg \cdot min)$ 起始(ESC 指南Ⅰ类,证据 C 级)。在 ACS 引起的 AHF 患者硝酸甘油优于硝普钠,因为硝普钠能引起"冠状动脉窃血综合征"。

2.硝酸酯类药物

小剂量硝酸酯类药物仅扩张静脉,随剂量增加也可扩张动脉,包括冠状动脉。合适剂量的硝酸酯类药物可以使静脉扩张和动脉扩张保持平衡,从而只减少左室的前负荷和后负荷而不减少组织灌注。

在急性心力衰竭患者中进行的两项随机试验显示,应用血流动力学允许的最大剂量的硝酸酯类药物与小剂量利尿剂配合,其效果优于单纯应用大剂量利尿剂(ESC 指南 Ⅰ 类,证据 B 级)。

2001 年欧美指南提出:当期望降低死亡率时,应当使用 ACEI,当期望改善症状时可以将 ACEI 和硝酸酯联合应用。2009 年美国 ACC/AHA 指南进一步肯定了硝酸酯对美国黑人心力衰竭患者的疗效,提出在采用 ACEI、β 受体阻滞剂和利尿剂并优化治疗后仍然有症状的美国黑人心力衰竭患者,可以联合使用肼曲嗪/硝酸酯治疗,并将其推荐强度由 Ⅱ a 级上升为 Ⅰ 级。血管扩张剂可作为伴有心绞痛或呼吸困难症状或高血压的辅助治疗,硝普钠、硝酸酯类、某些 α-阻断剂(如压宁定)仍可用于急性充血性心力衰竭的治疗。而血管扩张剂哌唑嗪、酚妥拉明因降压明显和反射性心动过速已不用于心力衰竭(Ⅲ,B 级)。

3.新型血管扩张剂重组 B 类利钠肽(脑钠肽,rhBNP)

实验显示,rhBNP 有舒张血管和利尿作用,使心力衰竭犬平均动脉压、左室舒张末压下降,尿量和尿钠排出量增加,能明显降低心力衰竭犬的心脏前后负荷,而不影响心脏收缩功能。对脑钠肽(BNP)进行的 10 项临床试验共有 941 名心力衰竭患者。其中,随机双盲 VMAC 试验观察了 489 名急性心力衰竭患者,结果:在基础治疗的基础上,用药后 3 小时,与安慰剂相比,脑钠肽组患者呼吸困难好转的程度更明显;与硝酸甘油组相比,脑钠肽组患者的肺毛细血管楔压(PCWP)降得更低,但改善呼吸困难效果无差异,且对血压和心率影响不明显。奈西立肽,是重组人脑钠肽,与内源 BNP 相同,对静脉、动脉和冠脉均有扩张作用,从而降低前、后负荷,降低外周血管阻力,增加心排血量,但不直接增强心肌的收缩能力。它抑制肾素-血管紧张素-醛固酮系统和交感神经系统,尿钠排出量增加,改善血流动力学效果优于硝酸甘油,且不良反应更小,但可致低血压,对预后影响有待研究。荟萃分析资料显示,使用奈西立肽者血肌酐水平呈剂量依赖性升高。

FUSION-Ⅰ 研究发现,每周静脉滴注奈西立肽 1 次、持续 3 个月可安全用于 CHF 门诊患者。进一步进行的 FUSION Ⅱ 试验,以 920 例慢性失代偿性心衰患者为研究对象,随机双盲应用奈西立肽或安慰剂每周一次或两周一次,治疗 12 周,随访 24 周。结果显示,两组间死亡率及住院率(因心衰或肾功能不全住院)无显著差异,未能改善患者的临床预后,治疗组也没有增加肾脏损害,该研究提示:重组 BNP 的序贯疗法对慢性心力衰竭无效,仅用于急性期治疗。PRECEDENT 研究发现,正性肌力药物多巴酚丁胺,可显著增加缺血性和非缺血性失代偿性 CHF 患者各种类型室性异位心律失常的发生,而奈西立肽与之相比不增加心率,可显著减少严重心律失常的发生。PROACTION 研究发现(237 例患者),标准治疗基础上,奈西立肽静脉滴注 12 小时后可使基线收缩压增高(>140mmHg)的失代偿性 CHF 患者的收缩压降低 28.7mmHg,而对基线收缩压正常患者,低血压的发生并未见增加,可在急诊室安全有效地使用。

美国 FDA 批准奈西立肽用于急性失代偿性心衰(ADHF)患者。美国 AHA/ACC、欧洲 ESC 和我国急性心衰指南为 Ⅱ a 类推荐应用。公布的 ASCEND-NF 试验,旨在评价其在 ADHF 患者应用的安全性和疗效。共入选 7000 多例因心衰住院患者,用药组持续不间断静脉滴注奈西立肽 7 天。结果显示,奈西立肽未加重肾功能损害,也未增加病死率,但 30 天的死亡和再住院率也未见下降,与安慰剂组相比,气急症状虽有轻度减少,但无显著差异。奈西立肽临床使用的经验仍有限,需要进一步观察。

(三)利尿剂

有液体潴留症状的急性或急性失代偿性心力衰竭患者应给予强力和速效的袢利尿剂(呋塞米、托拉塞米),并推荐静脉使用。托拉塞米是具有醛固酮受体拮抗作用的袢利尿剂,半衰期较长、生物利用度为 76%～96%;吸收不受药物影响;利钠利尿活性是呋塞米的 8 倍,而排钾作用弱于呋塞米(因其抗醛固酮作用);心功能改善作用优于呋塞米;可抑制 Ang Ⅱ 引起的血管收缩。首先静脉给予负荷量,随后持续静脉滴注比单剂"弹丸"注射更有效。噻嗪类和螺内酯可与袢利尿剂合用,这种联合治疗比使用单药大剂量利尿剂更有效且不良反应小。袢利尿剂与多巴酚丁胺、多巴胺或硝酸酯联合应用比单独使用利尿剂更有效和不良反应更小(ESC 指南 Ⅱ b 类,证据 C 级)。

利尿剂免疫指在足量应用利尿剂的条件下利尿剂作用减弱或消失,水肿持续存在的状态,约 1/3 的心衰患者发生。利尿剂免疫治疗包括:限制钠及水摄入、保持电解质平衡、低血容量时补充血容量、增加利尿剂剂量和(或)给药次数、静脉大剂量给药(比口服更有效)、静脉滴注给药(比静脉大剂量给药更有效)、几种利尿剂联合治疗、利尿剂与多巴胺或多巴酚丁胺联合应用、减少 ACEI 剂量,若上述治疗措施无效可考虑超滤或透析。

利尿剂不良反应包括神经内分泌激活(特别是 RAAS 和交感神经系统),低钾、低镁和低氯性碱中毒,后者可能导致严重心律失常,利尿剂也可发生肾毒性和加重肾衰竭。过度利尿会降低静脉压、肺毛细血管楔压和心脏舒张期充盈。

(四)血管加压素受体拮抗剂

精氨酸血管加压素具有强烈的血管收缩、水潴留、增强 NE、Ang Ⅱ 及致心室重构等作用,是心衰恶化的因素之一。精氨酸血管加压素受体拮抗剂托伐普坦可选择性地阻断肾小管上的精氨酸血管加压素受体,并具有排水不排钠的特点,此类药物又称利水药。ACC 公布的 EV-EREST 研究是一项随机双盲对照的临床试验,4133 例急性失代偿性心衰患者口服托伐普坦短期治疗(7 天及出院前)和长期治疗(平均随访 9.9 个月),结果证实短期应用托伐普坦可使气促和水肿症状明显减轻,改善低钠血症。但长期治疗不能减少主要心血管事件,也不能降低死亡率。

(五)正性肌力药物

1.cAMP 依赖性的正性肌力药物

cAMP 依赖性的正性肌力药物包括:①β 肾上腺素能激动剂,如多巴胺、多巴酚丁胺等;②磷酸二酯酶抑制剂,如米力农、氨力农以及依诺昔酮等。

多巴胺是一种内源性儿茶酚胺,是去甲肾上腺素的前体,它的作用是剂量依赖的,可以作用于多巴胺能受体、β 肾上腺素能受体和 α 肾上腺素能受体 3 种不同受体。小剂量多巴胺 $[<2\mu g/(kg \cdot min)]$ 只作用于外周多巴胺能受体,降低外周血管阻力,其中以扩张肾、内脏、冠脉和脑血管床最明显,可改善肾血流、肾小球滤过率,增加肾脏低灌注和肾衰竭患者对利尿剂的反应;较大剂量 $[>2\mu g/(kg \cdot min)]$ 多巴胺刺激 β 肾上腺素能受体,增加心肌收缩力和心排出量。剂量 $>5\mu g/(kg \cdot min)$ 作用于 α 肾上腺素能受体,增加外周血管阻力,使左室后负荷、肺动脉压力和阻力增加,可能对心力衰竭患者有害。

多巴酚丁胺主要通过刺激 β_1 和 β_2 受体（3：1 比例）起作用，小剂量多巴酚丁胺使动脉轻度扩张，通过降低后负荷增加心搏出量[$2\sim20\mu g/(kg\cdot min)$]，大剂量多巴酚丁胺使血管收缩。心率通常以剂量依赖的方式增加，心率增加的程度较其他儿茶酚胺类药物小，但因为加快房室传导，使心房纤颤患者心率增加比较明显。

PROMISE、PRIMEⅡ、VEST 及 PICO 等试验均显示口服磷酸二酯酶抑制剂与安慰剂相比全病因死亡率、心血管死亡率、心脏猝死均增加，为此，试验被迫提前终止。DICE、OPTIME-CHF 等试验表明，静脉用药与口服正性肌力药物相似，因心力衰竭加重而住院的患者用多巴酚丁胺和米力农并无额外益处。大量临床试验表明，上述药物短期用于急性心力衰竭时具有增加心肌收缩力和有益的血流动力学作用，但长期使用却增加死亡率，其确切机制尚未明了，可能与此类药物的致心律失常作用有关。由于磷酸二酯酶抑制剂增加心脏收缩功能，有利于加用 β 受体阻滞剂，而 β 受体阻滞剂可预防磷酸二酯酶抑制剂的致心律失常作用，当与 β 受体阻滞剂同时使用和（或）对多巴酚丁胺反应不佳时，先使用磷酸二酯酶抑制剂（Ⅱa 类，证据 C 级）。ESC 指南指出，此类正性肌力药适用于外周循环血液灌注不足（低血压、肾功能不全），无论有无淤血或肺水肿，经最佳剂量利尿剂和血管扩张剂治疗，但效果不佳的患者（Ⅱa 类，证据 C 级）。米力农和依诺昔酮发生血小板减少症较氨力农少。由于此类药物增加了氧需求量和钙负荷，应谨慎应用。不主张慢性心力衰竭患者长期或间歇静脉滴注此类正性肌力药。可用于晚期、难治性心力衰竭或心脏移植前的终末期心力衰竭的患者，且尽量短期应用。

2.强心苷

通过抑制心肌 Na^+-k^+-ATP 酶，增加 $Ca^{2+}-Na^+$ 离子交换，增加心肌收缩力。AHF 时强心苷可轻度增加心排出量，降低充盈压。但对于 AMI 合并 HF 的患者，AIRE 研究的亚组分析显示，强心苷对预后有不利影响，常预示威胁生命心律失常事件的发生，且使肌酸激酶升高更明显。ESC 指出不推荐给予 AHF 患者具有正性肌力作用的强心苷，特别是急性心肌梗死后 AHF。AHF 时使用强心苷的指征是心动过速如心房颤动诱导的心衰，如心衰应用其他药物不能有效地控制心率时。AHF 时，严格控制快速心律失常的心率能缓解心力衰竭的症状。洋地黄的禁忌证包括心动过缓，Ⅱ度或Ⅲ度房室传导阻滞，病态窦房结综合征，颈动脉窦过敏综合征，预激综合征，肥厚梗阻型心肌病，低钾血症和高钙血症。

3.Ca^{2+} 通道增敏剂

欧洲心脏病学会急性心力衰竭指南和我国《急性心力衰竭诊断与治疗指南》均Ⅱa 类推荐应用（B 级证据）Ca^{2+} 通道增敏剂。大规模临床试验证实，传统的正性肌力药 β 肾上腺素能激动剂在增强心肌收缩力的同时也增加心肌耗能，长期应用可增加心力衰竭患者的死亡率。静脉用 Ca^{2+} 通道增敏剂左西孟坦增加收缩蛋白对钙离子的敏感性，不增加细胞内 Ca^{2+} 浓度，发挥正性肌力作用，同时促进血管平滑肌 ATP 依赖的钾离子通道开放，扩张外周血管。首次评价左西孟坦的随机对照双盲研究（revive-2 研究）及 LIDO、RUSSLAN、CASINO 研究均显示，左西孟坦在增加心排出量、降低死亡率方面优于多巴酚丁胺，短期使用能改善血流动力学效应及症状，半衰期长（80 小时）。但大剂量左西孟坦可引起心动过速和低血压。

2007 年公布的 SURVIVE 试验纳入了 1327 例左心室射血分数≤30%的急性失代偿性心

力衰竭患者,结果显示,左西孟坦与多巴酚丁胺相比,5天和1个月死亡率没有差异,6个月死亡发生率也相似,分别为26%和28%。目前仍需要进一步证明其长期治疗效果以及更多地收集安全性数据。

除上述治疗,AHF的治疗还包括病因治疗、合并症的治疗,必要时应考虑主动脉内球囊反搏等治疗。

第二节　慢性心力衰竭

心力衰竭是指在有适量静脉血回流的情况下,由于心脏收缩和舒张功能障碍、心排血量不足维持组织代谢需要的一种病理状态。临床上以心排血量不足,组织的血液灌注不足,以及肺循环和体循环淤血为特征。慢性心力衰竭是由于器质性心脏病经过长期慢性心肌肥厚和扩张、心室重构所致。慢性心力衰竭是各种心脏疾病的严重阶段,其发病率高,5年生存率与恶性肿瘤相仿。

一、诊断

(一)症状

主要为左心衰竭,表现为肺部淤血和肺水肿、胸闷或呼吸困难、不能平卧、端坐呼吸,这时两肺满布干湿性啰音,咳白色或粉红色泡沫样痰。同时伴心、脑、肾等器官缺血和(或)淤血的表现,如头晕或意识淡漠、极度疲乏、肾功能不全、少尿等。若在慢性左心衰竭的基础上发生右心衰竭,即全心衰竭,则呈静脉系统淤血和全身液体潴留的表现,如颈静脉怒张、肝肿大、腹水、胸腔积液、全身低垂部位水肿。

(二)体征

(1)患者常有活动后呼吸困难,重症者有发绀、收缩压下降、脉快、四肢发冷、多汗等。

(2)通常在患者双侧肺底部可听到湿啰音,有时可闻及哮鸣音及干啰音。

(3)右心衰竭的患者可出现颈静脉怒张或肝静脉反流阳性,淤血性肝脏肿大与压痛。胸腔积液通常为双侧,如为单侧,多累及右侧。合并有心源性肝硬化的,则可见有腹腔积液,见于慢性右心衰竭或全心衰竭的晚期患者。

(4)呈对称性、凹陷性水肿,常见于身体下垂部位。可走动的患者,其心源性水肿最初常在傍晚时分出现于脚或踝部,经一夜休息后消失;卧床患者发生在骶部。晚期水肿加重并影响全身,可累及上肢、胸壁和腹壁,尤其是外阴部位。

(5)除基本心的脏病体征外,常发现心脏增大、奔马律、交替脉、相对性二尖瓣关闭不全的收缩期杂音。

(三)检查

1.实验室检查

(1)肝功能:淤血性肝病时,可有血清球蛋白、转氨酶升高。

（2）血电解质测定：长期利尿治疗容易发生电解质紊乱，可见有低血钾、低血钠，这常是难治性心力衰竭的诱因。

2.特殊检查

（1）二维超声及多普勒超声检查：可用于以下几方面：①诊断心包、心肌或心脏瓣膜疾病；②定量或定性房室内径、心脏几何图、室壁厚度、室壁运动、心包、瓣膜狭窄定量、关闭不全程度等，可测量左心室射血分数（LVEF）、左心室舒张末期容量（LVEDV）和收缩末期容量（LVESV）；③区别舒张功能不全和收缩功能不全，LVEF＜40％为左心室收缩功能不全，LVEF还能鉴别收缩功能不全或其他原因引起的心力衰竭；④LVEF及LVESV是判断收缩功能和预后的最有价值的指标，左心室收缩末期容量指数（LVESVI＝LVESV/表面面积）达45mL/m^{2}的冠心病患者，其病死率增加3倍；⑤为评价治疗效果提供客观指标。

（2）放射性核素与磁共振显像（MRI）检查：核素心血管造影可测定左、右心室收缩末期、舒张末期容积和射血分数。通过记录放射活性-时间曲线，可计算出左心室的最大充盈速率和充盈分数，以评估左心室舒张功能。核素心肌扫描可观察室壁运动有无异常和心肌灌注缺损，有助于病因诊断。由于MRI是一种三维成像技术，受心室几何形状的影响较小，因而能更精确地计算收缩末期、舒张末期容积、心搏量和射血分数。MRI三维直观成像可清晰分辨心肌心内膜边缘，故可定量测定左心室重量。MRI对右心室心肌的分辨率亦很高，亦可提供右心室的上述参数，此外还可比较右心室和左心室的心脏搏击量，以测定二尖瓣和主动脉瓣的反流量，有助于判断基础疾病的严重程度。

（3）X线胸片：心脏的外形和各房室的大小有助于原发心脏病的诊断。心胸比例可作为追踪观察心脏大小的指标。肺淤血的程度可判断左心衰竭的严重程度。肺间质水肿时在两肺野下部肋膈角处可见到密集而短的水平线（Kerley-B线）。当有肺泡性肺水肿时，肺门阴影呈蝴蝶状。X线胸片还可观察胸腔积液的发生、发展和消退的情况。

（4）心电图：可有左心室肥厚劳损，右心室增大，V_1导联P波终末负电势（ptfV_1）增大（每秒≥0.04mm）等。

（5）运动耐量和运动峰耗氧量（VO$_{2max}$）测定：前者（最大持续时间，最大做功负荷）能在一定程度上反映心脏储备功能，后者是指心排血量能随机体代谢需要而增加的能力。但运动耐量更多地取决于外周循环的变化而非中心血流动力学变化，这是由于心力衰竭时外周血管收缩，因而心排血量的增加不一定伴有运动耐量的增加；运动耗氧量是动静脉血氧差和心排血量的乘积。在血红蛋白正常，无器质性肺部疾患时，动静脉血氧差恒定，因而运动峰耗氧量可反映运动时最大心排血量，是目前较好的能反映心脏储备功能的无创性指标，且可定量分级。VO$_{2max}$分级标准：A级：每分钟＞20mL/kg；B级：每分钟10～20mL/kg；C级：每分钟10～15mL/kg；D级：每分钟＜10mL/kg。

（6）创伤性血流动力学检查：应用漂浮导管和温度稀释法可测定肺毛细血管楔嵌压（PCWP）和心排血量（CO）、心脏指数（CI）。在无二尖瓣狭窄、无肺血管病变时。PCWP可反映左心室舒张末期压力。

（四）诊断要点

（1）根据临床表现、呼吸困难和心源性水肿的特点，以及无创和（或）有创辅助检查及心功能的测定,一般不难做出诊断。临床诊断应包括心脏病的病因(基本病因和诱因)、病理解剖、生理、心律及心功能分级等诊断。

(2)NYHA 心功能分级:Ⅰ级:日常活动无心力衰竭症状。Ⅱ级:日常活动出现心力衰竭症状(呼吸困难、乏力)。Ⅲ级:低于日常活动出现心力衰竭症状。Ⅳ级:在休息时出现心力衰竭症状。

(五)鉴别诊断

1.左心衰竭的鉴别诊断

左心衰竭时以呼吸困难为主要表现,应与肺部疾病引起的呼吸困难相鉴别。虽然大多数呼吸困难的患者都有明显的心脏疾病或肺部疾病的临床证据,但部分患者心源性和肺源性呼吸困难的鉴别较为困难,慢性阻塞性肺部也会在夜间发生呼吸困难而憋醒,但常伴有咳痰,痰咳出后呼吸困难缓解,而左心衰竭者坐位时可减缓呼吸困难;有重度咳嗽和咳痰病史的呼吸困难常是肺源性呼吸困难。急性心源性哮喘与支气管哮喘发作有时鉴别较为困难,前者常见于有明显心脏病临床证据的患者,且发作时咳粉红色泡沫痰,或者肺底部有水泡音,则进一步支持本病与支气管哮喘的鉴别;呼吸系统疾病和心血管疾病两者并存时,有慢性支气管炎或哮喘病史者发生左心衰竭常并发严重的支气管痉挛,并出现哮鸣音,对支气管扩张剂有效者支持肺源性呼吸困难的诊断,而强心、利尿及扩张血管药有效,则支持心力衰竭是呼吸困难的主要原因。呼吸困难的病因难以确定时,肺功能测定对诊断有帮助。此外,代谢性酸中毒、过度换气及心脏神经官能症等,有时也可引起呼吸困难,应注意鉴别。

2.右心衰竭的鉴别诊断

右心衰竭和(或)全心衰竭引起的肝肿大、水肿、腹水及胸腔积液等应与缩窄性心包炎、肾源性水肿、门脉性肝硬化引起者相鉴别;仔细询问病史,结合相关体征及辅助检查以资鉴别。

二、治疗

(一)治疗原则

心力衰竭机制的研究成果及循证医学证据使药物治疗策略发生了极大的变化。20 世纪 50 年代治疗模式是以增加心肌收缩力、改善症状为主;目前的治疗模式是以抑制心脏重构、阻断恶性循环,防止心力衰竭症状和心肌功能的恶化,从而降低心力衰竭的死亡率和住院率为主,即从改善短期血流动力学措施转为长期的、改善心肌的生物学功能的修复性策略。除药物治疗外,非药物治疗也有了飞跃的发展。

心力衰竭的治疗原则:①去除基本病因,早发现、早诊断、早治疗。②消除心力衰竭的诱因如控制感染、治疗心律失常特别是快速心室率的心房颤动;纠正贫血、电解质紊乱等。③改善生活方式,戒烟、戒酒,低盐、低脂饮食,肥胖患者应减轻体重。重度心力衰竭患者应限制入水量并每日称体重以早期发现液体潴留。④定期随访,积极防治猝死。⑤避免应用某些药物(如Ⅰ类抗心律失常药及大多数的钙拮抗剂等)。

(二)药物治疗

1.利尿剂

尽管利尿剂治疗心衰对死亡率的影响没有大规模的临床试验验证,但利尿剂是治疗心力衰竭的基础药物,控制液体潴留最有效。所有伴液体潴留的心力衰竭患者,均应给予利尿剂直至肺部啰音消失、水肿消退、体重稳定,然后用最小剂量长期维持,并据液体潴留情况随时调整剂量,一般需长期使用,可防止再次出现液体潴留。如利尿剂用量不足造成液体潴留,可降低血管紧张素转化酶抑制剂(ACEI)的效应,增加β受体阻滞剂负性肌力的不良反应;反之,剂量过大引起血容量减少,可增加 ACEI 和β受体阻滞剂的低血压反应并有出现肾功能不全的危险。

目前观点认为,合理使用利尿剂是有效治疗心力衰竭的基石。利尿剂应当早期与 ACEI 和β受体阻滞剂联合并维持应用,除非患者不能耐受。2007 年中国《慢性心力衰竭诊断治疗指南》强调,利尿剂必须最早应用,以袢利尿剂(呋塞米、托拉塞米等)为首选,噻嗪类(氢氯噻嗪等)仅适用于轻度液体潴留、伴高血压和肾功能正常者。

2.ACEI

1987 年发表的北欧依那普利生存率研究(CONSENSUS)第一次证明了 ACEI 能降低心力衰竭患者死亡率,紧接着 FAMIS、CONSENSUS Ⅱ 等大型临床研究也证实,急性心肌梗死(AMI)早期应用 ACEI 能减少梗死面积的延展和心室重塑,有利于左心功能的恢复。SAVE 及 SOLVDT 等研究显示 AMI 后伴有左心衰竭的患者使用 ACEI 可明显降低死亡率和再梗死率。HEART 研究更进一步显示 AMI 早期(24 小时)较延迟用药组(2 周后)的左室射血分数(LVEF)改善明显;并且足量用药组效果优于低剂量组,降低死亡率也更显著。迄今为止已有 40 多项临床试验评价了 ACEI 对心力衰竭的作用,这些试验证实 ACEI 使不同程度心力衰竭的患者及伴有或不伴有冠心病的患者死亡危险性均降低,奠定了 ACEI 作为心力衰竭治疗基石的地位。

基于上述大量临床试验,美国和欧洲心力衰竭治疗指南认为:所有心力衰竭患者,无论有无症状,包括 NYHA Ⅰ 级,均需应用 ACEI,除非有禁忌证或不能耐受。且需早期、足量、长期使用,以改善症状、功能、生存和因心力衰竭住院率,减少急性心肌梗死后再梗。迄今为止还没有观察 ACEI 治疗 AHF 疗效的临床试验,但早期不稳定的 AHF 患者不主张使用 ACEI(ESC 指南 Ⅱb 类,证据 C 级)。ACEI 应该从小剂量开始应用,逐渐加量,尽可能加量至大型临床研究证明的有效剂量(目标剂量),而不是单独基于症状改善。

3.血管扩张剂

V-HeFT Ⅱ 试验表明,血管扩张剂对心力衰竭的疗效不如 ACEI。非洲-美洲心力衰竭试验(A-HeFT),显示非洲裔美国心力衰竭患者在标准药物治疗的基础上,加用硝酸异山梨醇(ISDN)与肼苯哒嗪的固定剂量复方制剂可以显著提高治疗效果、降低死亡风险和其他重要临床事件的发生。ISDN 能刺激产生一氧化氮而改善内皮功能,肼苯哒嗪具有血管扩张和抗氧化作用,理论上可增强硝酸盐的效果,但在大规模人群中进行的血管扩张剂治疗心力衰竭研究的 post-hoc 分析中,应用血管扩张剂者并未获得更大的临床益处。推测内皮功能和一氧化氮的活性在黑人和白人身上有种族差异。

4.地高辛

自 1785 年首次应用地高辛治疗心力衰竭,多年来一直认为地高辛为一正性肌力药,直到 20 世纪末才澄清这一经典药物治疗心力衰竭的作用机制,主要是通过降低神经内分泌系统的活性。自 1977 年至 1997 年共有 16 个双盲、随机、安慰剂对照试验证实,地高辛在治疗浓度时具有良好的正性肌力、血管扩张以及神经激素调节作用。1997 年著名的 DIG 试验发现地高辛虽可降低患者因心力衰竭恶化的再住院率,但不能降低心力衰竭患者的死亡率。

地高辛主要用于改善心力衰竭患者的症状,或用于伴有快速心室率的心房颤动患者。在心力衰竭早期应用并不必要,不用于 NYHA Ⅰ 级患者。收缩性心力衰竭患者应先使用能减少死亡和住院危险的药物如 ACEI 和 β 受体阻滞剂,如果体征和症状仍未缓解,才加用地高辛。长期应用地高辛,剂量在一般认可的治疗范围内.是否会产生不良的心血管作用,目前还不清楚。地高辛中毒的诊断主要是根据临床和心电图表现,而不能单独依赖于血药浓度。

5.钙通道阻滞剂(CCB)

PRAICE 试验显示,氨氯地平与安慰剂相比,主要致死性或非致死性事件发生率无明显差异,氨氯地平有降低死亡率的趋势,并且对非缺血性心力衰竭疗效较好。其他如 V-HeFT Ⅲ(非洛地平缓释片)、DEFIANT-Ⅱ(长效尼索地平)等研究中,使用 CCB 的心力衰竭患者并未明显获益。由于缺乏循证医学证据支持 CCB 的有效性和安全性,FDA 未批准 CCB 用于心力衰竭。鉴于安全性的考虑,即使用于治疗有心力衰竭的高血压或心绞痛患者,大多数 CCB 也应避免使用。目前为止,临床试验仅提供了氨氯地平和非洛地平长期应用安全性的资料,因此,它们可以用于伴有高血压和心绞痛的心力衰竭患者。地尔硫草和维拉帕米禁用于收缩性心力衰竭,更不宜与 β 受体阻滞剂合用。

6.β 受体阻滞剂

β 受体阻滞剂由于强负性肌力作用,既往是心力衰竭患者治疗的禁忌。目前临床实践证明,治疗心力衰竭初期 β 受体阻滞剂可降低 LVEF,对心功能有明显的抑制作用,但治疗超过 3 个月后,则可改善心功能,并显著增加 LVEF,这种急性药理作用与长期治疗截然不同的效应,被认为是内源性心肌功能的"生物效应",且是时间依赖性的。β 受体阻滞剂可分为三代:第一代普萘洛尔,无心脏选择性,心力衰竭时耐受性差,不宜应用;第二代选择性 $β_1$ 受体阻滞剂美托洛尔和比索洛尔有心脏选择性,没有抗氧化作用,在心力衰竭时耐受性好;第三代非选择性全面阻滞肾上腺素能 $α_1$,$β_1$ 和 $β_2$ 受体的 β 受体阻滞剂,有抗氧化作用。

目前已有至少 20 个以上的随机对照试验,超过 10000 例成人心力衰竭患者应用选择性 $β_1$ 受体阻滞剂美托洛尔或比索洛尔治疗,结果显示能改善心力衰竭患者的长期预后,显著降低心力衰竭患者猝死的危险性。美托洛尔治疗心力衰竭的随机干预临床试验 MERIT-HF 结果显示,美托洛尔显著降低总死亡率、心脏性猝死发生率,且耐受性良好。CIBIS Ⅰ ～ Ⅱ(心力衰竭比索洛尔研究)及其荟萃分析结果证实,无论患者的年龄如何,是否存在糖尿病和肾功能损害、是否同时应用地高辛、胺碘酮或醛固酮拮抗剂,比索洛尔均可改善患者的生存率,降低死亡率和猝死率。CIBIS Ⅲ 研究表明在轻中度心力衰竭患者中,比索洛尔初始治疗与 ACEI 初始治疗同样重要,均可作为首选治疗,可根据患者的具体情况做出决定。对"先用 ACEI,然后再加用 β 受体阻滞剂"的观点给予了否定,强调尽早联合应用两类药物。CARMEN 试验及后来的 COPERNICUS 试验证实,轻度和严重心力衰竭患者早期联合应用 ACEI 和卡维地洛治疗,具有有益的临床效应。COMET 研究(欧洲卡维地洛与美托洛尔对比研究)的结果提示,治疗中、重度慢性心力衰竭,兼具 β 和 α 受体阻滞作用的卡维地洛比选择性 $β_1$ 受体阻滞剂美托洛尔可能有明显的生存益处,推测选择性 $β_1$ 受体阻滞剂,使衰竭心脏的 $β_1$ 受体作用减弱,同时 $β_2$ 受

体和 α_1 受体作用增强。以阻断 β_1 受体为主,兼有适当的 β_2 受体和 α_1 受体阻断作用的非选择性 β 受体阻滞剂对心力衰竭治疗可能获益更大,但尚无大型临床试验的结果支持 α_1 受体阻滞或抗氧化作用对心力衰竭更有利,且该试验中选用的是短效美托洛尔,应用剂量低于平均剂量,非选择性 β 受体阻滞剂优于选择性 β 受体阻滞剂的结论目前仍有争议,有待更大规模的临床试验进行验证。人们普遍认为高龄患者对 β 受体阻滞剂的耐受能力差。COLA II 研究结果确立了卡维地洛长期治疗老年收缩性心力衰竭患者的良好疗效和耐受性,因此,对老年慢性心力衰竭患者不能因为顾虑患者的耐受力而不用 β 受体阻滞剂治疗。但并非所有的 β 受体阻滞剂对慢性心力衰竭均同样有益,如 BEST 研究显示,布新洛尔未能改善慢性心力衰竭患者的长期预后。据临床试验,只推荐使用比索洛尔、卡维地洛、琥珀酸美托洛尔。澳大利亚悉尼大学对 ≥70 岁的慢性心力衰竭患者进行了 SENIORS(奈比洛尔干预对老年人后果和再住院的效用)的研究,奈比洛尔在 SENIORS 研究中被证实有效,也被欧洲 ESC 指南推荐。另外 β 受体阻滞剂的剂型与剂量的选择对心力衰竭患者非常重要。即使是同一种 β 受体阻滞剂如果其剂型和剂量不同,也可能产生不同的临床益处。

目前已确立 β 受体阻滞剂在心力衰竭治疗中的地位,即从传统认为的禁忌证转变为常规治疗适应证,包括选择性 β_1 受体阻滞剂和全面阻滞肾上腺素能 α_1,β_1 和 β_2 受体的 β 受体阻滞剂。1999 年美国建议,NYHA II、III 级病情稳定的慢性收缩性心力衰竭患者需在 ACEI 和利尿剂基础上加用 β 受体阻滞剂,β 受体阻滞剂必须从极小剂量开始,而且要尽早应用,并缓慢逐步递增剂量、剂量递增不少于两周间隔,直至最大耐受量后长期维持,除非有禁忌证或不能耐受。即使应用低剂量的 β 受体阻滞剂也比不用好。NYHA IV 级心力衰竭患者,需待病情稳定(通常 4 日内未静脉用药;已无液体潴留并体重恒定)后,在严密监护下应用。2009 年美国 ACC/AHA 指南提出:当容量负荷状态已调整到最佳状态,并成功停用静脉利尿剂、血管扩张剂和正性肌力药物后,推荐开始应用 β 受体阻滞剂。2004 年 9 月美国心力衰竭学会第 8 届年会上发布的心力衰竭治疗指南中指出,慢性阻塞性肺疾病患者,甚至是偶然使用支气管扩张剂的哮喘患者并不是使用 β 受体阻滞剂的绝对禁忌证,但需权衡利弊用药。β 受体阻滞剂治疗心衰剂量并非按患者治疗反应确定,心率是公认的 β_1 受体阻滞的指标。

7.醛固酮拮抗剂

已证实人体心肌存在醛固酮受体,正常人体促肾上腺皮质激素刺激醛固酮的产生作用有限,且醛固酮首次通过肝脏的清除是完全的,在肝静脉很少或没有醛固酮。然而在心力衰竭时,血浆促肾上腺皮质激素浓度升高,结果致糖皮质激素水平增高和醛固酮分泌增加;心力衰竭时 Ang II 水平增高,也会刺激醛固酮合成分泌增多;另外,糖皮质激素、抗利尿激素、心钠素、儿茶酚胺、血浆高密度脂蛋白降低也能促使醛固酮分泌。同时由于肝脏的灌注降低,醛固酮的清除降低,进一步增高血浆醛固酮的浓度。醛固酮可加强 Ang II 对心肌结构和功能的不良作用,可引起低钾、低镁,可激活交感和降低副交感活性,在心肌细胞外基质重塑中起重要作用,从而促进心力衰竭的发展。

已证实,醛固酮拮抗剂,螺内酯对心力衰竭患者有益。RALES 试验,入选 1663 例 NYHA III 级(70.5%)或 IV 级(29.5%)患者,在传统药物治疗基础上加小剂量螺内酯(平均 26mg),可明显降低严重心力衰竭的发病率和死亡率,因疗效显著而提前结束这一试验。EPHESUS 试验入选 6000 余例心肌梗死后伴左室收缩功能不全和有 CHF 表现的稳定期患者,随访 16 个月,结果表明,在 ACEI 和 β 受体阻滞剂常规治疗的基础上加用选择性醛固酮受体拮抗剂依普利酮(25~50mg/d)能够使 AMI 合并心力衰竭的患者进一步获益,心脏猝死的危险性和总死亡率下降,对 LVEF<30% 的患者这一有益作用更为显著。依普利酮是一种新型选择性醛固酮受体拮抗剂,对雄激素、孕激素受体的作用极小,不会增加男性乳房发育,较螺内酯安全性更佳。

心力衰竭患者短期应用 ACEI,可降低醛固酮水平,但长期应用常出现醛固酮的逃逸现象,不能保持血中醛固酮水平稳定持续的降低。由于"醛固酮逃逸"现象及醛固酮在心力衰竭中的病理生理作用,决定了心力衰竭治疗中醛固酮拮抗剂不可替代的作用。由于螺内酯阻滞醛固酮的负反馈,可激活 RAAS,故应与 ACEI 联合应用。2010 年公布的 EMPHASISHF 试验显示,依普利酮显著减少收缩性心力衰竭患者和轻微症状患者(NYHA II 级)的死亡风险和住院风险,依普利酮治疗轻度心衰也显示出获益。目前建议:重度心力衰竭 NYHA III~IV 级患者,心梗后有左室收缩功能障碍和心力衰竭表现或糖尿病心力衰竭患者,在常规治疗的基础上,应用小剂量的螺内酯 20mg/d,以改善生存,减少死亡率。醛固酮拮抗剂在轻、中度心力衰竭的有效性和安全性尚有待确定。如果出现了疼痛性男子乳腺发育(在 RALES 研究中占 10%),应当停用螺内酯。使用醛固酮拮抗剂前,男性血肌酐应低于 2.5mg/dL、女性低于 2.0mg/dL 且血钾低于 5.0mmol/L,使用中应严密监测肾功能和血钾。

8.Ang II 受体阻滞剂

20 多年开发的特异性 Ag II 受体 1 阻滞剂(ARB),为心力衰竭的治疗提供了新的途径,其作用机制是与 Ang II 受体结合并阻滞经 ACE 和非 ACE 途径产生的 Ang II,作用较 ACEI 更完全。理论上 ARB 的疗效应更佳,第一个研究 ARB 治疗心力衰竭的试验 VAL-HeFT 试验(缬沙坦治疗心力衰竭试验)入选 5010 例心衰患者,结果证明,在常规治疗基础上加用缬沙坦可使死亡率、致残率的危险性及再住院率进一步下降。分析心力衰竭中 7% 未服用 ACEI 单用缬沙坦的患者疗效,结果说明,缬纱坦对不能耐受 ACEI 的患者疗效显著。CHARM 试验(坎地沙坦对心力衰竭患者减少病死率和死亡率的评价)在使用基础治疗(包括 ACEI)加 ARB 可以降低慢性心力衰竭患者的病死率和病残率。但 VALIANT 试验(缬沙坦急性心肌梗死后患者的研究)结果不支持 ACEI 联合使用 ARB。VALIANT 试验结果与前述两项研究结果不同,原因可能与研究的患者群体不同有关,急性心肌梗死后心力衰竭病程不同于慢性心力衰竭,且 VALIANT 试验中 ARB 和 ACEI 同时使用,ARB 使用剂量较小(缬沙坦 80mg,2 次/d);而 VAL-HeFT 和 CHARM 试验中 ACEI 使用较长时间后才加用 ARB,此时 ACEI 可能产生 RAAS 逃逸现象,这种情况下加服较大剂量 ARB(缬沙坦 160mg,2 次/d)效果会比较好。ELITE II 试验共入选 3152 例≥60 岁、有症状的 HF 患者。总死亡率在氯沙坦(12.5~50mg/d)和卡托普利(12.5~50mg/d,每天 3 次)两组无差异;猝死和心搏骤停复苏的发生率两组亦无差异,未能证实氯沙坦优于卡托普利。Jong 等对 1996 年至 2001 年 ARB 治疗心力衰竭的 17 个随机对照试验、共 12469 例患者进行了 Meta 分析,结果在降低全病因死亡率或心血管死亡率方面 ARB 并不比 ACEI 优越。但若用于 ACEI 不耐受的患者,仍可获得较好的疗效。

ARB 需达到较高的靶剂量水平,才能产生与 ACEI 类似的降低死亡率和发病率等益处,

ARB可用于不能耐受ACEI不良反应如咳嗽的心力衰竭患者，从而减少住院率。但须注意，ARB也有引起血管性水肿的可能性。建议，未应用过ACEI和能耐受ACEI的心力衰竭患者，仍以ACEI为首选。目前尚不推荐ACEI、ARB、醛固酮拮抗剂这三种药物常规同时使用。

9.胺碘酮的应用

无症状、非持续性室性和室上性心律失常时，除β受体阻滞剂，通常不建议其他抗心律失常药物用于心力衰竭患者。持续性室性心动过速、室颤、曾经猝死复生、房颤或室上性心动过速伴快速室率或血流动力学不稳定者应予治疗，治疗原则与非心力衰竭者相同，但应避免应用Ⅰ类抗心律失常药物。胺碘酮延长动作电位时间，具有钾通道阻滞作用，对室上性和室性心律失常有效，并可恢复与维持房颤患者的窦性节律或提高电复律的成功率，且不增加心力衰竭患者的死亡危险性，是临床上唯一的无明显负性肌力作用的抗心律失常药。新近大规模安慰剂对照试验结果表明，甲亢或甲减、肝炎、肺纤维化及神经病变的副反应发生率相对低，小剂量（100～200mg/d）可减少副反应，是心力衰竭伴心律失常时药物治疗中较好的选择。

几项安慰剂对照的心力衰竭试验中，只有GESICA研究表明胺碘酮可改善生存率。胺碘酮对预防心力衰竭猝死或延长生存尚无确切有效的证据，且有一定的毒性，故不推荐心力衰竭患者常规预防性应用胺碘酮。

10.抗血小板及抗凝药物治疗

曾有研究提出，冠心病伴心力衰竭患者同时服用ACEI和阿司匹林会削弱ACEI的临床益处。至今最大规模的回顾性研究，对入选心肌梗死患者超过1000例以上的研究进行了系统分析，结果显示，同时接受ACEI和阿司匹林治疗的96712例心肌梗死患者与单用ACEI治疗者相比，降低30日总死亡率相对危险相似。目前尚无证据支持临床上ACEI与阿司匹林合用存在显著相互作用。

WATCH试验在NYHAⅡ～Ⅳ级且LVEF<35％的心力衰竭患者中，比较开放标签的华法林与双盲的抗血小板药物（160mg/日阿司匹林或75mg/日氯吡格雷）对主要终点——全因死亡率、非致死性心肌梗死及非致死性脑卒中的联合终点的影响。WATCH平均随访2年后提前结束，结果提示，华法林、阿司匹林和氯吡格雷三种药物治疗慢性心力衰竭患者结果相近似，死亡、非致命性心肌梗死或脑卒中的危险相近似。WARCEF试验通过2860例心力衰竭患者比较华法林与阿司匹林在预防死亡和脑卒中的作用，结果两组的卒中发生率和血管源性病死率无统计学差异。WASH研究结果表明无论是阿司匹林还是华法林在心力衰竭中预防性应用都不能降低死亡、心肌梗死和卒中，而且阿司匹林可能增加住院率。

一般认为，抗血小板和抗凝治疗对心力衰竭本身无使用的适应证。建议心衰伴有明确动脉粥样硬化疾病（例如CHD或MI后）、糖尿病和脑卒中而有二级预防适应证的患者应用阿司匹林（Ⅰ类，C级）。心衰伴阵发或持续性AF，或曾有血栓栓塞史患者，应予华法林抗凝治疗（Ⅰ类，A级），并调整剂量，使INR保持在2～3之间。窦性心律患者不推荐常规抗凝治疗，但有明确的心室内血栓，或者超声心动图显示左心室收缩功能明显降低，心室内血栓不能除外时，可考虑抗凝治疗（Ⅱa类，C级）。

11.他汀类药物

基础研究表明，HMG-CoA还原酶抑制剂（他汀类药物）可以通过抗炎、抗氧化、抗自由基损伤、刺激血管及心肌组织中 NO 的合成、抑制心肌局部 ACE 的活性、降低局部 AngⅡ 水平、抑制基质金属蛋白酶的产生达到抑制心肌纤维化及心室重构的目的。另有研究表明,他汀类药物可以下调 AngⅡ 受体,改善心率变异性,这可能对预防恶性心律失常和改善预后有益。

美国洛杉矶大学医学院对 9997 例常规治疗同时接受他汀类药物治疗 1 年的心力衰竭患者进行了回顾分析,结果显示,心力衰竭患者接受较大剂量他汀类药物治疗后,房扑和房颤的患病率显著降低。澳大利亚 Monash 大学进行的 UNIVERSE 研究,观察他汀类药物对缺血性或非缺血性心力衰竭患者的影响,结果显示,大剂量瑞舒伐他汀对于收缩性心力衰竭患者降低胆固醇安全有效,但未能改善左心室重构。2007 年美国心脏学会(AHA)公布了 CORONA 研究结果,该研究入选 5011 例 NYHAⅡ～Ⅳ级缺血性病因引起的收缩性心力衰竭患者,结果提示:他汀类药物使高敏 C 反应蛋白水平明显下降,但未能降低复合心血管终点或全因死亡。曾经公布的 GISSI-HF 试验,入选症状性心力衰竭患者 4574 位,平均随访 3.9 年,冠心病占 40%,NYHAⅢ 或 Ⅳ级分别为 37%,试验表明他汀对于心力衰竭患者并未改善临床预后,无冠心病患者未见明显获益,由于不良事件很少,所以使用他汀类药物还是很安全的。他汀类药物对于慢性心力衰竭本身未发现确切的治疗作用。

12.抗抑郁治疗在心力衰竭中的作用

2007 年第 56 届 ACC 年会公布了一项研究,对近两万老年患者的心衰高危因素进行分析发现,抑郁与心衰有密切联系。

13.窦结 If 抑制剂

伊伐布雷定为选择性窦结 If 抑制剂,可以与存在于窦结的 If 通道结合,减慢心脏跳动的速率,2010 年公布的 SHIFT 研究显示,在现有优化的标准内科治疗基础上,伊伐布雷定对于心率仍大于 70 次/min 的患者有益,使心血管死亡或心力衰竭住院数量显著减少 18%,提示降低心率可以改善心衰患者的预后。

目前认为,伊伐布雷定是一种单纯降低心率的药物,尚未发现其具有心脏保护作用,故不能单独应用,应作为标准治疗后进一步治疗的辅助药物之一。可应用于在现有优化临床标准用药如利尿剂、β受体阻滞剂和 ACEI 达到最佳治疗后心率仍然偏快的心衰患者。

(三)非药物治疗

1.CRT 治疗(Ⅰ类,A 级)

NYHA 心功能分级 Ⅲ～Ⅳ级伴低 LVEF 的心衰患者,其中约 1/3 有 QRS 时间延长＞120ms,这种心室传导异常的心电图表现,常被用以确定心衰患者存在心室收缩不同步。心衰患者的左右心室及左心室内收缩不同步时,可致心室充盈减少、左室收缩力或压力的上升速度降低、时间延长,加重二尖瓣反流及室壁逆向运动,使心室排血效率下降。心室收缩不同步还会导致心衰患者死亡率增加。CRT 治疗可恢复正常的左右心室及心室内的同步激动,减轻二尖瓣反流,从而增加心排血量。

(1)循证医学证据:迄今为止,已有 4000 多例心衰伴心室不同步患者在优化的药物治疗基础上加用 CRT 或 CRT＋ICD 并与单独药物治疗做对比。药物治疗加用 CRT 或 CRT＋ICD 组,均能显著改善生活质量、心功能分级和运动耐量。近期关于 CRT 治疗的荟萃分析表明,CRT 降低住院率 32%,降低总死亡率 25%,对死亡率的效益在治疗 3 个月时趋于显著。2005

年公布的 CARE-HF 为前瞻性、随机、多中心研究,入选 813 例 NYHA 心功能分级Ⅲ～Ⅳ级、LVEF＜35％、QRS≥120ms 患者,实际入选者平均 QRS≥150ms,平均随访 29.4 个月。结果,CRT 组总死亡率降低 36％(P＜0.001),死亡和住院的复合终点降低 37％(P＜0.001)。基于这一结果,2005 年 ACC/AHA 以及 ESC 的慢性心衰指南均将 CRT 列为Ⅰ类推荐、A 级证据。

至于 CRT 对房颤伴有心室不同步的心衰患者是否有益的问题,目前仅有两项小型研究,总例数少于 100 例。因此,CRT 尚不适于推荐用于房颤患者。其他如"单纯"右束支阻滞、右室起搏伴心室不同步等,是否推荐应用 CRT,目前均不明了,必须等待临床试验的结果。

(2)CRT 的临床应用

①适应证:凡是符合以下条件的慢性心衰患者,除非有禁忌证,均应接受 CRT:LVEF≤35％,窦性心律(窦律),左室舒张末期内径≥55mm,心脏不同步(目前标准为 QRS＞120ms);尽管使用了优化药物治疗,仍为 NYHA Ⅲ～Ⅳ级(Ⅰ类,A 级)。

②处理要点:严格遵循适应证,选择适当的治疗人群,应用超声心动图技术更有益于评价心脏收缩的同步性;提高手术成功率,尽量选择理想的左室电极导线置入部位,通常为左室侧后壁;术后进行起搏参数优化,包括 AV 和 VV 间期的优化;尽可能维持窦律,实现 100％双心室起搏;继续合理抗心衰药物治疗。

2.ICD 治疗

MERIT-HF 试验中 NYHA 分级不同患者的死因分析表明,中度心衰患者一半以上死于心律失常导致的猝死,因此 ICD 对预防心衰患者的猝死非常重要,推荐应用于全部曾有致命性快速心律失常而预后较好的心衰患者。

(1)循证医学证据:MADIT-Ⅱ试验入选了心肌梗死后 1 个月、LVEF≤30％的患者心血管疾病防治指南与共识 1232 例,在平均随访 20 个月中,与常规药物治疗相比,ICD 可减少 31％的死亡危险性。SCD-HeFT 试验共入选 2521 例中度心衰(NYHA 心功能分级Ⅱ～Ⅲ级)患者,其中接受 ICD、胺碘酮或安慰剂治疗各占 1/3。结果显示:接受 ICD 治疗的死亡率较未置入 ICD 下降 23％,而胺碘酮不能改善患者的生存率。为了验证联用 ICD 与 CRT 治疗是否使病死率进一步下降,COMPANION 试验入选 1520 例,为 NYHAⅢ～Ⅳ级并伴 QRS≥120ms 的心衰患者,随机分为药物治疗、CRT、CRT＋ICD(CRT-D)3 组进行前瞻性随访。结果显示,CRT 与 CRT-D 均可减低联合终点事件(总死亡率和心衰入院率);CRT 治疗使病死率呈下降趋势(下降 24％);CRT-D 治疗使病死率显著下降(下降 36％)。上述临床试验显示 ICD 可以改善心衰患者的生存率,特别是中度心衰患者。

(2)ICD 的临床应用

①适应证

a.心衰伴低 LVEF 者,曾有心脏停搏、心室颤动(室颤)或伴有血流动力学不稳定的室速,推荐置入 ICD 作为二级预防以延长生存(Ⅰ类,A 级)。

b.缺血性心脏病,心肌梗死后至少 40 天,LVEF≤30％,长期优化药物治疗后 NYHA Ⅱ～Ⅲ级,合理预期生存期超过 1 年且功能良好,推荐置入 ICD 作为一级预防减少心脏性猝死,从而降低总死亡率(Ⅰ类,A 级)。

c.非缺血性心肌病,LVEF≤30％,长期最佳药物治疗后 NYHA Ⅱ～Ⅲ级,合理预期生存期超过 1 年且功能良好,推荐置入 ICD 作为一级预防减少心脏性猝死从而降低总死亡率(Ⅰ类,B级)。

　　d.对于 NYHA Ⅲ～Ⅳ级、LVEF≤35％且 QRS＞120ms 的症状性心衰,可置入 CRT-D 以改善发病率和死亡率(Ⅱa,B级)。

　　②处理要点:心衰患者是否需要置入 ICD 主要参考发生心脏性猝死的危险分层以及患者的整体状况和预后,最终结果要因人而异。对于中度心衰患者,符合适应证,预防性置入 ICD 是必要的。重度心衰患者的预期存活时间和生活质量不高,不推荐置入 ICD。符合 CRT 适应证且为猝死高危人群,尤其是心肌梗死后或缺血性心肌病的心功能不全患者,有条件应尽量置入 CRT-D。

　　3.心脏移植

　　心脏移植可作为终末期心衰的一种治疗方式,主要适用于无其他可选择治疗方法的重度心衰患者。尽管目前还没有对照性研究,但公认对于特定条件的患者而言,与传统治疗相比,它会显著增加生存率、改善运动耐量和生活质量(Ⅰ类,C级)。除了供体心脏短缺外,心脏移植的主要问题是移植排斥,这是术后 1 年死亡的主要原因,长期预后主要受免疫抑制剂合并症影响。近年的研究结果显示,联合应用 3 种免疫抑制治疗,术后患者 5 年存活率显著提高,可达 70％～80％。

　　联合应用 ACEI 和 β 受体阻滞剂以及近年的 CRT 治疗,显著改善了重度心衰患者的预后与生活质量,使许多患者免于心脏移植。

第三节　稳定性心绞痛

　　稳定型心绞痛是一组临床综合征,其特征是胸部、下颌、肩部、手臂或背部不适,通常因劳累诱发,经休息或舌下含服硝酸甘油(NTG)后消失或改善,由于冠状动脉疾病(CAD)导致血流受阻所致。内科治疗的方案专注于提高生存率和预防心肌梗死(MI),用药物治疗心绞痛症状,并根据病情确定是否用血供重建术。

一、病因

　　通常由于心外膜的一支或多支冠状动脉内粥样硬化性斑块阻塞血流造成区域性心肌缺血。引起稳定型心绞痛较少见的原因有肥厚型心肌病、主动脉瓣狭窄、冠状动脉痉挛、炎症性冠状动脉炎、冠状动脉肌桥、滥用可卡因、冠状动脉起源异常(其发生率在疑为冠状动脉疾病中高达 6.6％)或其他少见的情况。分为由心肌需氧量增加(需求性心绞痛)或氧输送短暂下降(供应性心绞痛)所致的心绞痛。

二、临床表现

　　根据临床表现分以下几类。

1.典型的心绞痛

①不适的性质和时间;②由劳累或情绪紧张诱发;③休息或服用硝酸甘油可使症状消失或缓解。

2.非典型心绞痛

不适的性质不符合典型心绞痛的标准。

3.非心脏性

包括食管痉挛、胸壁和肺部病变。

三、诊断

1.病史

(1)心绞痛的特征性症状。

(2)冠状动脉疾病的危险因素(年龄、吸烟、高胆固醇血症、糖尿病、高血压、冠状动脉病过早发病的家族史、有脑血管意外或周围动脉疾病史)。

(3)预测多支或左主干(LM)病变的指征:①典型的症状;②以前有心肌梗死;③糖尿病(DM)。

2.体格检查

(1)第三心音(S_3)、第4心音(S_4)或摩擦音(分别表示左心室收缩无力、僵硬、左心室壁肥厚或心包炎)。

(2)二尖瓣关闭不全(MR)或心尖部收缩期杂音(MR可能是由于乳头肌缺血)。

(3)矛盾性 S_2 分裂[左束支传导阻滞(LBBB)的证据]。

(4)啰音(心力衰竭)。

(5)血管疾病的证据[颈动脉杂音、腹主动脉瘤(AAA)]。

(6)胸壁触痛(非心脏的胸部疼痛)。

3.实验室评估

(1)全血细胞计数(CBC)、肌酐、空腹血糖、空腹血脂检查。

(2)考虑 C 反应蛋白、脂蛋白、脑钠肽(BNP)。

4.休息时的心电图(50%以上正常)

(1)心电图可能是在首次就医时或在心绞痛发作时记录。

(2)怀疑有血管痉挛性心绞痛时,应做动态心电图监测。

5.胸部 X 线检查

(1)疑有充血性心力衰竭、心脏瓣膜病、心包疾病时。

(2)疑有显著的肺部疾病时。

6.超声心动图

(1)如果怀疑有显著的心脏瓣膜病或左心室功能不全时。

(2)评估局部室壁运动异常。

7.无创影像学检查

(1)冠状动脉钙化[电子束(EBCT)或非对比剂多排螺旋 CT]：①测试结果阴性可排除显著的冠状动脉疾病。②对已知有冠状动脉疾病患者的随访尚无定论。

(2)多排螺旋 CT 血管造影：①是诊断冠状动脉异常极好的方法。②阴性结果可排除冠状动脉疾病。③可用于评估冠状动脉旁路移植术(CABG)的通畅情况。④局限性为存在运动的伪影(需要 β 受体阻滞药减缓心率)、钙化物没有任何功能性信息(如造影剂的流失或来自侧支的血流)；需要使用造影剂。

8.负荷试验

(1)心电图运动试验。①考虑用于中等验前概率患者的诊断。②由于验前概率较低，特别是对妇女的准确性低。③以下的情况不是心电图运动试验的适应证：已确诊的冠状动脉疾病、基础心电图异常(室性节律、LBBB、沃帕魏综合征、ST 段显著压低、地高辛治疗)；正在服用 β 受体阻滞药无症状的患者(除非测试的目的是调整用药剂量)。

(2)影像负荷试验(超声心动图、核素检查、磁共振成像)：①运动负荷为首选或药物性负荷测试。②用于中等验前概率患者的诊断；冠状动脉旁路移植术或经皮冠状动脉介入治疗前的患者；基础的心电图异常或用地高辛的患者。③如有 LBBB 或室性节律、心肌灌注成像(与超声心动图负荷试验对比)为优选。④女性的心肌灌注显像(与超声心动图负荷试验对比)不够准确。

9.介入性冠状动脉造影

(1)突发性心脏性猝死(SCD)或严重室性心律失常的幸存者中，已知或可能为冠状动脉疾病的患者。

(2)无创性检查后诊断不明确者。

(3)患者由于疾病、残疾或肥胖，不适合做非介入性检查。

(4)因职业要求需要明确诊断者。

(5)怀疑有非动脉粥样硬化的病因：①痉挛、川崎病动脉炎、辐射诱导的血管病变。②验前概率高的左主干或三支的冠状动脉疾病。③心绞痛伴充血性心力衰竭或左心室功能不全。④在无创性检查中有高风险者。⑤尽管用了最大剂量的药物治疗，慢性稳定型心绞痛仍不能控制者。

四、风险的分层

1.最大的运动量是最强的预后指标

①用代谢当量(METs)最大运动负荷量、双倍的运动量测量。②运动诱发的显著的 ST 段压低或抬高。③平板运动试验的 Duke 评分可对风险性行量化性评估。

2.影像负荷试验

经皮冠状动脉介入治疗或冠状动脉旁路移植术(CABG)后的首选。

五、治疗

治疗原则为改善冠脉供血，降低心肌耗氧，降脂、抗炎、抗凝、抗栓，稳定并逆转动脉粥样硬化斑块。

（一）一般治疗

发作时应立刻休息，一般患者在停止活动后症状即可消除，平时应尽量避免各种确知的足以引起发作的因素，如①过度的体力活动、情绪激动、饱餐等，冬天注意保暖，平时避免烟酒，调整日常生活与工作量；②减轻精神负担；③保持适当的体力活动，以不发生疼痛为度；④治疗高血压、糖尿病、贫血等疾病。

（二）药物治疗

1.发作时的治疗

（1）立即停止活动，安静休息。

（2）药物治疗：硝酸甘油 0.3～0.6mg 置于舌下含化，迅速为唾液吸收，1～2 分钟见效。长时间反复应用可产生耐受性，效力降低，停用 10 小时以上，即可恢复疗效。不良反应有头痛、头胀、面红、心悸等，偶有低血压。硝酸异山梨酯 5～10mg 舌下含化，2～5 分钟见效，可持续2～3 小时。也可用上述药物的气雾剂喷雾。同时可考虑应用镇静剂。

2.缓解期治疗

（1）抗血小板药物：阿司匹林可降低血液黏稠度，减少心绞痛发作，减少死亡和心肌梗死发生率，一般每日 75～150mg；氯吡格雷每日 75mg 单用或与阿司匹林合用。

（2）硝酸酯类制剂：硝酸异山梨酯 5～20mg 口服，每日 3 次，服后半小时起作用，持续 3～5小时；缓释剂可持续 12 小时，可用 20mg，每日 2～3 次。5-单硝酸异山梨酯等长效硝酸酯类药物，每次 20～40mg，每日 2 次。硝酸甘油膏或贴片涂或贴在胸前或上臂皮肤而缓慢吸收，用于预防夜间心绞痛发作。要注意硝酸酯类药物的耐药性。

（3）β-受体阻滞剂：降低心率和血压，从而降低心肌耗氧，缓解心绞痛发作。注意与硝酸酯类合用有协同作用。只要无禁忌证，β-受体阻滞剂要坚持持续应用，不能停用，停用时要逐渐减量，以防反跳；哮喘患者禁用。常用口服制剂有：美托洛尔 25～150mg，每日 2～3 次，缓释片100～200mg，每日 1 次；阿替洛尔 12.5～50mg，每日 1～2 次；比索洛尔 2.5～10mg，每日 1 次。兼有 α-受体阻滞作用的卡维地洛 25mg，每日 2 次。

（4）钙拮抗剂：扩张冠状动脉，解除冠状动脉痉挛；抑制心肌收缩力，减少心肌耗氧；扩张周围血管，降低动脉压，减轻心脏负荷，是治疗变异型心绞痛的首选药物。常用制剂有硝苯地平缓释片（10～20mg，每日 2 次）、硝苯地平控释片（30～60mg，每日 1 次）、地尔硫䓬（30～120mg，每日 3 次）、维拉帕米（40～80mg，每日 3 次）或缓释剂 240～480mg 每日 1 次。

（三）介入治疗

临床观察显示，经球囊导管心肌血运重建术与内科保守疗法相比，前者能使稳定型心绞痛患者的生活质量提高（活动耐量提高），但是心肌梗死的发生和死亡率无显著差异；随着心血管新技术的出现，尤其新型药物涂层支架及新型抗血小板药物的应用，介入治疗不仅可以改善患者的生活质量，而且可以明显降低心肌梗死的发生率和死亡率。

第三章　消化系统疾病

第一节　急性胃炎

胃炎是由各种原因引起的胃弥散性或局部黏膜急性炎症,病变可局限于黏膜,也可累及胃壁各层。病理改变主要为黏膜内嗜中性粒细胞浸润,临床表现轻重不一。是一种可逆性疾病,大多数可完全恢复,少数可演变为慢性胃炎。急性胃炎根据病变表现不同有单纯性胃炎、急性糜烂性胃炎、急性化脓性胃炎和急性腐蚀性胃炎之分,单纯性胃炎和糜烂性胃炎最为多见。急性化脓性胃炎因抗生素广泛应用现已罕见。

一、急性单纯性胃炎

(一)诊断

急性单纯性胃炎是由微生物感染、化学或物理因素引起的急性胃黏膜的非特异性炎症。常有不洁饮食,口服刺激性食物、特殊药物等明确的病因,不洁饮食中被污染葡萄球菌、沙门菌、肉毒杆菌或嗜盐菌及其毒素是最常见原因,其他的病因有服用有明显损害胃黏膜的药物(如非甾体类消炎药、抗癌药),过量饮酒,误食有毒化学品,食物过热、过冷、过于粗糙以及胃部受放射线照射等。患者经常出现上腹痛、不适,伴有严重恶心、呕吐等症状,由细菌或毒素起发病者,常于进食后数小时起病。伴发腹泻等肠道症状者又称急性胃肠炎,后者常有发热、呕吐、腹泻,严重时可有脱水和(或)酸碱平衡失调。病程较短,多于数日内自愈。

胃镜下胃黏膜充血、水肿,黏液增多,黏膜表面附有白或淡黄色渗出物,常伴有糜烂或出血点。

(二)鉴别诊断

1.消化性溃疡

在饮酒及服用刺激性食物、非甾体类消炎药等诱发因素的作用下,可引起腹痛、反酸、恶心、呕吐等类似急性胃炎的症状。十二指肠球部溃疡腹痛部位位于中上腹部,或在脐上,或在脐上偏右处;胃溃疡疼痛的位置也多在中上腹但稍偏高处或在剑突下和剑突下偏左处。溃疡病的腹痛多呈节律性、慢性周期性、季节性,病史较长,反复发作。男性,青壮年多见,可合并出现上消化道出血、幽门梗阻及穿孔。确诊需在胃镜下发现典型的溃疡病灶。

2.急性胆囊炎

可有腹痛、恶心、呕吐等类似急性胃炎的症状,但典型的患者,疼痛常与进食油腻有关,位于右上腹,放射至背部,反复发作,可伴有发热,甚至黄染。查体 Murphy 征阳性。对不典型的患者,需行腹部 B 超或腹部 CT 检查确诊。

3.急性胰腺炎

轻型胰腺炎发病可仅有上腹痛、恶心、呕吐、腹胀等症状,一般较急性单纯性胃炎更为剧烈,向腰背部呈带状放射。典型的急性胰腺炎的病因除大量饮酒外,更常见于有胆道疾病及暴饮暴食者,腹痛以左上腹为主,血尿淀粉酶升高,大部分病情有自限性,数日后可完全恢复。饮酒为诱发因素之一,与急性单纯性胃炎有相似之处。重症急性胰腺炎可出现腹膜炎与休克。血尿淀粉酶的动态变化、腹部 B 超及 CT 显示胰腺的变化对确诊有帮助。

(三)治疗

1.去除病因

停止一切可能对胃有刺激性的食物及药物。

2.一般治疗

症状严重者应卧床休息。频繁呕吐时可短时禁食,给予输液补充热量,纠正脱水,维持水、电解质及酸碱平衡。症状缓解后可逐渐进食。

3.对症治疗

(1)抗胆碱能药物:可减少胃酸分泌,解除平滑肌和血管痉挛;改善局部黏膜营养和延缓胃排空,从而达到止痛作用。常用的药物有:阿托品 0.3mg,颠茄片 16mg,溴丙胺太林 15～30mg,均为 3～4 次/d,餐前 0.5～1 小时口服,必要时可睡前加服 1 次,症状严重者,可肌内注射阿托品 0.5mg;或山莨菪碱 10mg,能迅速见效。该类药物可减少支气管黏液的分泌,解除迷走神经对心脏的抑制,使心跳加快、瞳孔散大、眼压升高、兴奋呼吸中枢等,所以临床上还用于抢救感染性休克、治疗缓慢性心律失常、辅助治疗有机磷农药中毒、眼科疾病以及用于外科手术麻醉前给药等。常见的药物不良反应有口干、眩晕、皮肤潮红、心率加快、兴奋、瞳孔散大、烦躁、谵语、惊厥。青光眼及前列腺肥大患者禁用。若出现排尿困难可肌内注射新斯的明 0.5～1mg 或甲氧氯普胺 10mg,以解除症状。

(2)抗酸药:能中和或减弱胃酸,当胃液 pH 值在 3.5～4.0 时,胃蛋白酶活性即降低,使疼痛缓解,常用药物有氢氧化铝凝胶、复方氢氧化铝片、铝碳酸镁片、铝镁加混悬液等。

(3)止吐药:甲氧氯普胺和多潘立酮为胃肠道多巴胺拮抗药,可提高食管下端括约肌张力,促进胃运动及排空;抑制延脑的催吐化学感受器,具有强的镇吐作用。甲氧氯普胺:口服 5～10mg/次,3～4 次/d,饭前 0.5 小时服用,必要时可肌内注射 10mg。注意:该药大剂量或长期应用可能因阻断多巴胺受体,使胆碱能受体相对亢进而导致锥体外系反应,表现为帕金森综合征。出现肌震颤、头向后倾、斜颈、双眼向下注视、发音困难、共济失调等,可用抗胆碱药治疗。禁忌证为:嗜铬细胞瘤、癫痫、进行放疗或化疗的乳腺癌患者、机械性肠梗阻、胃肠出血、孕妇。多潘立酮:口服,10mg/次,3 次/d,饭前 0.5 小时口服,不能口服者使用多潘立酮肛栓,成人每日 2～4 枚栓,不良反应少。莫沙必利(加斯清):该药主要是选择性地促进肠肌层神经丛节后处乙酰胆碱的释放,增强食管、胃和十二指肠的收缩与蠕动,改善胃窦-十二指肠的协调功能,从而防止胃-食管和十二指肠-胃反流,加强胃和十二指肠的排空,起到止吐的作用。口服吸收迅速,5～10mg/次,3 次/d。由于本品系通过促进肠肌层节后,神经释放乙酰胆碱而发挥胃肠动力作用,因此抗胆碱药可降低本品效应。可加速中枢抑制剂如巴比妥类和乙醇等的吸收,引起嗜睡。氟康唑、红霉素及克拉霉素等明显抑制该药的代谢,应禁止同时服用。老年人及肝、肾功能不全患者剂量酌减。

4.抗菌治疗

对食物中毒性胃肠炎,可适当给予抗生素治疗。静脉滴注氨苄西林4~6g/d;庆大霉素16万~32万U静脉滴注,1次/d;阿米卡星(丁胺卡那霉素)0.2g,2次/d;左氧氟沙星0.2g,2次/d。腹泻严重时,可服洛哌丁胺(易蒙停)2mg,2次/d。

二、急性化脓性胃炎

本病是胃壁细菌感染引起的化脓性病变,最常见的致病菌为溶血性链球菌,其次为金黄色葡萄球菌、肺炎双球菌及大肠杆菌。是继发于身体某部位细菌感染后,由化脓性致病菌从胃黏膜侵入或由全身感染血循环或淋巴播散至胃壁引起化脓性炎症。过去也称急性蜂窝组织胃炎,是一种罕见重症胃炎。本病主要发生于免疫功能低下的酗酒者、衰弱的老年人及艾滋病患者,胃息肉切除及胃黏膜内注射药物或墨汁作为部位标记的操作也是发病诱因。该病如不及时诊断并立即予以治疗,病死率较高。

(一)诊断与鉴别诊断

1.诊断

临床表现以全身脓毒血症和急性腹膜炎症为其主要临床表现,起病突然,常有急性剧烈上腹痛,恶心呕吐,呕吐物为脓样物,伴上腹压痛、反跳痛及腹肌紧张,有寒战、高热、白细胞升高。对有上述表现而无活动性消化性溃疡及无急性胆囊炎史,且血清淀粉酶正常者,可考虑本病。

胃镜下该病表现为:胃黏膜急性红肿充血,有坏死、糜烂及脓性分泌物,胃壁增厚,可误为胃壁浸润病变或胃癌。有的仅累及胃远侧部分。

2.鉴别诊断

(1)消化性溃疡合并急性穿孔:常突然起病,出现急性剧烈上腹痛,恶心呕吐,伴上腹压痛、反跳痛及腹肌紧张等急性腹膜炎征象,血白细胞升高,腹平片可有膈下游离气体。对于少数无痛性溃疡而以急性穿孔为首发症状来诊者,与本病不易鉴别。确诊需手术或胃镜取病理,提示化脓性胃炎,胃壁各层都有明显而广泛的化脓性改变或者形成局限的胃壁脓肿。消化性溃疡胃壁不会出现化脓性改变,相关影像学检查见消化性溃疡胃壁内一般无由气泡形成的低密度改变。

(2)急性胆囊炎:可以有剧烈腹痛、恶心、呕吐、发热等症状。典型的患者,疼痛常与进食油腻有关,位于右上腹,可放射至腰背部,Murphy征阳性,部分患者可伴有黄疸。对不典型的患者,需行腹部B超或其他影像学检查协助诊断。

(3)急性胰腺炎:可有剧烈上腹痛、恶心、呕吐、腹胀等症状,常见的诱因为胆道疾病、大量饮酒及暴饮暴食,腹痛以中上腹为主,向腰背部呈带状放射。重症胰腺炎可出现腹膜炎、休克及血尿淀粉酶的动态变化,腹部B超及CT对确诊有帮助。胃壁病理组织学无化脓性改变。

(4)胃癌:因有胃壁浸润病变导致胃壁增厚,有时与化脓性胃炎镜下表现类似。但该病一般无剧烈上腹痛及腹膜炎体征,无中毒症状,腹平片胃腔无大量积气,一般无膈下游离气体,病理组织学可见肿瘤细胞,而无化脓性改变可做鉴别。

(二)治疗

1.一般治疗

卧床休息,禁食水,静脉补充热量,纠正脱水,维持水、电解质及酸碱平衡,必要时给予静脉高营养及输血。

2.控制感染

给予广谱、有效的抗生素,如大剂量青霉素 640 万～1000 万 U/d、头孢类抗生素 4～6g/d 等静脉滴注,一定要足量。急性期后可改口服制剂,如阿莫西林(羟氢苄青霉素)0.5g,4 次/d,头孢拉定0.5g,4 次/d。

3.PPI 制剂

可抑制胃酸分泌,缓解疼痛,促进炎症及溃疡愈合。可给奥美拉唑 40mg,1 次/d 静脉滴注。

4.对症治疗

腹痛者可给解痉药,如山莨菪碱 10mg 肌内注射,东莨菪碱 0.3～0.6mg 肌内注射。恶心、呕吐者,给予止吐药,如甲氧氯普胺 10mg 肌内注射等。

5.手术治疗

有胃穿孔和急性腹膜炎者及时外科手术;慢性胃脓肿,药物治疗无效可做胃部分切除术。

三、急性腐蚀性胃炎

吞服强酸、强碱及其他腐蚀剂所引起的胃黏膜腐蚀性炎症,称急性腐蚀性胃炎。

(一)病因

强酸(如浓盐酸、硫酸、硝酸、来苏)、强碱(氢氧化钾、氢氧化钠)或其他腐蚀剂均可引起腐蚀性胃炎。胃壁损伤程度与吞服的腐蚀剂剂量、浓度以及胃内情况有关。

(二)病理

主要病理变化为黏膜充血、水肿和黏液增多、糜烂、溃疡,重者胃黏膜出血、坏死甚至穿孔。

(三)诊断

1.临床表现

有吞服强酸、强碱等腐蚀剂史。吞服腐蚀剂后,最早出现口腔、咽喉、胸骨后及上腹部剧烈疼痛,常伴有吞咽疼痛、咽下困难、恶心呕吐、呕吐物呈血样。严重者可出现食管或胃穿孔的症状,甚至发生虚脱、休克。体查可发现唇、口腔、咽喉因接触各种腐蚀剂而产生颜色不同的灼痂,如硫酸致黑色痂、盐酸致灰棕色痂、硝酸致深黄色痂、乙酸或草酸致白色痂、强碱致透明性水肿等。上腹部明显压痛,胃穿孔者可出现腹膜炎体征。

2.特殊检查

胃穿孔者腹部 X 线透视可见膈下气影。内镜检查早期可致穿孔,应慎用。

3.诊断要点

根据吞服强酸、强碱等腐蚀剂病史,结合临床表现及 X 线检查可做出诊断。

(四)治疗

(1)禁食、禁洗胃及使用催吐剂。尽早饮蛋清或牛乳稀释。强碱不能用酸中和,强酸在牛乳稀释后可服氢氧化铝凝胶 60mL。

(2)积极防治休克,镇痛,剧痛时慎用吗啡、哌替啶,以防掩盖胃穿孔的表现,喉头水肿致呼吸困难者,可行气管切开并吸氧。

(3)防治感染:可选用青霉素、氨苄西林、头孢菌素等广谱抗生素。

(4)输液:维持内环境平衡,需要时静脉高营养补液。

(5)急性期过后,可施行食管扩张术以预防食管狭窄,幽门梗阻者可行手术治疗。

第二节　慢性胃炎

慢性胃炎是指不同病因引起的胃黏膜的慢性炎症或萎缩性病变。临床上十分常见,占接受胃镜检查患者的 80%～90%,男性多于女性,随年龄增长,发病率逐渐增高。由于过去对慢性胃炎的病理研究不够深入,对各种病理改变的命名不相同。2012 年 11 月有国内消化病学专家及病理学家在上海举行了全国慢性胃炎诊治会议,针对目前诊治进展更新了慢性胃炎的诊疗共识。2014 年 1 月由全球 40 余位相关领域专家在日本京都制定了幽门螺杆菌(H.pylori)胃炎全球共识,明确了 H.pylori 胃炎相关共识。对慢性胃炎有了更深、更清晰的认识。慢性胃炎目前分类为:非萎缩性胃炎(浅表性胃炎)、萎缩性胃炎和特殊类型胃炎。特殊类型胃炎的分类与病因和病理有关,包括化学性、放射性、淋巴细胞性、肉芽肿性、嗜酸细胞性以及其他感染性疾病所致者等。

一、H.pylori 胃炎

H.pylori 胃炎是 H.pylori 原发感染引起的慢性活动性黏膜炎症,为一种传染性感染性疾病。是 Hpylori 感染的基础病变,H.pylori 感染是慢性胃炎原因中感染性胃炎的首位,占慢性活动胃炎中的 70%以上。在 H.pylori 感染黏膜产生黏膜炎症基础上,部分患者可发生消化性溃疡(十二指肠溃疡、胃溃疡)、胃癌以及胃黏膜相关淋巴样组织(MALT)淋巴瘤等严重疾病,部分患者可有消化不良症状。

1.H.pylori 胃炎实际上是一种传染病

H.pylori 可以在人-人之间传播,感染者和可能包括被污染水源是最主要的传染源。口-口和粪-口是其主要传播途径,以口-口传播为主。前者主要通过唾液在母亲至儿童和夫妻之间传播,后者主要通过感染者粪便污染水源传播,儿童和成人均为易感人群。感染性疾病分为传染性和非传染性,因此 H.pylori 胃炎定义为传染病更为确切。

2.H.pylori 相关消化不良

功能性消化不良分 2 种,一种是与 H.pylori 感染有关,另一种是与 H.pylori 感染无关。

3.H.pylori 感染与慢性胃炎

H.pylori 是革兰阴性菌,微需氧,在体内呈螺旋状,一端有 2～6 个鞭毛。生长在黏膜表面与黏液层之间。致病的多样性与其能够产生的尿素酶、黏附因子、应激反应蛋白、脂多糖、空泡毒素(VacA)以及细胞毒素相关蛋白(CagA)等毒力因子关系密切。H.pylori 虽为非侵袭性病原,但能引起强烈的炎症反应。这是因为 H.pylori 既能直接刺激免疫细胞,又能直接刺激上皮细胞因子,其产生的细菌产物,如氢等对上皮细胞有直接毒性作用。H.pylori 分泌的脂多糖或其他膜蛋白从胃腔表面扩散入黏膜内,引起趋化反应,吞噬细胞的激活及淋巴细胞的增殖引起各种不同类型的慢性胃炎,如浅表性胃炎、弥散性胃窦炎及多灶性萎缩性胃炎。H.pylori感染引起胃炎的致病机制涉及多种因素和多个环节,是 H.pylori 的致病因素和宿主免疫应答、炎症反应的综合结果。

H.pylori 感染是慢性活动性胃炎的主要病因。80％～95％的慢性活动性胃炎患者胃黏膜中有 H.pylori 感染,H.pylori 相关性胃炎患者 H.pylori 的胃内分布与炎症一致;根除 H.pylori可使胃黏膜炎症消退,一般中性粒细胞消退较快,淋巴细胞、浆细胞消退需较长时间;志愿者和动物模型已证实 H.pylori 感染可引起慢性胃炎。在结节状胃炎中,H.pylori 的感染率最高可接近 100％。该型胃炎多见于年轻女性,胃黏膜病理组织则以大量淋巴滤泡为主。

H.pylori 感染几乎均会引起胃黏膜活动性炎症,长期感染后部分患者可发生胃黏膜萎缩和肠化生;宿主、环境和 H.pylori 因素的协同作用决定了 H.pylori 感染后相关性胃炎的类型和发展。H.pylori 感染几乎均会引起胃黏膜活动性炎症;胃黏膜活动性炎症的存在高度提示H.pylori 感染。长期 H.pylori 感染所致的炎症、免疫反应可使部分患者发生胃黏膜萎缩和肠化生。H.pylori 相关性慢性胃炎有两种常见类型:全胃炎胃窦为主胃炎和全胃炎胃体为主胃炎。前者胃酸分泌增加,发生十二指肠溃疡的危险性增加;后者胃酸分泌减少,发生胃癌的危险性增加。宿主[如白细胞介素-1B 等细胞因子基因多态性、环境(吸烟、高盐饮食等)]和H.pylori因素(毒力基因)的协同作用决定了 H.pylori 感染相关性胃炎的类型以及萎缩和肠化生的发生和发展。

4.清除 H.pylori 方案

(1)常用的抗 H.pylori 抗生素

①阿莫西林:是一种广谱抗生素,对多种革兰阳性和阴性细菌有良好杀灭作用,它作用于细菌的细胞壁,与合成细胞壁的转肽酶发生不可逆的结合,从而使菌壁发生缺陷,致使菌体解体。对 H.pylori 的根除率较高。用药量一般为 500mg/次,4 次/d,2 周为 1 个疗程。不良反应包括恶心、呕吐、腹泻、皮疹,症状较轻微,一般停药后可迅速缓解。

②甲硝唑和替硝唑:这两种药物多用于治疗阴道滴虫病、阿米巴及某些厌氧菌感染。此类药通过咪唑环减去一个硝基团而形成羟氨衍生物,后者引起细菌 DNA 损伤,最终导致细胞死亡。用药量一般为 400mg/次,3 次/d,7～14 天为 1 个疗程。不良反应包括口腔异味,恶心、腹痛、一过性白细胞降低、头痛、皮疹等,严重者可出现眩晕、共济失调、惊厥等。替硝唑不良反应比甲硝唑小。

③克拉霉素:是一种大环内酯类抗生素,其抗菌机制是刺激细菌内肽链 tRNA,使其在肽链延长过程中从核糖体(核蛋白体)解离,从而抑制蛋白质合成,导致菌体死亡。本药口服吸收

比较好,对胃液的稳定性比红霉素强 100 倍,体内消除半衰期比红霉素长。有与红霉素相似的不良反应,如恶心、腹痛、腹泻、消化不良等,但明显少于红霉素。使用药量一般为 500mg/次。

④左氧氟沙星:喹诺酮类药物中的一种,具有广谱抗菌作用,抗菌作用强,其作用机制是通过抑制细菌 DNA 旋转酶的活性,阻止细菌 DNA 的合成和复制而导致细菌死亡。对多数肠杆菌科细菌,如大肠埃希菌、克雷伯菌属、变形杆菌属、沙门菌属、志贺菌属和流感嗜血杆菌、嗜肺军团菌、淋病奈瑟菌等革兰阴性菌有较强的抗菌活性。对金黄色葡萄球菌、肺炎链球菌、化脓性链球菌等革兰阳性菌和肺炎支原体、肺炎衣原体也有抗菌作用,但对厌氧菌和肠球菌的作用较差。常用剂量:0.2g/次,2 次/d,或 0.1g/次,3 次/d。不良反应主要是胃肠道反应,18 岁以下儿童慎用。

⑤四环素:广谱抑菌剂,高浓度时具杀菌作用,对革兰阳性菌、阴性菌、立克次体、滤过性病毒、螺旋体属乃至原虫类都有很好的抑制作用;对结核菌、变形菌等则无效。其作用机制是与核蛋白体的 30S 亚单位结合,阻止氨酰基-tRNA 进入 A 位,从而阻止核糖核蛋白体结合。口服,成人常用量:一次 0.25～0.5g,每 6 小时 1 次。不良反应主要是牙齿黄染、牙釉质发育不良、龋齿和骨生长抑制,故 8 岁以下小儿不宜用该品。

⑥呋喃唑酮:是一种硝基呋喃类抗生素,可用于治疗细菌和原虫引起的痢疾、肠炎、胃溃疡等胃肠道疾患。呋喃唑酮为广谱抗菌药,对常见的革兰阴性菌和阳性菌有抑制作用。口服,成人 0.1g/次,3～4 次/d;常见有恶心、呕吐等肠胃道反应,有时有过敏反应如荨麻疹、药物热及哮喘。孕妇和新生儿禁用。

⑦质子泵抑制药:特异性地作用于胃黏膜壁细胞,降低壁细胞中的 H^+-K^+ ATP 酶的活性,从而抑制胃酸分泌,提高抗生素在胃内的活性。通常用于消化性溃疡的治疗,慢性胃炎一般不主张应用。但慢性胃炎伴 H.pylori 阳性者,可用奥美拉唑或其他质子泵抑制药加抗炎药物使用。疗程 1～2 周,糜烂治愈及 H.pylori 根除率可达到 70%～80%。通常服用剂量:奥美拉唑 20mg,2 次/d 或兰素拉唑 30mg,2 次/d。不良反应甚轻微,发生率不到 1%,较常见的有便秘、腹泻、呕吐、头痛,一过性血浆促胃液素(胃泌素)及转氢酶升高,停药后可恢复。

⑧枸橼酸铋钾:是铋剂和枸橼酸的络合盐。目前市场上有多种含铋剂的胃黏膜保护药。其主要成分均有三钾二枸橼酸络合铋。该药中和胃酸的作用弱,对 H.pylori 有杀菌作用,并抑制其产生的尿素酶、蛋白酶和磷脂酶,削弱其致病性,同时对胃黏膜具有保护作用。服用方法为枸橼酸铋钾(胶体次枸橼酸铋)120mg,4 次/d 或 240mg,2 次/d。仅约 0.2mg 吸收入血,常规用药较安全,疗程最长不要超过 8 周。常见的不良反应为黑便,少数患者出现便秘、恶心、谷丙转氨酶升高、舌苔及牙齿变黑等,不影响治疗,停药后可恢复。

(2)抗 H.pylori 感染的治疗方案:根除 H.pylori 的治疗方案大体上可分为质子泵抑制剂为基础和胶体铋剂为基础的两大类方案。随着 H.pylori 耐药率的上升,标准三联疗法的根除率已显著下降,不同国家或地区的 H.pylori 耐药率、药物可获得性、经济条件等存在差异,因此根除方案的选择应根据各地不同情况,基于药敏试验结果治疗和经验治疗是抗感染治疗的两种基本策略。定期监测人群抗菌药物耐药率,可为经验治疗抗菌药物的选择提供依据;是否实施基于药敏试验结果的个体化治疗,很大程度上取决于经验治疗的成功率。

①标准三联疗法:常用质子泵抑制药或铋剂加上甲硝唑、阿莫西林、克拉霉素中的两种,三

联疗法的特点是疗程相对较短,10 天或 2 周,方案应用多样,剂量变化较大。但目前由于耐药性的增加,清除率较前下降。

②四联疗法:目前我国幽门螺杆菌治疗共识和 2014 年日本京都全球共识都推荐经验性铋剂四联疗法。标准剂量铋剂＋标准剂量质子泵抑制剂＋2 种抗菌药物组成的四联疗法。抗菌药物组成方案有 4 种:a.阿莫西林(1000mg/次,2 次/d)＋克拉霉素(500mg/次,2 次/d);b.阿莫西林(1000mg/次,2 次/d)＋左氧氟沙星(500mg/次,1 次/d 或 200mg/次,2 次/d);c.阿莫西林(1000mg/次,2 次/d)＋呋喃唑酮(100mg/次,2 次/d);d.四环素(750mg/次,2 次/d)＋甲硝唑(400mg/次,2 次/d 或 3 次/d)或呋喃唑酮(100mg/次,2 次/d)。疗程 10 天或 14 天。标准剂量铋剂(枸橼酸铋钾 220mg/次,2 次/d)＋标准剂量质子泵抑制剂(埃索美拉唑 20mg、雷贝拉唑 10mg、奥美拉唑 20mg、兰索拉唑 30mg、泮托拉唑 40mg,2 次/d),餐前半小时服用。

③补救治疗:选择其中以 1 种方案为初始治疗后失败,可在剩余的方案中任选 1 种进行补救治疗。如果 2 次治疗失败后,需要再次评估根除治疗的风险-获益比,胃 MALT 淋巴瘤、有并发症史的消化性溃疡、有胃癌危险的胃炎(严重全胃炎、胃体为主胃炎或严重萎缩性胃炎等)或有胃癌家族史者,根除 H.pylori 获益较大。方案的选择需要有经验的医生在全面评估已有药物、分析可能失败的原因的基础上精心设计。如有条件,可进行药敏试验,但作用可能有限。

二、慢性萎缩性胃炎

慢性萎缩性胃炎是指胃黏膜的固有腺体(幽门腺或胃底腺)的数目减少、消失或腺管长度缩短、黏膜厚度变薄的一种慢性胃炎。胃黏膜萎缩分为单纯性萎缩和化生性萎缩,即肠化生也属于萎缩。根据萎缩性胃炎发生的部位结合血清壁细胞抗体,将慢性萎缩性胃炎分为 A 型(胃体炎、壁细胞抗体阳性)及 B 型(胃窦炎、壁细胞抗体阴性)。目前多数人认为引起胃壁黏膜萎缩的主要原因是幽门螺杆菌的感染。

(一)诊断与鉴别诊断

1.诊断

临床症状无特异性,常见上腹胀、隐痛、嗳气等消化不良症状,可伴有贫血。

(1)内镜下特征:病变最先从胃窦部小弯侧开始,沿胃小弯逐渐向上发展,呈倒"V"字形,萎缩灶逐渐融合,最后整个胃黏膜可被化生的黏膜所取代。由于萎缩性胃炎是灶性分布,活检需要多点进行,从胃窦、移行部、胃体小弯及大弯侧、前后壁侧各取一块,至少应从胃窦、胃体大弯及小弯、移行部、贲门部的小弯侧各取一块,以防漏诊,并了解萎缩的范围。

(2)病理:主要特点为多发分布的萎缩、化生及炎症灶。这种多灶性萎缩性胃炎是慢性萎缩性胃炎最常见的形式。早期的病灶集中于胃窦,胃体也可受累但数量少、程度轻,H.pylori 的持续感染是其进展到萎缩性胃炎的重要因素。肠化生是萎缩性胃炎的常见病变。肠化上皮由吸收细胞、杯状细胞及潘氏细胞等正常肠黏膜成分构成。根据细胞形态及分泌黏液类型分为小肠型完全肠化生、小肠型不完全肠化生、大肠型完全肠化生和大肠型不完全肠化生。Whithcad 将萎缩性胃炎分三度:①轻度:为只有 1～2 组腺管消失;②重度:为全部消失或仅留 1～2 组腺管;③中度:则介于两者之间。也有人根据萎缩的程度将其分为 3 级:①轻度:固有腺的萎缩不超过原有腺体 1/3,大部分腺体保留,黏膜层结构基本完整。②中度:萎缩的固有腺占腺体 1/3～2/3,残留的腺体分布不规则,黏膜层结构紊乱、变薄。③重度:2/3 以上的固有腺萎缩或消失,仅残留少量散在的腺体,或萎缩部被增生和化生的腺体所替代,黏膜层变薄,结构明显紊乱。

2.鉴别诊断

(1)淋巴细胞性胃炎:临床较少见,症状无特异性,主要表现为体重下降、腹痛、恶心及呕吐,常累及胃体黏膜,内镜可以观察到痘疮样病灶、肥大皱襞、糜烂灶。明确诊断靠组织学检查,100 个胃腺上皮细胞内淋巴细胞浸润超过 25 个即可诊断。

(2)嗜酸粒细胞性胃炎:以胃壁嗜酸性细胞浸润为特征,常伴有外周血嗜酸粒细胞升高,病变可浸润至胃壁黏膜、黏膜下、肌层以及浆膜。病因不甚明确,50% 的患者有个人或家族过敏史(如哮喘、过敏性鼻炎、荨麻疹),部分患者症状可由某些特殊食物引起,血中 IgE 水平增高,被认为是外源性或内源性过敏源造成的变态反应所致。临床表现多样,无特异性,主要有腹痛、恶心、呕吐、腹泻,少数出现腹膜炎、腹水等。诊断依据:①进食特殊食物后出现胃肠道症状;②外周血嗜酸粒细胞升高;③内镜下活检证实胃壁嗜酸粒细胞明显增多。

(3)胆汁反流性胃炎:患者出现上腹痛、胆汁性呕吐、消化不良等症状,可有胃切除术和胆系疾病史。其组织病理学改变与萎缩性胃炎不同,较少有炎性细胞浸润。确诊需进行胃内 24 小时胆红素监测、^{99m}Tc-EHIDA 核素显像等检查。

(4)消化性溃疡:发病也与食物、环境危险因素及 H.pylori 感染有关,可有腹痛、反酸、恶心、呕吐等消化道症状,病史较长。但溃疡病的腹痛多呈节律性、慢性周期性、季节性,发病年龄较萎缩性胃炎更早一些,常合并出现上消化道出血、幽门梗阻及穿孔。确诊需在胃镜下发现典型的溃疡病灶。

(二)治疗

1.胃酸低或缺乏

可给予稀盐酸每次 5～10mL、胃蛋白酶合剂每次 5～10mL,或复方消化酶胶囊(商品名达吉)1～2 粒,3 次/d。复方消化酶含有包括胃蛋白酶在内的 6 种消化酶,并含熊去氧胆酸,故该药除了可用于治疗慢性萎缩性胃炎胃酸低或缺乏造成的消化不良之外,还能促进胆汁分泌,增强胰酶活性,促进脂肪和脂肪酸的分解,带动脂溶性维生素的吸收。恶性贫血患者注意补充营养,给予高蛋白质饮食,补充维生素 C,必要时予以铁剂。

2.胃酸不低而疼痛较明显

可服制酸解痉剂。应用制酸药可以提高胃内 pH 值,降低 H^+ 浓度,减轻 H^+ 对胃黏膜的损害及 H^+ 的反弥散程度,从而为胃黏膜的炎症修复创造有利的局部环境。同时,低酸又可以促进促胃液素释放,促胃液素具有胃黏膜营养作用,促进胃黏膜细胞的增殖和修复。依患者的病情选择质子泵抑制药(包括奥美拉唑、兰索拉唑、雷贝拉唑、埃索美拉唑等)。

3.胃黏膜保护药

主要作用就是增强胃黏膜屏障功能,增强胃黏膜抵御损害因素的能力。按其作用机制及药物成分,有以下几类:①硫糖铝:1g,3 次/d。②三钾二枸橼酸络合铋:是铋剂和枸橼酸的络合盐,该药主要是在局部起到黏膜保护作用,并有杀灭 H.pylori 的作用,240mg,2 次/d。③前列腺素类药物:前列腺素(PG)是体内广泛存在的自体活性物质。PG 对胃的作用主要表现为 PGE 和 PGI 均抑制胃酸的基础分泌和受刺激后的分泌;PGE 对胃黏膜具有保护作用,包括促进黏液及重碳酸盐的合成和分泌,增进黏膜血流量及细胞修复等。此外,PG 对人体其他系统如循环系统、血液系统等均有作用。用于胃炎治疗的前列腺素包括恩前列腺素、罗沙前列腺素、米索前列醇等。目前,只有米索前列醇用于临床。④替普瑞酮:亦称施维舒,其功能为促进胃黏膜微粒体中糖脂质中间体的生物合成,促使胃黏膜及胃黏液的主要防御因子高分子糖蛋白和磷脂增加,提高胃黏膜的防御功能,并能促使胃黏膜损伤愈合。该药对胃黏膜的保护作用可能有如下机制:增加局部内源性 PG 的生成,尤其可以促进 PGE 的合成,防止非甾体类消炎药所引的胃黏膜损害;增加黏液表面层大分子糖蛋白,维持黏液层和黏液屏障的结构和功能;能有效地增加胃黏膜血流,促使胃黏膜损害的修复。该药用药量为 50mg,3 次/d,饭后 30 分钟内服。该药可出现头痛、恶心、便秘、腹胀等不良反应,有的出现皮肤瘙痒、皮疹,丙氨酸转氨酶和天冬氨酸转氨酶可轻度上升等,停药后即能恢复正常。⑤依安欣:新型胃黏膜保护药,是一种有机锌化合物,化学名称醋氨己酸锌。它通过增加胃黏膜血流量,促进胃黏膜分泌,促进细胞再生,稳定细胞膜,对胃黏膜具有保护作用。⑥谷氨酰胺:其主要成分为 L 谷氨酰胺。谷氨酰胺是人体内最丰富的游离氨基酸,其对维护体内多种器官的功能起重要作用。研究表明,L 谷氨酰胺对胃黏膜有明显的保护作用,其机制尚不完全清楚。有报道认为,它可以促进黏蛋白的生物合成,使胃黏液量增多。此外,谷氨酰胺还有促进胃黏膜细胞增殖的作用。其代表药物为麦滋林和国产的自维。药物的不良反应有恶心、呕吐、便秘、腹泻及腹痛。

4.胃肠激素类

目前已发现的数十种胃肠激素中,有一些对胃黏膜具有明显增强作用及防御功能:①表皮生长因子:分布于涎腺、十二指肠 Brnnner 腺、胰腺等组织。在胃肠道的主要作用为抑制胃酸分泌和促进胃肠黏膜细胞增生、修复。此外,在胃肠激素族中,转化生长因子 α、成纤维细胞生长因子、神经降压素、降钙素基因相关肽、蛙皮素等有胃黏膜保护效应,在增强胃黏膜防御功能方面具有重要作用。②生长抑素:主要由胃黏膜 D 细胞分泌,也分布于中枢神经系统及胃肠道和胰腺等多种组织中。

5.中医中药治疗

对胃炎的治疗历史悠久,采用辨证施治的治疗取得了良好的治疗效果,在临床应用中较为广泛。某些中成药如增生平等对防止肠化生和不典型增生的加重有一定意义。

因有癌变可能,故对有大肠不完全肠化、不典型增生的 H.pylori 阳性的患者,应积极根除 H.pylori,应每 6～12 个月定期进行胃镜复查,及时了解病变发展情况。

三、慢性非萎缩性胃炎

(一)流行病学

慢性非萎缩性胃炎是慢性胃炎的一种类型,指在致病因素作用下胃黏膜发生的不伴有胃黏膜萎缩性改变,以淋巴细胞和浆细胞浸润为主并可能伴有糜烂、胆汁反流的慢性炎症。慢性非萎缩性胃炎在全球均为消化系统常见病,由于多数慢性非萎缩性胃炎患者无任何症状,因此难以获得确切的患病率。目前认为，H.pylori 感染是慢性胃炎最主要的病因，慢性胃炎可分为非萎缩和萎缩性胃炎，而萎缩性胃炎绝大多数由持续存在的非萎缩性胃炎演变而来，因此，H.pylori 感染也是慢性非萎缩性胃炎的最常见病因。此外，还有其他一些感染和非感染因素也可引起胃黏膜损伤。慢性非萎缩性胃炎的临床表现缺乏特异性，诊断主要靠胃镜及镜下病理活检，以及 H.pylori 检测。目前我国基于内镜诊断的慢性胃炎患病率接近 90%，其中慢性非萎缩性胃炎最常见，约占 49.4%。随着年龄的增长，慢性非萎缩性胃炎的比例也呈上升趋势，其中原因主要与 H.pylori 感染率随年龄增长而上升有关。此外，慢性非萎缩性胃炎的患病率在不同国家和地区间存在较大差异，这可能与 H.pylori 感染率及遗传背景差异有关。

(二)发病机制

1.感染性因素

(1)幽门螺杆菌：H.pylori 感染是慢性胃炎的最主要病因，大量研究证实，H.pylori 感染者几乎都存在胃黏膜活动性炎症反应，同样慢性非萎缩性胃炎也与 H.pylori 感染密切相关。H.pylori 毒力致病因子主要是 CagA、VacA、BabA、SabA、OipA、DupA 等，其中以 CagA 致病作用最强，这些毒力致病因子具有显著的基因多态性有助于适应宿主的定植环境并且有利于菌株持续感染。H.pylori 感染早期多表现为非萎缩性胃炎，感染后一般难以自发清除而导致终身感染(极少数患者可出现自然除菌)，除非进行根除治疗，长期感染部分患者可发生胃黏膜萎缩和肠化，甚至是异型增生和胃癌，而 H.pylori 根除后胃黏膜炎症反应可减轻。H.pylori 的感染呈世界范围分布，我国属于 H.pylori 感染高发地区，感染率仍高达 50%。

(2)海尔曼螺杆菌：已知的胃内不同于 H.pylori 的另 1 株革兰氏阴性杆菌，同为螺杆菌属，人类感染率文献报道较少，多为胃镜检出结果，感染率明显低于 H.pylori(<1%)，约有 5% 的患者会同时感染 H.pylori。海尔曼螺杆菌可在人类胃黏膜定植引起胃黏膜损伤，但与 H.pylori 相比，胃黏膜急性和慢性炎症程度相对轻，可能与胃黏膜螺杆菌的定植量有关。

(3)其他病菌：细菌(如分枝杆菌)、病毒(如巨细胞病毒、疱疹病毒)、寄生虫(如类圆线虫属、血吸虫或裂头绦虫)、真菌(如组织胞质菌)等感染亦可引起急慢性炎症反应，导致胃黏膜损伤。

2.非感染性因素

(1)物理因素：不良饮食习惯，如进食过冷、过热、过于粗糙或刺激的食物，长期作用可导致胃黏膜的损伤。

(2)化学因素：非甾体类抗炎药(NSAID，如阿司匹林、吲哚美辛)等药物和酒精可引起胃黏膜损伤。各种原因引起的幽门括约肌功能不全，可导致含有胆汁和胰液的十二指肠液反流入胃，削弱或破坏胃黏膜屏障功能，使胃黏膜遭到消化液所用，导致胃黏膜损伤。

(3)放射因素：一般发生于首次放射治疗后的 2~9 个月内，小剂量放射引起的胃黏膜损伤可以恢复，但高剂量放射导致的黏膜损伤往往是不可逆转的，甚至会引起萎缩以及缺血相关性溃疡。

(4)其他：嗜酸性粒细胞性、淋巴细胞性、肉芽肿性胃炎和 Menetrier 病相对少见。但随着克罗恩病在我国发病率的上升，肉芽肿性胃炎的诊断率可能会有所增加。此外，其他系统的疾病，如尿毒症、心力衰竭、门静脉高压症和糖尿病、甲状腺病、干燥综合征等也与慢性非萎缩性胃炎的发病有关。

（三）病理

慢性胃炎的过程是胃黏膜损伤与修复的慢性过程，其主要组织病理学特征是炎症、萎缩与肠化。然而，慢性非萎缩性胃炎的主要组织病理学特征是以淋巴细胞和浆细胞浸润为主要的慢性炎症，同时黏膜内无固有腺体减少。

慢性胃炎观察内容包括 5 项组织学变化和 4 个分级。5 项组织学变化分别为 H.pylori、慢性炎性反应（单个核细胞浸润）、活动性（中性粒细胞浸润）、萎缩（固有腺体减少）、肠化（肠上皮化生）。慢性非萎缩性胃炎的组织病理学特点中无腺体萎缩和肠上皮化生，因此，主要观察 H.pylori、慢性炎性反应、活动性 3 项组织学变化。4 个分级分别为 0 提示无，＋提示轻度，＋＋提示中度，＋＋＋提示重度。诊断标准采用我国慢性胃炎的病理诊断标准和新悉尼系统的直观模拟评分法。直观模拟评分法是新悉尼系统为提高慢性胃炎国际交流一致率而提出的。我国慢性胃炎的病理诊断标准较具体，易操作，与新悉尼系统基本类似。但我国标准仅有文字叙述，可因理解不同而造成诊断上的差异。与新悉尼系统评分图结合，可提高与国际诊断标准的一致性。

1.幽门螺杆菌

观察胃黏膜黏液层、表面上皮、小凹上皮和腺管上皮表面的 H.pylori。无，特殊染色片上未见 H.pylori；轻度，偶见或小于标本全长 1/3 有少数 H.pylori；中度，H.pylori 分布超过标本全长 1/3 而未达 2/3 或连续性、薄而稀疏地存在于上皮表面；重度，H.pylori 成堆存在，基本分布于标本全长。

2.慢性炎性反应

表现为黏膜层以淋巴细胞和浆细胞为主的慢性炎性细胞浸润，H.pylori 感染引起的慢性胃炎常见淋巴滤泡形成。根据黏膜层慢性炎性细胞的密集程度和浸润深度分级，两者不一致时以前者为主。正常，单个核细胞（淋巴细胞、浆细胞和单核细胞）每高倍视野不超过 5 个，如数量略超过正常而内镜下无明显异常，病理可诊断为基本正常；轻度，慢性炎性细胞浸润较少，局限于黏膜浅层，不超过黏膜层的 1/3；中度，慢性炎性细胞浸润较密集，浸润深度超过 1/3 而不及 2/3；重度，慢性炎性细胞浸润密集，浸润深度达黏膜全层。

3.活动性

慢性炎性病变背景上有中性粒细胞浸润时提示有活动性炎症，称为慢性活动性炎症，多提示存在 H.pylori 感染。轻度，黏膜固有层有少数中性粒细胞浸润；中度，中性粒细胞较多存在于黏膜层，可见于表面上皮细胞、小凹上皮细胞或腺管上皮内；重度，中性粒细胞较密集或除中度所见外还可见小凹脓肿。

（四）临床表现

1.症状

大多数患者无明显自觉症状，部分有症状患者临床表现也缺乏特异性，常见表现为中上腹不适、饱胀、钝痛、烧灼痛等，也伴有食欲缺乏、嗳气、反酸、恶心等消化不良症状。症状一般无明显规律性，且严重程度与内镜下表现、胃黏膜病理组织学分级均无明显相关性。如病程时间久，少数患者可伴乏力、体重减轻等全身症状。

2.体征

大多数患者无明显临床体征,部分可有上腹部轻压痛。

(五)辅助检查

由于慢性非萎缩性胃炎临床症状无特异性,体征也很少,因此,慢性非萎缩性胃炎的确诊主要依赖于内镜检查和胃黏膜活检,尤其是胃黏膜活检的诊断价值更大。

1.实验室检查

(1)血清胃蛋白酶原检测:胃蛋白酶原(PG)是胃部分泌的胃蛋白酶无活性前体,通常约1%的 PG 可通过胃黏膜进入血液循环,可分为胃蛋白酶原 I(PG I)和胃蛋白酶原 II(PG II)两种 II 型,是反映胃体黏膜泌酸功能的良好指标,可提示胃底腺黏膜萎缩情况。

(2)血清胃泌素检测:胃泌素-17(G-17)是由胃窦 G 细胞合成和分泌的酰胺化胃泌素,是反映胃窦分泌功能的敏感指标之一,可提示胃窦黏膜萎缩状况。

2.幽门螺杆菌检测

H.pyIori 感染是慢性非萎缩性胃炎的最常见病因,因此,需要常规检测 H.pylori。H.pylori 检测方法分为侵入性和非侵入性两大类。侵入性指需要通过胃镜检查获取胃黏膜标本的相关检查,主要包括快速尿素酶试验、组织学检查、H.pylori 培养和组织 PCR 技术。非侵入性检查指不需要通过胃镜检查获得标本,包括血清抗体检测、^{13}C 或 ^{14}C 尿素呼气试验、粪便 H.pylori 抗原检测。不同检测方法具有各自优势和局限,需要根据实际情况选择最优方法,目前临床最常用的是^{13}C 或 ^{14}C 尿素呼气试验、快速尿素酶试验和组织学检查。

3.胃镜检查

慢性非萎缩性胃炎的诊断包括内镜诊断和病理诊断,确诊应以病理诊断为依据。电子染色放大内镜和共聚焦激光显微内镜对慢性非萎缩性胃炎的诊断和鉴别诊断有一定价值。

(1)普通白光内镜:白光内镜诊断是指内镜下肉眼成像方法所见的黏膜炎性变化,需与病理检查结果结合做出最终判断。内镜下将慢性胃炎分为慢性非萎缩性胃炎和慢性萎缩性胃炎两大基本类型。慢性非萎缩性胃炎内镜下可见黏膜红斑、黏膜出血点或斑块、黏膜粗糙伴或不伴水肿、充血渗出等基本表现,同时可存在糜烂、出血或胆汁反流等征象,这些在内镜检查中可获得可靠的证据。其中糜烂可分为 2 种类型,即平坦型和隆起型,前者表现为胃黏膜有单个或多个糜烂灶,其大小从针尖样到直径数厘米不等;后者可见单个或多个疣状、膨大皱襞状或丘疹样隆起,直径 5~10mm,顶端可见黏膜缺损或脐样凹陷,中央有糜烂。糜烂的发生可与H.pylori 感染和服用黏膜损伤药物等有关。此外,通过白光内镜的特征性表现,也可以判断是否存在 H.pylori 感染。如 H.pylori 感染胃黏膜可见胃体-胃底部的点状发红、弥散性发红、伴随的集合细静脉的规律排列(RAC)消失、皱襞异常(肿大、蛇形、消失)、黏膜肿胀、增生性息肉、黄斑瘤、鸡皮样以及黏稠的白色混浊黏液等表现。

(2)电子染色放大内镜:能清楚地显示胃黏膜微结构和微血管,尽管慢性胃炎的放大像丰富多彩,但随着胃炎的进展,变化还是具有一定的规律。从正常胃底腺黏膜的放大像,到萎缩黏膜、肠上皮化生,胃黏膜的变化会具有相应的改变。如观察肠化区域时,NBI(内镜窄带成像术)模式下可见来自上皮细胞边缘亮蓝色的细线样反光,称之为亮蓝嵴(LBC)。研究发现 LBC对于肠化诊断有较好的敏感性和特异性。

（3）共聚焦激光显微内镜：共聚焦激光显微内镜光学活检技术对胃黏膜的观察可达到细胞水平，能够辨认胃柱状上皮细胞、胃小凹、上皮下间质、间质内细胞和组织、血管以及胃上皮表面的 H.pylori，凭借这些变量，对慢性胃炎的诊断和组织学变化分级（慢性炎性反应、活动性、萎缩和肠化生）具有一定的参考价值。同时，光学活检可选择性对可疑部位进行靶向活检，有助于提高活检取材的准确性。慢性非萎缩性胃炎在共聚焦激光显微内镜下观察，主要表现为水肿、H.pylori 的感染、上皮细胞轮廓不清，胃小凹形态与数目改变，胃小凹间质的增宽等。

（4）血红蛋白指数测定：血红蛋白指数（IHB）测定是一种内镜下光学技术，主要原理是将胃黏膜表层镜下区域内血红蛋白含量通过二维分布近似度以图像显示出来。胃黏膜有丰富微血管分布，IHB 的色调变化可以反映微血管中所含血红蛋白含量，通过以正常的胃黏膜 IHB 值设定标准区间，对 IHB 值的高、低部分相应地进行色彩强调处理，从而获取内镜图像中的红色、绿色、蓝色等成分，进而推导出血红蛋白的浓度指数。慢性胃炎患者黏膜色调的改变与炎症程度有一定的关系，设定 IHB 标准数值区间后正常的胃黏膜组织呈绿色；在慢性非萎缩性胃炎的胃黏膜组织中，因为炎症反应的存在，使局部血流量增多导致 IHB 值高造成黏膜颜色增高而呈现偏暖色调，如黄色、红色；而慢性萎缩性胃炎由于黏膜及腺体发生萎缩，微血管减少，血流亦减少故而呈现为蓝色等偏冷色调。已有研究显示，IHB 测定对诊断慢性胃炎的类型、严重程度，以及是否存在 H.pylori 感染具有意义，因此可提高对慢性非萎缩性胃炎诊断的准确性。

（六）诊断与鉴别诊断

鉴于多数慢性非萎缩性胃炎患者无任何症状，即使有症状也缺乏特异性，而且体征也很少，因此根据症状和体征难以做出慢性非萎缩性胃炎的正确诊断。慢性非萎缩性胃炎的确诊主要依赖内镜检查和胃黏膜活检组织学检查，尤其是后者的诊断价值更大。慢性非萎缩性胃炎的诊断应力求明确病因，考虑 H.pylori 是最常见病因，因此建议常规检测 H.pylori。同时，慢性非萎缩性胃炎诊断中需要排除萎缩性胃炎、特殊类型胃炎，以及是否有其他消化系疾病并存等。慢性萎缩性胃炎内镜下可见黏膜变薄、红白相间、血管纹理透见等表现，病理学检测提示胃黏膜萎缩，伴不同程度肠上皮化生等，同时胃泌素、胃蛋白酶原检测也有助于判断胃黏膜有无萎缩。若怀疑自身免疫所致者建议检测血清维生素 B_{12} 以及壁细胞抗体、内因子抗体等。在排除萎缩性胃炎基础上，需进一步排除包括感染性胃炎、化学性胃炎、Menetrier 病、嗜酸细胞性胃炎、淋巴细胞性胃炎、非感染性肉芽肿性胃炎、放射性胃炎、充血性胃病等特殊类型胃炎。临床上部分慢性非萎缩性患者可能同时存在其他消化系疾病，如合并反流性食管炎、功能性消化不良、慢性胆囊炎、胆石症、慢性胰腺炎、胰腺肿瘤等。在有报警症状时，应检测相关肿瘤标志物、B 超及 CT 等，并定期复查胃镜；对于合并中重度焦虑抑郁患者，应注意诊断和进行专科治疗。

（七）治疗

慢性非萎缩性胃炎的治疗应尽可能针对病因，遵循个体化原则。治疗目的包括去除病因、保护胃黏膜、缓解症状，从而改善患者的生活质量，同时要改善胃黏膜炎症，以阻止非萎缩性胃炎进展，减少或防止萎缩性胃炎、肠上皮化生、上皮内瘤变及胃癌的发生。然而，对于无症状、H.pylori 阴性的慢性非萎缩性胃炎无需特殊治疗。

目前,某些食物摄入与慢性胃炎症状之间的关系尚无明确临床证据,同也缺乏饮食干预疗效的相关大型临床研究,但饮食习惯和生活方式的调整一直是慢性胃炎治疗不可或缺的一部分。因此,常规建议患者改善饮食与生活习惯,如避免过多饮用咖啡、大量饮酒和长期大量吸烟,同时尽量避免长期大量服用引起胃黏膜损伤的药物,如 NSAID 等。

H.pylori 感染是慢性非萎缩性胃炎的主要病因,既往 H.pylori 胃炎是否均需要根除尚缺乏统一意见。随着 H.pylori 研究深入,目前国内最新 H.pylori 感染处理共识推荐 H.pylori 阳性的慢性胃炎,无论有无症状和并发症,均应进行根除治疗,除非有抗衡因素存在(包括患者伴存某些疾病、社区高再感染率、卫生资源优先度安排等)。大量研究证实,及时根除 H.pylori 后,部分患者消化道症状能得到控制,同时胃黏膜的炎症能明显好转。H.pylori 根除治疗采用我国第 5 次 H.pylori 共识推荐的铋剂四联根除方案:PPI+铋剂+2 种抗菌药物,疗程为 10 天或 14 天,推荐抗生素有阿莫西林、呋喃唑酮、四环素、甲硝唑、克拉霉素、左氧氟沙星。同时,根除治疗后所有患者都应常规进行 H.pylori 复查,评估根除疗效;评估最佳的非侵入性方法是尿素呼气试验,应在治疗完成后至少 4 周进行。

服用 NSAID 等药物引起胃黏膜损伤患者,首先应根据患者使用药物的治疗目的评估是否可以停用该药物;对于必须长期服用者,应进行 H.pylori 筛查并根除,并根据病情或症状的严重程度选用质子泵抑制剂(PPI)、H_2 受体拮抗剂(H_2RA)或胃黏膜保护剂。已有多项高质量临床试验研究显示,PPI 是预防和治疗 NSAID 相关消化道损伤的首选药物,疗效优于 H_2RA 和胃黏膜保护剂。

胆汁反流也是慢性非萎缩性胃炎的病因之一。胆汁反流入胃可削弱或破坏胃黏膜屏障功能,遭到消化液作用,从而产生炎性反应、糜烂、出血和上皮化生等病变。促动力药如盐酸伊托必利、莫沙必利和多潘立酮等可防止或减少胆汁反流,铝碳酸镁制剂有结合胆酸作用增强胃黏膜屏障功能,从而减轻或消除胃黏膜损伤。此外,有条件者可短期服用熊去氧胆酸制剂。

对于有胃黏膜糜烂和(或)以上腹痛和上腹烧灼感等症状为主者,考虑胃酸、胃蛋白酶在其中所起的重要作用,可根据病情或症状严重程度选用胃黏膜保护剂、H_2RA 或 PPI。以上腹饱胀、恶心或呕吐等为主要症状者,考虑可能与胃排空迟缓相关,结合胃动力异常是慢性胃炎不可忽视的因素,因此,促动力药可改善上述症状。在促动力药物选择中需要注意,多潘立酮是选择性外周多巴胺 D_2 受体拮抗剂,能增加胃和十二指肠动力,促进胃排空。有报道显示多潘立酮在每日剂量超过 30mg 和(或)伴有心脏病患者、接受化学疗法的肿瘤患者、电解质紊乱等严重器质性疾病的患者、年龄>60 岁的患者中,发生严重室性心律失常,甚至心源性猝死的风险可能升高。因此,2016 年 9 月多潘立酮说明书有关药物安全性方面进行了修订,建议上述患者应用时要慎重或在医师指导下使用。莫沙必利是选择性 5-羟色胺 4 受体激动剂,能促进食管动力、胃排空和小肠传输,临床上治疗剂量未见心律失常活性,对 QT 间期亦无临床有意义的影响。伊托必利为多巴胺 D_2 受体拮抗剂和乙酰胆碱酯酶抑制剂,2016 年"罗马功能性胃肠病"提出,盐酸伊托必利可有效缓解早饱、腹胀等症状,而且安全性好,不良反应发生率低。具有明显的进食相关的腹胀、食欲缺乏等消化不良症状者,可考虑应用消化酶制剂。推荐餐中服用,效果优于餐前和餐后服用,以便在进食同时提供充足的消化酶,帮助营养物质消化,缓解相应症状。我国常用的消化酶制剂包括复方阿嗪米特肠溶片、米曲菌胰酶片、胰酶肠溶胶囊、复方消化酶胶囊等。

中医药治疗可拓宽慢性胃炎治疗途径,在治疗慢性胃炎伴消化不良方面有其独特的理论和经验。根据我国慢性胃炎中医诊疗共识意见,慢性非萎缩性胃炎的基本病机为胃膜受伤,胃失和降;以餐后饱胀不适为主症者,属于中医"胃痞"的范围,以上腹痛为主症者,属于中医"胃痛"范畴。中医药治疗主要采用辨证治疗、随症加减、中成药治疗和针灸治疗等方法,可改善部分患者消化不良症状,甚至可能有助于改善胃黏膜病理状况,但目前尚缺乏多中心、安慰剂对照、大样本、长期随访的临床研究证据。对于常规西医治疗效果不佳的患者,可以采用中医药治疗或者中西医结合治疗。

精神心理因素与消化不良症状发生相关,尤其是焦虑症和抑郁症患者。抗抑郁药物或抗焦虑药物可作为伴有明显精神心理因素者,以及常规治疗无效和疗效差者的补救治疗,包括三环类抗抑郁药或选择性 5-羟色胺再摄取抑制剂等。在服用抗焦虑或抑郁药期间,要遵从医嘱坚持规律服用药物,定期复诊,调整用药方案,监测药物的不良反应。

第三节　消化性溃疡

消化性溃疡指胃及十二指肠黏膜被胃酸和胃蛋白酶等自身消化而发生的溃疡,其深度达到或穿透黏膜肌层,直径多大于 5mm。消化性溃疡包括胃溃疡(GU)和十二指肠溃疡(DU),亦可见于食管下段、胃肠吻合术的吻合口、空肠 Meckel 憩室等。消化性溃疡的发生是损害因素与防御因素之间平衡失调的结果,幽门螺杆菌(Hp)、非甾体抗炎药(NSAIDs)和遗传等,在发病机制中占有重要地位。

一、诊断标准

1.临床表现

(1)上腹疼痛:为最主要的症状,其特点为慢性病程,呈周期性、节律性发作,发病常与季节变化、精神紧张、过度疲劳和饮食不当等有关。疼痛性质可为隐痛、烧灼感、钝痛或剧痛。GU疼痛多位于剑突下偏左;DU 疼痛常位于中上腹偏右,少数向后背放散。疼痛的发生及缓解与进食有一定的关系,GU 疼痛多出现在餐后 0.5～1.5 小时,持续 1～2 小时,至下次进餐前消失;DU 疼痛好发于餐后 3～4 小时或夜间,少许进食后可缓解。

(2)伴随症状:可有反酸、嗳气、恶心及呕吐等胃肠道症状。

(3)体格检查:体征较少,缓解期多无明显体征,发作期可有上腹压痛,部位较局限和固定。

(4)并发症

①出血:常见,可为首发症状。表现为呕血和(或)黑便,严重者可出现失血性休克。

②溃疡穿孔:溃疡穿透浆膜层至游离腹腔可导致急性穿孔,溃疡穿透与邻近器官组织粘连,可导致穿透性溃疡或溃疡慢性穿孔。急性穿孔时胃或十二指肠内容物流入腹腔,可引起急性弥散性腹膜炎,亚急性或慢性穿孔可引起局限性腹膜炎、肠粘连或肠梗阻征象。

③幽门梗阻:多由于十二指肠溃疡引起,亦可发生于幽门前或幽门管溃疡。呕吐为其主要症状,多发生于餐后 0.5~1 小时,呕吐物中含发酵宿食。

④癌变:少数 GU 可发展为胃癌,目前未见有 DU 发生癌变的报道。

2.实验室检查

(1)胃分泌功能检查:测定每小时基础胃酸分泌量(BAO)、每小时胃酸最大分泌量(MAO)及 BAO/MAO 比值,了解胃酸分泌情况。GU 患者 BAO 可正常或稍低,DU 患者 BAO 与 MAO 均可增高。

(2)粪隐血试验:阳性者提示消化性溃疡伴有出血。

3.辅助检查

(1)X 线钡餐检查:X 线气钡双重造影辅以低张、加压和变动体位等,可观察胃及十二指肠各部的形状、轮廓、位置、张力、蠕动及黏膜像。直接征象可见龛影、黏膜集中;间接征象可见溃疡导致激惹的功能性改变和溃疡愈合、瘢痕收缩导致的局部变形。

(2)内镜检查:内镜检查是确诊的主要手段,可直接观察溃疡的部位、形态、大小及数目,还可在直视下钳取活体组织做病理组织学检查,对良、恶性溃疡进行鉴别。

(3)幽门螺杆菌检查

①侵入性检查:包括组织切片染色镜检、尿素酶试验、细菌培养和聚合酶链反应(PCR)等。

②非侵入性检查:包括 ^{13}C 或 ^{14}C-尿素呼气试验、Hp 血清学试验和粪 Hp 抗原检测等。但 Hp 血清学试验阳性者不能代表 Hp 现症感染。

二、药物治疗

(一)抑制胃酸治疗

消化性溃疡的治疗方针和原则是根据其病因及发病机制来确定的。如胃酸和胃蛋白酶作用引起的消化性溃疡,抑制胃酸分泌是主要的治疗方法。20 世纪 70 年代 Black 证实胃酸分泌系由胃壁细胞上组胺受体 H_2 所介导,因此,H_2 受体拮抗剂也随之问世,使消化性溃疡的治疗有所改观。治疗十二指肠溃疡 4~6 周,胃溃疡 6~8 周,溃疡愈合率可达 65%~85%,但停药后溃疡复发率高,年复发率可达 80% 以上。

1989 年质子泵抑制剂 PPD 奥美拉唑问世后,成为治疗消化性溃疡的首选药物。其主要作用是能选择性地抑制胃壁细胞中 H^+,K^+-ATP 酶,阻断胃酸分泌的最终步骤,产生抑制酸分泌作用。PPIs 为苯丙咪唑的衍生物,能迅速穿过胃壁细胞膜,聚积在强酸性分泌小管中,转化为次磺胺类化合物,后者与 H^+,K^+-ATP 酶 α 亚基中半胱氨酸残基上的疏基作用,形成共价结合的二硫键,使 H^+,K^+-ATP 酶失活,从而抑制其泌酸活性。接着兰索拉唑、泮托拉唑、雷贝拉唑、埃索美拉唑等相继问世。标准计量的 PPI 治疗 2、4 和 8 周后十二指肠溃疡愈合率分别为 75%、95% 和 100%,而治疗 4 周及 8 周后胃溃疡的愈合率分别为 85% 和 98%。值得注意的是,PPIs 虽可迅速缓解消化性溃疡的症状及短期内愈合溃疡,但停药后 6 个月溃疡复发率可高达 30%~75%。因此对 Hp 感染的消化性溃疡,目前并不主张单纯的抑酸治疗,而应常规行 Hp 根除治疗。

（二）保护胃黏膜的药物

黏膜保护功能下降，是消化性溃疡特别是胃溃疡发生的主要原因。在治疗的同时加用胃黏膜保护剂不仅能够缓解症状，还能提高溃疡愈合质量，防止复发。这一类药物的主要作用机制是增强胃黏膜-黏液屏障、增加碳酸氢盐的分泌，增加黏膜血流和细胞更新，促进前列腺素和表皮生长因子等细胞因子的合成。目前已知的具有胃黏膜保护作用的药物有：兼有抗酸作用的药物，如铝碳酸镁、氢氧化铝、磷酸铝等铝制剂；对 Hp 有一定杀灭作用的铋制剂，如枸橼酸铋钾和胶态果胶铋；单纯黏膜保护作用的药物，如麦滋林、施维舒、硫糖铝、米索前列醇（喜克溃）等；清除氧自由基的药物，如超氧化物歧化酶、谷胱甘肽等。

（三）治疗 Hp 感染

1.根除 Hp 感染

Hp 阳性的消化性溃疡患者进行 Hp 根除法可以明显降低溃疡复发率，达到治愈的目的。所有 Hp 阳性的消化性溃疡，不管是否处于活动期，过去有无并发症史，都必须进行 Hp 根除治疗，这是国际共识。细菌未根除的患者应更换药物治疗，根据药敏试验选择敏感抗生素进行治疗，直至检查 Hp 根除为止。用于治疗 Hp 感染的药物包括抗生素、抑制胃酸分泌药和铋剂；Hp 对药物敏感性的高低，与胃内 pH、药物剂型、给药途径、药物达到感染部位的浓度等因素有关。治疗有单药、二联、三联、四联等方案。20 世纪 90 年代末用经典的三联疗法根除 Hp，根除率达 85.5%～90%，但最近几年的根除率显著下降，某医院统计了首次采用标准三联疗法根除 Hp 的情况，2005 年为 70.7%，2006 年为 71.1%，2007 年为 74.2%，均较 90 年代低，可能与 Hp 的耐药有关。当前 Hp 耐药情况：在美国，克拉霉素的耐药率为 10%～12%，欧洲北部、东部和南部的耐药率分别为 4.2%、9.3% 和 18%。克拉霉素继发性耐药为 60%。发达国家 35% 的 Hp 菌株对硝基咪唑耐药，发展中国家则更高。北京地区对克拉霉素的耐药率从 1999—2000 年的 10% 上升到 2001—2002 年 18.3%，对甲硝唑的耐药率从 36.0% 上升到 43.1%，两者混合耐药从 10% 上升到 14.7%。目前标准的三联治疗方案是：PPI、阿莫西林、克拉霉素，疗程 7～14 天，初次治疗失败，可再选择二三线的治疗方案。二三线治疗方案常用四联疗法（PPI＋铋剂＋两种抗生素，或选用喹诺酮类、呋喃唑酮、四环素等药物，疗程多采用 10 或 14 天）。有文献报道，选用序贯疗法治疗成功率较高。Zullo 等于 2000 年首先发表了对 52 例患者进行序贯疗法根除 Hp 的研究，前 5 天采用奥美拉唑＋阿莫西林，后 5 天采用奥美拉唑、克拉霉素和替硝唑根除率到 98%。国内有报道序贯疗法 Hp 根除率达 90.7%。

2.Hp 感染和 NSAIDs 的相互作用

Hp 感染和 NSAIDs 的应用在消化性溃疡病中是两个独立的危险因子，但它们之间的关系目前尚不完全清楚。由于无法鉴别两者所致溃疡的作用，所以服用 NSAIDs 的 Hp 阳性患者应该根除 Hp。但非溃疡的 NSAIDs 服用者是否也要常规检测和根除 Hp 目前尚有争议。现在观点认为对于没有溃疡并发症，没有溃疡的 NSAIDs 服用者，可以不作 Hp 根除治疗。欧洲共识观点：①NSAIDs 使用前根除 Hp 可以减少溃疡的发生。②单纯根除 Hp 不能预防 NSAIDs 溃疡再出血。③在持续服用 NSAIDs 的患者接受抑酸治疗的同时根除 Hp 不会促进溃疡愈合。④Hp 和 NSAIDs 是消化性溃疡的独立危险因子。

3.Hp 根除的标准

首选非侵入性技术,在根除治疗结束至少 4 周后进行。符合下述三项之一者可判断 Hp 被根除:①^{13}C 或 ^{14}CUBT 阴性。②HpSA 检测阴性。③基于胃窦、胃体两部位取材的快速尿素酶试验均阴性。

4.影响 Hp 根除的因素

①Hp 耐药性。②胃内 pH,根除 Hp 的最佳 pH 应>5,并持续 18 小时。③治疗方案的选择(时间和方法)。④吸烟。⑤患者的依从性。⑥治疗前是否应用过 PPI。以上因素均可能影响 Hp 的根除率,因此在治疗过程中避免不良因素的影响。

三、复发及预防

在当前不断涌现的抑酸药物及根除 Hp 的治疗下,达到溃疡愈合的目的已非难事。但相关前瞻性资料表明,消化性溃疡复发问题仍应值得重视。

1.消化性溃疡复发的原因

(1)Hp 是导致复发的主要原因,大量临床研究表明,随着根除 Hp 在消化性溃疡治疗中的应用,消化性溃疡年平均复发率已下降至 3%~10%。显著低于根除治疗前水平(60%~100%)。而复发病例中,90%~100%患者的 Hp 阳性。

(2)NSAIDs:长期服用 NSAIDs 是导致消化性溃疡复发的第二因素,90%消化性溃疡复发是因长期服用 NSAIDs 和 Hp 感染所致。

(3)溃疡愈合质量(QOUH):该概念由 Tarnawski 在 1991 年首次提出,目前受到人们的重视。治疗溃疡时加用前列腺素类似物或胃黏膜保护剂则可显著减少消化性溃疡的复发,提示除 Hp 感染和 NSAIDs 外,溃疡愈合质量也是影响溃疡复发的重要因素。

(4)难治性溃疡:经传统方案治疗,十二指肠溃疡患者 8 周、胃溃疡 12 周溃疡仍不愈合者称为难治性溃疡。此类患者在消化性溃疡发病中占 5%~10%,其复发率较普通溃疡更高。

(5)消化性溃疡复发的危险因子还包括吸烟、饮酒和应激。

2.消化性溃疡复发的预防

(1)一般治疗:患者应戒烟、酒等刺激性食物,对频繁复发患者,应重复胃镜和病理检查,排除其他因素所致溃疡。

(2)药物治疗:①Hp 阳性患者一定要行根除治疗,有研究报道,在 Hp 根除后,如能使用抑酸药物维持治疗,溃疡复发率较未行维持治疗者低。②对服用 NSAIDs 所致溃疡,如有可能,建议停用 NSAIDs 药物。如因原发的病情需要不能停药者,可换用 COX-2 环氧合酶抑制剂,并同时服用 PPI。对合并 Hp 感染者,应行根除治疗。③黏膜保护剂:黏膜保护剂或前列腺素衍生物可提高溃疡愈合质量。抑酸治疗同时加用黏膜保护剂也可降低溃疡复发。④难治性溃疡:如 Hp 感染阳性,应再抗 Hp 治疗;对 Hp 阳性者,有研究表明采用全量 H$_2$ 受体拮抗剂治疗 1 年复发率为 50%~70%,而采用加倍计量 PPI 可有效预防复发。因此,对该类患者提倡采用大剂量 PPI 维持治疗。

(3)手术治疗:对维持治疗无效患者或无法耐受药物治疗患者,可考虑手术治疗。

第四节 溃疡性结肠炎

溃疡性结肠炎(UC)是一种病因不明机制不清的结直肠慢性非特异性炎症性疾病。UC与克罗恩病(CD)一起统称为炎症性肠病(IBD)。UC多为年轻起病,病程长、易反复,病变局限于大肠黏膜与黏膜下层。临床表现为腹泻、黏液脓血便,可伴腹痛、里急后重和发热等全身症状,可有关节、皮肤、黏膜、眼和肝胆等肠外表现。治疗困难,无根治方法,严重影响患者生活质量,长程患者有癌变风险,预后不佳。

一、流行病学

以往认为,IBD是以西方白种人为主要患病人群的疾病,它从20世纪中叶起在西方国家发病率逐渐增高,至今仍呈上升趋势,在北美和欧洲常见,但近30年来日本发病率呈逐步增高趋势,近十多年我国就诊人数亦明显增加。目前欧美IBD发病率在10/10万~30/10万,其中欧洲UC发病率为1.5/10万~20.3/10万,北美UC发病率为8.8/10万~14.6/10万,北美UC患病率为191/10万~241/10万。我国IBD发病率还没有统一的数据,南北方有明显差异,黑龙江省大庆市的IBD的发病率为1.77/10万,其中UC为1.64/10万,而广东中山市的IBD发病率为3.14/10万,其中UC为2.05/10万。我国多中心病例回顾研究也表明,IBD患者住院率和内镜检出率在15年间有明显增多的趋势。

UC可发生在任何年龄,最常发生于青壮年期,根据我国统计资料,发病高峰年龄为20~49岁,男女性别差异不大[男:女为(1.0~1.3):1]。

二、病因与发病机制

IBD的病因和发病机制尚未完全明确,已知肠道黏膜免疫系统异常反应所导致的炎症反应在IBD发病中起重要作用,目前认为这是由多因素相互作用所致,主要包括环境、遗传、感染和免疫因素。

1.环境因素

近几十年来,全球IBD的发病率持续增高,这一现象首先出现在社会经济高度发达的北美、北欧,继而是西欧、南欧,最近才是日本、南美,以往该病在我国少见,现已越来越多。这一现象反映了环境因素微妙但却重要的影响,如饮食、吸烟、卫生条件或暴露于其他尚不明确的因素,都是可能的环境因素。

2.遗传因素

IBD发病的另一个重要现象是其遗传倾向。IBD患者一级亲属发病率显著高于普通人群,而患者配偶的发病率不增加。通过全基因组扫描及候选基因的研究,已经发现了近200个可能与IBD相关的染色体上的易感区域及易感基因。NOD2/CARD15基因是第一个被发现和肯定的与IBD发病相关的基因,该基因突变通过影响其编码的蛋白的结构和功能而影响NF-KB的活化,进而影响免疫反应的信号转导通道。NOD2/CARD15基因突变见于白种人克罗恩病患者,但在日本、中国等亚洲人并不存在,反映了不同种族、人群遗传背景的不同。与UC 关系较密切的基因或位点主要包括 TNFSF15、HLA-DR 等。

3.微生物因素

多种微生物参与了 IBD 疾病的发生发展过程,但至今尚未找到某一特异微生物病原与IBD 有恒定关系。有研究认为副结核分枝杆菌及麻疹病毒与 CD 有关,但证据缺乏说服力。近年关于微生物致病性的另一种观点正日益受到重视,这一观点认为 IBD 是针对自身正常肠道菌群的异常免疫反应引起的。有两方面的证据支持这一观点:①来自 IBD 的动物模型,用转基因或敲除基因方法造成免疫缺陷的 IBD 动物模型,在肠道无菌环境下不会发生肠道炎症,但如重新恢复肠道正常菌群状态,则出现肠道炎症;②临床上观察到细菌滞留易促发 CD发生,而粪便转流能防止 CD 复发;抗生素或微生态制剂对某些 IBD 患者有益。

4.免疫因素

肠道黏膜免疫系统在 IBD 肠道炎症发生、发展、转归过程中始终发挥重要作用。研究证明 CD 患者的 Th1 细胞存在异常激活。除了特异性免疫细胞外,肠道的非特异性免疫细胞及非免疫细胞如上皮细胞、血管内皮细胞等,免疫反应中释放出各种导致肠道炎症反应的免疫因子和介质,包括免疫调节性细胞因子如 IL-2、IL-4、IFN-7,促炎症性细胞因子如 IL-1、IL-6、IL-8和 TNF-α 等亦参与免疫炎症反应。此外,还有许多参与炎症损害过程的物质,如反应性氧代谢产物和 NO 可以损伤肠上皮。随着对 IBD 免疫炎症过程的信号传递网络研究的深入,近年不少旨在阻断这些反应通道的生物制剂正陆续进入治疗 IBD 的临床应用或研究,如英利昔单抗(一种抗 TNF-α 单抗)对 IBD 的疗效已被证实并在临床推广应用,反证了肠黏膜免疫因素在IBD 中发挥重要作用。

目前 IBD 的发病机制可概括为:环境因素作用于遗传易感者,在肠道菌群的参与下,启动了肠道特异性免疫及非特异性免疫系统,最终导致免疫反应和炎症过程。可能由于抗原的持续刺激或(及)免疫调节紊乱,这种免疫炎症反应表现为过度亢进和难于自限。一般认为 UC和 CD 是同一疾病的不同亚类,组织损伤的基本病理过程相似,但可能由于致病因素不同,发病的具体环节不同,最终导致组织损害的表现不同。

三、病理

病变位于大肠,呈连续性弥散性分布。病变范围多自肛端直肠开始,逆行向近段发展,甚至累及全结肠及回肠末段。

活动期黏膜呈弥散性炎症反应。固有膜内弥散性淋巴细胞、浆细胞、单核细胞等细胞浸润是 UC 的基本病变,活动期并有大量中性粒细胞和嗜酸性粒细胞浸润。大量中性粒细胞浸润发生在固有膜、隐窝上皮(隐窝炎)、隐窝内(隐窝脓肿)及表面上皮。当隐窝脓肿融合溃破,黏膜出现广泛的小溃疡,并可逐渐融合成大片溃疡。肉眼见黏膜弥散性充血、水肿,表面呈细颗粒状,脆性增加、出血、糜烂及溃疡。由于结肠病变一般限于黏膜与黏膜下层,很少深入肌层,所以并发结肠穿孔、瘘管或周围脓肿少见。少数重症患者病变累及结肠全层,可发生中毒性巨结肠,肠壁重度充血、肠腔膨大、肠壁变薄,溃疡累及肌层至浆膜层,常并发急性穿孔。

结肠炎症在反复发作的慢性过程中,黏膜不断破坏和修复,致正常结构破坏。显微镜下见隐窝结构紊乱,表现为腺体变形、排列紊乱、数目减少等萎缩改变,伴杯状细胞减少和潘氏细胞化生,可形成炎性息肉。由于溃疡愈合、瘢痕形成、黏膜肌层及肌层肥厚,使结肠变形缩短、结肠袋消失,甚至肠腔缩窄。少数患者发生结肠癌变。

四、临床表现

一般起病缓慢,少数急聚,病情轻重不一,常反复发作。

1.腹泻

为主要症状,腹泻轻重不一,轻者每天 2～3 次,重者每天可达 10～30 次,多为黏液脓血便,常有里急后重。

2.腹痛

腹痛部位一般在左下腹或下腹部,亦可波及全腹,常为阵发性痉挛性疼痛,多发生于便前或餐后,有腹痛-便意-便后缓解规律。

3.全身症状

急性发作期常有低热或中等发热,重症可有高热,但不伴畏寒或寒战。其他还有上腹不适、嗳气、恶心、消瘦、贫血水电解质平衡紊乱、低蛋白血症等。

4.肠外表现

包括外周关节炎、结节性红斑、坏疽性脓皮病、巩膜炎、前葡萄膜炎、口腔复发性溃疡等,这些肠外表现在结肠炎控制或结肠切除术后可缓解或恢复;骶髂关节炎、强直性脊柱炎、原发性硬化性胆管炎等,可与 UC 共存,但与 UC 的病情变化无关。国内报道肠外表现的发生率低于国外。

5.体征

轻、中型患者仅有左下腹轻压痛。重型和暴发型患者常有明显压痛和肠型。若有腹肌紧张、反跳痛、肠鸣音减弱应注意中毒性巨结肠、肠穿孔等并发症。直肠指检可有触痛及指套带血。

6.并发症

有大出血、中毒性巨结肠、肠穿孔和癌变等。病程超过 8 年的 UC 患者需定期结肠镜检查并多部位活检以监测不典型增生或癌变。

五、并发症

1.中毒性巨结肠

多发生在重度溃疡性结肠炎患者。国外报道发生率在重度患者中约有 5%。此时结肠病变广泛而严重,累及肌层与肠肌神经丛,肠壁张力减退,结肠蠕动消失,肠内容物与气体大量积聚,引起急性结肠扩张,一般以横结肠最为严重。常因低钾、钡剂灌肠、使用抗胆碱能药物或阿片类制剂而诱发。临床表现为病情急剧恶化,毒血症明显,有脱水与电解质平衡紊乱,出现鼓肠、腹部压痛,肠鸣音消失。血常规示白细胞计数显著升高。腹部 X 线片可见结肠明显扩张,结肠袋消失。本并发症预后差,易引起急性肠穿孔。

2.结直肠癌变

多见于广泛性结肠炎、幼年起病而病程漫长者。国外有报道起病 20 年和 30 年后癌变率分别为 7.2% 和 16.5%,在 UC 诊断 8～10 年后,CRC 的发病风险每年增加 0.5%～1.0%。

3.其他并发症

下消化道大出血在本病发生率约 3%。肠穿孔多与中毒性巨结肠有关。肠梗阻少见,发生率远低于克罗恩病。

六、辅助检查

1.实验室检查

(1)血液检查:血红蛋白在轻型病例多正常或轻度下降,中、重型病例有轻或中度下降,甚至重度下降。白细胞计数在活动期可有增高。红细胞沉降率加快和 C-反应蛋白增高是活动期的标志。

(2)粪便检查:黏液脓血便,镜检见大量红、白细胞和脓细胞。急性发作期可见巨噬细胞。粪便病原学检查可排除感染性结肠炎。

(3)免疫学检查:活动期 IgG、IgM 常增高。外周型抗中性粒细胞胞质抗体可呈阳性。

2.结肠镜检查

是本病诊断与鉴别诊断的最重要手段之一。应做全结肠及回肠末段检查,直接观察肠黏膜变化,取活组织检查,并确定病变范围。

本病病变呈连续性、弥散性分布、从直肠开始逆行向上扩展,内镜下所见重要改变如下。

(1)黏膜粗糙呈细颗粒状,弥散性充血、水肿,血管纹理模糊,质脆、出血,可附有脓性分泌物。

(2)病变明显处见弥散性糜烂或多发性浅溃疡。

(3)慢性病变见假息肉及桥状黏膜,结肠袋往往变钝或消失。

结肠镜下黏膜活检组织学见弥散性炎症细胞浸润,活动期表现为表面糜烂、溃疡、隐窝炎、隐窝脓肿;慢性期表现为隐窝结构紊乱、杯状细胞减少。对于急性期重型患者结肠镜检查宜慎重,可仅观察直、乙状结肠。

3.X 线检查

X 线钡剂灌肠检查所见 X 线征主要表现如下。

(1)黏膜粗乱及(或)颗粒样改变。

(2)多发性浅溃疡,表现为管壁边缘毛糙呈毛刺状或锯齿状以及见小龛影,亦可有炎症性息肉而表现为多个小的圆或卵圆形充盈缺损。

(3)结肠袋消失,肠壁变硬,肠管缩短、变细,可呈铅管状。结肠镜检查比 X 线钡剂灌肠检查准确,有条件宜做结肠镜全结肠检查。

七、诊断与鉴别诊断

(一)诊断

在排除其他疾病(如急性感染性肠炎、阿米巴痢疾、慢性血吸虫病、肠结核等感染性结肠炎以及结肠克罗恩病、缺血性肠炎、放射性肠炎等非感染性结肠炎)基础上,可按下列要点诊断:①具有上述典型临床表现者为临床疑诊,安排进一步检查;②同时具备上述结肠镜和(或)放射影像特征者,可临床拟诊;③如再加上上述黏膜活检和(或)手术切除标本组织病理学特征者,可以确诊;④初发病例如临床表现、结肠镜及活检组织学改变不典型者,暂不确诊 UC,应予随访 3～6 个月,观察发作情况。

应强调,本病并无特异性改变,各种病因均可引起类似的肠道炎症改变,故只有在认真排除各种可能有关的病因后才能做出本病诊断。一个完整的诊断应包括其临床类型、病情分期、疾病活动严重程度、病变范围及并发症。

(二)鉴别诊断

1.急性感染性肠炎

各种细菌感染如志贺菌、空肠弯曲菌、沙门菌、产气单孢菌、大肠埃希菌、耶尔森菌等,均可引起急性感染性肠炎。常有流行病学特点(如不洁食物史或疫区接触史),急性起病常伴发热和腹痛,具有自限性(病程一般数天至 1 周,不超过 6 周);抗菌药物治疗有效;粪便检出病原体可确诊。

2.阿米巴肠炎

有流行病学特征,果酱样大便。病变主要侵犯右侧结肠,也可累及左侧结肠,结肠镜下见溃疡较深、边缘潜行,间以外观正常黏膜,确诊有赖于粪便或组织中找到病原体,非流行区患者血清抗阿米巴抗体阳性有助诊断。高度疑诊病例抗阿米巴治疗有效。

3.血吸虫病

有疫水接触史,常有肝、脾肿大。确诊有赖粪便检查见血吸虫卵或孵化毛蚴阳性;急性期结肠镜下直肠乙状结肠见黏膜黄褐色颗粒,活检黏膜压片或组织病理见血吸虫卵。免疫学检查有助鉴别。

4.克罗恩病

克罗恩病的腹泻一般无肉眼血便,结肠镜及 X 线检查病变主要在回肠末段和邻近结肠,且病变呈节段性、跳跃性分布并有其特征改变,与溃疡性结肠炎鉴别一般不难。但要注意,克罗恩病可表现为病变单纯累及结肠,此时与溃疡性结肠炎鉴别诊断十分重要。对结肠 IBD 一时难以区分 UC 与 CD 者,即仅有结肠病变,但内镜及活检缺乏 UC 或 CD 的特征,临床可诊断为 IBD 类型待定(IBDU);而未定型结肠炎(IC)指结肠切除术后病理检查仍然无法区分 UC 和CD 者。

5.大肠癌

多见于中年以后,结肠镜或 X 线钡剂灌肠检查对鉴别诊断有价值,活检可确诊。须注意溃疡性结肠炎也可发生结肠癌变。

6.肠易激综合征

粪便可有黏液但无脓血，显微镜检查正常，隐血试验阴性。结肠镜检查无器质性病变证据。

7.其他

肠结核、真菌性肠炎、抗生素相关性肠炎（包括假膜性肠炎）、缺血性结肠炎、放射性肠炎、嗜酸性肠炎、过敏性紫癜、胶原性结肠炎、白塞病、结肠息肉病、结肠憩室炎以及人类免疫缺陷病毒（HIV）感染合并的结肠病变亦应与本病鉴别。还要注意，结肠镜检查发现的直肠轻度炎症改变，如不符合 UC 的其他诊断要点，常为非特异性，应认真寻找病因，观察病情变化。

8.UC 合并艰难梭菌或巨细胞病毒（CMV）感染

重度 UC 或在免疫抑制剂维持治疗病情处于缓解期患者出现难以解释的症状恶化时，应考虑到合并艰难梭菌或 CMV 感染的可能。确诊艰难梭菌感染可行粪便艰难梭菌毒素试验（酶联免疫测定 toxinA/B）。确诊 CMV 感染可行肠镜下活检 HE 染色找巨细胞包涵体及免疫组化染色，以及血 CMV-DNA 定量。

八、治疗

（一）治疗目标

诱导并维持临床缓解，促进黏膜愈合，防治并发症，改善患者生存质量。

（二）一般治疗

营养支持治疗：常有营养不良，根据情况予以高糖、高蛋白、低脂、少渣饮食，适当补充叶酸、微生物和微量元素，全肠外营养适用于重症患者及中毒性巨结肠、肠瘘、短肠综合征等并发症患者。推荐采用间接能量测定仪测定患者的静息能量消耗（REE）。

因疾病反复发作，迁延终生，患者常见抑郁和焦虑情绪，需予以心理问题的防治。

此外，尼古丁与 UC 的发病密切相关，吸烟可以预防 UC 的发生并能改善临床症状，停止吸烟反而会加重 UC 的症状，故已在吸烟的 UC 患者不主张戒烟。

（三）常用治疗药物

1.氨基水杨酸类（5-ASA）

轻中度患者活动期或缓解期 UC 患者的一线治疗药物，通过影响肠黏膜局部花生四烯酸代谢产物环氧酶和氧化酶，抑制前列腺素合成、清除氧自由基而减轻炎症反应、抑制免疫细胞的免疫反应以及促进激活的 T 淋巴细胞的凋亡等，以保护肠道细胞免受破坏。

水杨酸偶氮磺胺吡啶（SASP）是经典的药物，5-氨基水杨酸（5-ASA）为其有效成分。SASP 治疗缓解率达 80%，但恶心、呕吐、头痛、食欲减退等不良反应发生率较高。近年来在 SASP 的基础上研制了一些新型 5-ASA 制剂。

2.肾上腺皮质激素（GC）

是抑制 UC 急性活动性炎症最为有效的药物，主要用于中重度患者或 5-ASA 治疗无效患者的急性活动期的一线治疗，但无维持效果，常与氨基水杨酸类药物合用，此类药物具有强大的抗炎作用及免疫抑制作用，在炎症早期能增高血管的紧张性，降低血管的通透性，同时抑制白细胞的浸润及减少炎症因子的释放;通过诱导淋巴细胞的 DNA 降解及凋亡达到免疫抑制作用,近期疗效好,有效率为 90%。禁忌证有肠穿孔、腹膜炎、腹腔脓肿等。临床常用的有地塞米松、琥珀酸氢化可的松、泼尼松、甲泼尼龙及布地奈德等。虽然其控制病情快,效果满意,但不良反应也非常明显。近年应用的新型制剂有二丙酸倍氯松、巯氢可的松、巯基可的松异戊酸酯等,此类药抗炎作用强而全身不良反应相对较少。糖皮质激素长期应用易产生不良反应,且不能控制复发,故症状好转后应逐渐减量至停药。不良反应可使病情加重,当应用时限小于 2~3 个月时可基本避免。对严重依赖糖皮质激素的 UC 患者可试用自体红细胞介导的地塞米松进行治疗,可克服糖皮质激素依赖并控制病情,从而达到糖皮质激素逐渐减量至停用。

3.免疫抑制剂

是治疗 UC 的二线药物,适用于激素无效或依赖者以及不能使用 SASP 或不能行手术治疗者。常用的免疫抑制剂有硫唑嘌呤(AZA)、6-巯基嘌呤(6-MP)、环孢素(CY)、甲氨蝶呤(MTX)、沙利度胺、他克莫司及麦考酚吗乙酯等。

(1)硫唑嘌呤(AZA)和 6-巯基嘌呤(6-MP):两者同为硫嘌呤类药物,通过抑制嘌呤核苷酸合成抑制细胞增殖,疗效相似。我国医师使用 AZA 的经验较多。使用 AZA 出现不良反应的患者转用 6-MP 后,部分患者可以耐受。硫嘌呤类药物不能耐受者,可换用 MTX。AZA 欧美推荐的目标剂量为 1.5~2.5mg/(kg·d),有人认为亚裔人种剂量宜偏低,如 1mg/(kg·d),但目前尚未达成共识。UC 的治疗常会将氨基水杨酸制剂与硫嘌呤类药物合用,但前者会增加后者的骨髓抑制的毒性,应特别注意。

(2)环孢素 A(CsA):是一种具有强免疫抑制作用的脂溶性多肽,属于调钙素抑制剂,通过抑制 T 细胞 IL-2 的产生,影响免疫反应的诱导和进展,从而发挥作用。可用于对激素治疗无效的重症 UC 患者,可能使部分患者明显降低手术率与病死率,无骨髓抑制的不良反应,但需注意肾毒性、二重感染、高血压、肺纤维化等不良反应。用药期间应密切监测血药浓度及血生化等指标。倾向于使用较小剂量如 2~4mg/(kg·d)静脉滴注 7~14 天,临床取得明显缓解后,换以口服制剂 6~8mg/(kg·d)(也可直接口服起效 1 个月后渐减量),总疗程 4~7 个月。

(3)其他:MTX、他克莫司(FK506)、沙利度胺及麦考酚吗乙酯等。

①MTX:主要抑制二氢叶酸还原酶,阻碍 DNA 合成。能有效诱导和维持缓解,并减少对激素的依赖和耐药,但起效较慢、毒性较大,具有骨髓抑制、出血性膀胱炎、胃肠道反应、发热、肝炎和过敏反应等不良反应。妊娠期禁用,用药期间及停药数月内应避免妊娠。

②沙利度胺:可抑制肿瘤坏死因子-α(TNF-α)产生,被称为“穷人的生物制剂”,但目前仅有少数关于沙利度胺治疗 UC 的文献报道,具体剂量和疗效有待探讨。

③他克莫司(FK506):为一种钙调节神经蛋白抑制剂,抑制促炎症细胞因子的产生和 T 细胞的激活,临床多用于顽固性病例及对 AZA、6-IMP 免疫或英夫利西诱导缓解后使用,但经验尚少。有肾毒性、头痛、恶心、肌痉挛与感觉异常、剂量依赖性等,长期效果和安全性有待进一步观察。本品静脉注射用 0.01~0.02mg/(kg·d),但也有口服制剂 0.05~0.20mg/(kg·d)。

④麦考酚吗乙酯:为新一代免疫抑制剂,又称霉酚酸,商品名骁悉 cellcept,是抑制淋巴细胞增殖的强力免疫抑制剂,治疗 UC 经验尚少。可考虑用于对其他免疫抑制剂过敏不耐受或无效者。一般剂量为 0.5g/d 或按 15mg/(kg·d)进行计算,最大剂量不大于 1.0g/d。

4.生物治疗

包括英夫利西单抗、戈利木单抗及阿达木单抗。适用证为成年中重度活动性 UC 患者,这些患者对常规治疗包括激素类、巯嘌呤或硫唑嘌呤治疗无效,或不能耐受,以及存在常规治疗禁忌证。自治疗起每 12 个月或治疗失败(包括需要手术)需要重新评估。三者均为 TNF-α 的单克隆抗体,能中和 TNF-α 的促炎症作用。最近发现临床上部分患者对 IFX 等生物制剂原发性无效,可能与患者基因型有关。基因型的检测正逐渐成为趋势。

(1)英夫利西(IFX):能用于 6~17 岁儿童及青少年重度活动性溃疡性结肠炎。英夫利西的注射应避免在妊娠最后 3 个月内进行,以避免其通过胎盘。IFX 是一种鼠源性抗 TNF-α 的单克隆抗体,能中和 TNF-α 的促炎症作用,溶解 TNF-α 并诱导活化的巨噬细胞和 T 淋巴细胞凋亡,与 TNF-d 结合后也可抑制 Th1 型细胞因子分泌。IFX 的具体使用方法为 5mg/kg 静脉滴注,分别在第 0、2、6 周以及之后每 8 周使用。由于 IFX 为鼠源性抗 TNF-α 制剂,虽然其免疫原性较强,患者因过敏而不耐受现象较多。其他不良反应包括乙肝病毒激活、充血性心力衰竭、严重感染、系统性红斑狼疮、脱髓鞘疾病、肝胆管病变、淋巴瘤。

(2)阿达木:是一种人源化的 IgG Ⅰ 类单克隆抗 TNF 抗体,阿达木单抗在儿童患者的研究中也获得了满意的疗效和安全性。阿达木单抗在诱导期第 0 周使用 160mg,以及第 2 周 80mg 皮下注射,以后每隔 2 周 40mg 皮下注射。不良反应主要为感染、注射部位反应、头痛、肌肉骨骼疼痛、乙肝病毒激活、各种恶性肿瘤和严重血液学、神经和自体免疫反应。

(3)戈利木:皮下注射,剂量根据患者体重调整,体重不超过 80kg 的患者,初始剂量为 200mg,第 2 周 100mg,以后每 4 周以 50mg 维持治疗。体重在 80kg 或以上的患者,初始剂量为 200mg,第 2 周 100mg,以后每 4 周 100mg 维持治疗。每 12~14 周评估疗效。不良反应包括感染、脱髓鞘疾病、淋巴瘤、乙肝病毒激活、充血性心力衰竭和反应性血液疾病。

5.抗生素

多用于重症 UC 或有严重并发症的中毒性巨结肠病例。UC 肠道菌群发生明显改变,尤其以致病性的肠球菌、变形杆菌、酵母菌的增加和益生菌双歧杆菌的减少为特征,在临床上多采用抗厌氧菌药物及广谱抗生素,常用药物为喹诺酮类和抗厌氧菌的甲硝唑或替硝唑。近年来甲硝唑临床应用较广泛,研究发现该药可抑制肠内厌氧菌,并有免疫抑制、影响白细胞趋化等作用,对 UC 效果良好且能预防复发,目前作为二线药物在 GCS 或 SASP 无效时可考虑使用。

6.肠道菌群调节剂

肠道菌群失调和腔内抗原刺激是胃肠道炎症的主要刺激因素,微生态制剂可补充肠道正常存在的细菌,抑制致病菌的生长,减少肠道内毒素的产生,维持肠道菌群平衡,达到控制肠道炎症及维持缓解的目的,有益于 UC 的治疗。肠道菌群调节的方法主要包括:抗菌药物、益生菌、益生元、合生元制剂及健康人粪便微生物移植(FMT)。益生菌被定义为活的微生物,当摄入足够数量时能发挥对人体健康有益的作用,常见有乳酸菌、双歧杆菌、非致病性酵母菌和复合益生菌等。微生态疗法安全、有效、无明显不良反应,作为 UC 的辅助用药其临床应用前景良好。

7.抑酸药及黏膜保护修复药

H_2 受体阻滞剂对结肠肥大细胞所释放的组胺产生有效的抑制作用,具有与甲硝唑类药物相类似的化学结构,可通过强大的抗菌作用发挥治疗效果;质子泵抑制剂奥美拉唑等能抑制胃肠分泌,减少胃肠液对溃疡面的进一步损伤。胃黏膜保护药瑞巴派特可以保护胃肠黏膜,修复溃疡面;思密达即双八面体蒙脱石微粉,是一种很好的黏膜保护剂,对消化道黏膜有很强的覆盖能力,在减轻炎症的同时可以促进黏膜水肿的消退,提高黏膜屏障的防御功能并有利于溃疡的愈合,对消化道内的细菌、病毒及其产生的毒素有极强的吸附、固定、抑制作用,从而改善肠道的菌群失调并且能吸附 8 倍于自身重量的水,减轻 UC 慢性反复性腹泻及腹泻导致的电解质紊乱;硫糖铝是一种黏膜保护剂,在肠液中水解,附着在肠壁上,并形成一层保护膜覆盖在溃疡面上,避免外源性致病因素对患处肠黏膜的继续侵害,从而有利于肠黏膜修复再生,促进溃疡愈合。

8.维生素

自由基增加、抗氧化能力减弱及过度炎症反应在 UC 发生中起重要作用。维生素 E 为抗氧化剂及自由基清除剂;维生素 D 可影响机体的固有免疫,对抑制 UC 的炎症反应有一定作用。治疗时增加维生素 D、维生素 E 的摄入量有利于病情缓解。

9.其他药物治疗

临床上脂肪氧化酶抑制剂、超氧化物歧化酶系自由基清除剂、血栓素合成酶抑制剂、色氨酸钠、钙通道抑制剂、生长抑素等药物也被用于 UC 治疗,经过规范化治疗患者取得了一定的效果,由于作用有限,一般不单独使用,多作为辅助用药。中药和中西结合研究约占国内治疗研究的 80%,疗效均满意,临床应用普遍,常用口服方剂有白头翁汤、三黄汤、葛根芩连汤、参苓白术散、灌肠药锡类散、冰硼散、白头翁汤附桂芩芷汤等,以灌肠治疗效果最为肯定。中药治疗有效、简便、价廉,值得推广。

(四)药物治疗原则

治疗前,首先应对病情进行综合评估,包括病变累及范围、部位,病程长短,疾病严重程度以及全身情况,给予个体化、综合化的治疗。治疗过程中应根据患者对药物的反应及对药物的耐受情况随时调整治疗方案。

广泛性结肠炎或有肠外症状者则以系统性治疗为主,远段结肠炎时还可采用局部治疗。

目前,针对 UC 的治疗策略上选择"升阶梯"治疗策略,还是"降阶梯"治疗策略仍未达成一致共识。"升阶梯"治疗是依照 5-ASA-糖皮质激素-免疫抑制剂-生物制剂的顺序逐步使用,以前为大多数学者和临床医师所接受。"降阶梯"治疗是指对于一些 UC 患者经过综合评估后首先使用生物制剂,这样能早期抑制异常的全身或肠道免疫反应。

1.活动期治疗

治疗以尽早控制炎症、缓解症状为主要目的。

(1)轻度 UC:氨基水杨酸制剂是治疗轻度 UC 的主要药物,可采用柳氮磺胺吡啶(SASP)或不同类型 5-ASA 制剂。暂无证据显示不同类型的 5-ASA 制剂疗效上有差别。

激素:对氨基水杨酸制剂治疗无效者,特别是病变较广泛者,可改用口服全身作用的激素。对远端直肠型,可用上药栓剂(剂量 $0.5\sim1g$,2 次/d)。病变范围在左半结肠的,也可用美沙拉嗪灌肠液 1～2g/d 或琥珀酸氢化可的松 100～200mg/d,睡前或分 2 次保留灌肠。近年来采用新型激素类制剂布地奈德泡沫剂 2mg 加水 100mL 保留灌肠,1～2 次/d,取得较好疗效。对某些患者,中药锡类散保留灌肠亦有效。

(2)中度 UC:氨基水杨酸类制剂仍是主要药物,用法同上。

激素:足量水杨酸类制剂反应不佳(一般 2～4 周),尤其是病变范围较广者及时改用激素,按泼尼松 0.75～1mg/(kg·d)(其他类型全身作用激素的剂量按相当于上述泼尼松剂量折算)给药。达到症状缓解后再逐渐减量,如泼尼松剂量<30mg/d 时,减量宜更缓,每减 5mg 约间隔 2 周。最小维持量达 10mg/d 左右为理想,但要个体化。

硫嘌呤类药物:包括硫唑嘌呤(AZA)和 6-巯基嘌呤(6-MP)。适用于激素无效或依赖者。

英夫利西:当激素及免疫抑制剂治疗无效或激素依赖或不能耐受上述药物治疗时,可静脉滴注英夫利西单抗治疗。国外研究已肯定其疗效,我国正在进行上市前的Ⅲ期临床试验。

局部用药:对病变局限在直肠或直肠乙状结肠者,强调局部用药(病变局限在直肠用栓剂、局限在直肠乙状结肠用灌肠剂),口服与局部用药联合应用疗效更佳。抗菌药物仅在怀疑合并败血症时使用。

(3)重度 UC:一般病变范围较广,病情发展较快,做出诊断后需要及时处理。

①一般治疗:a.补液、补充电解质,防治水及电解质、酸碱平衡紊乱,特别是补钾。贫血者纠正贫血。b.病情严重者暂禁食,予以胃肠外营养。c.有高热伴脓血便次数较多的患者,考虑到肠道有混合感染时,可加用广谱抗生素或对 G⁻ 或厌氧菌有效的抗生素,如头孢类抗生素、喹诺酮类、甲硝唑等,如合并艰难梭菌及 CMV 感染则做相应处理。d.有时可发生肠菌群紊乱,则需用一些微生态制剂。e.慎用止泻剂、抗胆碱能药物、阿片制剂及 NSAIDs 等药物以免诱发结肠扩张。

②静脉用激素:为首选治疗。静脉滴注琥珀酸氢化可的松 300～400mg/d 或甲泼尼龙 40～60mg/d,剂量再大不会增加疗效,但剂量不足却会降低疗效。直肠型、左半结肠型可加用美沙拉嗪 1～2g/d、琥珀酸氢化可的松 100～200mg/d 或布地奈德 2mg/d 保留灌肠。病情好转后,先将静脉剂量减量,同时与口服制剂短期交替,再改为口服剂量,继续使用一段时间(不应超过 6 个月),逐渐过渡到硫嘌呤类药物维持治疗。如静脉应用激素 5 天仍然无效则考虑转换治疗方案。

③需要转换治疗的判断及转换治疗方案的选择:

a.需要转换治疗的判断:在静脉用足量激素治疗大约 5 天仍然无效,应转换治疗方案。所谓"无效"除看排便频率和血便量外,宜参考全身状况、腹部体检及血清炎症指标进行判断。根据欧洲克罗恩病和结肠炎组织(ECCO)和亚太共识的推荐将判断的时间点定为"约 5 天",宜视病情之严重程度和恶化倾向,适当提早(如 3 天)或延迟(如 7 天)。但应注意,不恰当的拖延势必大大增加手术风险。

b.转换治疗方案的选择:两大选择,一是转换药物的所谓"拯救"治疗,依然无效才手术治疗;二是立即手术治疗。环孢素(CsA):2～4mg/(kg·d)静脉滴注。该药起效快,短期有效率可达 60%～80%,可有效减少急诊手术率。使用期间需定期监测血药浓度,严密监测不良反应。4～7 天治疗无效者,应及时转手术治疗。研究显示,以往服用过硫嘌呤类药物者对 CsA

短期及长期疗效显著差于未使用过硫嘌呤类药物者。英夫利西(IFX):近年国外有一项安慰剂对照研究提示 IFX 作为"拯救"治疗有效。立即手术治疗:在转换治疗前应与外科医师和患者密切沟通,以权衡先予"拯救"治疗与立即手术治疗的利弊,视具体情况决定。对中毒性巨结肠者一般宜早期手术。

2.缓解期治疗

临床治疗失败的主要原因多是治疗剂量不足或疗程不够。

(1)维持治疗的对象:除轻度初发病例、很少复发且复发时为轻度而易于控制者外,均应接受维持治疗。

(2)维持治疗的药物:激素不能作为维持治疗药物。维持治疗药物选择视诱导缓解时用药情况而定。

①氨基水杨酸制剂:由氨基水杨酸制剂或激素诱导缓解后以氨基水杨酸制剂维持,用原诱导缓解剂量的全量或半量,如用 SASP 维持,剂量一般为 2～3g/d,并应补充叶酸。远段结肠炎以美沙拉秦局部用药为主(直肠炎用栓剂每晚 1 次;直肠乙状结肠炎灌肠剂隔天至数天 1次),加上口服氨基水杨酸制剂更好。

②硫嘌呤类等免疫抑制剂:用于激素依赖者、氨基水杨酸制剂不耐受者。剂量与诱导缓解时相同,注意剂量要足。硫唑嘌呤宜在皮质激素减至小量前先期应用,因其充分起效要数个月后。环孢素治疗重症 UC 诱导缓解后,AZA 或 6-MP 用作维持疗法具有较肯定的疗效。

开始剂量可为 50mg/d,然后逐步增至 2～2.5mg/(kg·d)(AZA)或 0.75～1.5mg/(kg·d)(6-MP)。也可一开始即给予目标剂量,用药过程中进行剂量调整。迄今,尚无资料表明 AZA或 6-MP 两者中哪一种更优,但 AZA 应用出现不适(恶心或腹痛)时,可换用 6-MP。但如发生胰腺炎等严重不良反应时,则不宜再换用另一种药。

严密监测 AZA 的不良反应:不良反应以服药 3 个月内常见,又尤以 1 个月内最常见。但骨髓抑制可迟发,甚至有发生在 1 年及以上者。用药期间应全程监测定期随诊。最初 1 个月内每周复查 1 次全血细胞,第 2～3 个月内每 2 周复查 1 次全血细胞,之后每月复查全血细胞,半年后全血细胞检查间隔时间可视情况适当延长,但不能停止;最初 3 个月每月复查肝功能,之后视情况复查。

欧美的共识意见推荐在使用 AZA 前检查硫嘌呤甲基转移酶(TPMT)基因型,对基因突变者避免使用或严密监测下减量使用。TPMT 基因型检查预测骨髓抑制的特异性很高,但敏感性低(尤其在汉族人群),应用时须充分认识此局限性。

在达到目标剂量之前,如白细胞>10000/mm³,剂量可予以增加。然后控制剂量,直到激素停用为止。在用药的头 3 个月内,不宜递减激素剂量。3 个月后如果患者递减激素过程中不能避免复发,则仍应维持足够的激素剂量,而将 AZA 剂量每 2 周增加 25mg,直到白细胞计数介于 3000～5000/mm³ 之间为止。如果患者 6 个月内不能停用激素(尽管白细胞发生中度减少,接近 3000/mm³ 左右),则应视为 AZA 治疗无效,可考虑采用结肠切除术。

③IFX:以 IFX 诱导缓解后继续 IFX 维持,诱导缓解的剂量和维持的剂量一致,均为 5mg/kg。使用 IFX 前接受激素治疗时应继续原来的治疗,在取得临床完全缓解后将激素逐步减量直至停用。对原先使用免疫抑制剂无效者,无必要继续合用免疫抑制剂;但对 IFX 治疗前未接受

过免疫抑制剂治疗者,IFX 与 AZA 合用可提高撤离激素缓解率和黏膜愈合率。

维持治疗期间复发者,查找原因,如为剂量不足可增加剂量或缩短给药间隔时间;如为抗体产生可换用其他生物制剂(目前我国尚未批准)。目前尚无足够资料提出确切疗程。对 IFX 维持治疗达 1 年,维持撤离激素缓解伴黏膜愈合和 CRP 正常者,可考虑停用 IFX 继以免疫抑制剂维持治疗。对停用 IFX 后复发者,再次使用 IFX 可能仍然有效。

④其他:肠道益生菌和中药治疗维持缓解的作用尚有待进一步研究。白细胞洗涤技术国外有成功报道,国内尚未开展。

(3)维持治疗的疗程:氨基水杨酸制剂维持治疗的疗程为 3～5 年或更长。硫嘌呤类药物及 IFX 维持治疗的疗程暂未有共识,视患者具体情况而定,可能为无限期应用。对较轻的初发型,如控制较顺利,有人提出,病情稳定后维持治疗至少 1 年。对反复发作的患者要长期甚至终生用药。其他类型的都需要应用药物维持治疗。

(五)干细胞治疗

干细胞移植是目前新兴起来的一种新的治疗方法,主要通过两种基本机制治疗 UC:一是通过移植后定植于病变肠道部位,横向分化为具有相应功能的多种正常肠道细胞,增强肠道上皮修复能力,重建肠道黏膜和绒毛结构,促进损伤的肠黏膜的恢复;二是通过复杂的免疫网络重新调节肠道免疫,重建免疫耐受。

非骨髓脐带血干细胞治疗激素免疫型溃疡性结肠炎,近期可使患者临床症状缓解,结肠黏膜愈合,组织学改善,疾病活动指数降低,可停用皮质激素,是安全、有效的治疗方法。造血干细胞或骨髓间充质干细胞可能在基因治疗、肠黏膜修复、调节 T 淋巴细胞功能、免疫调节功能及促进损伤局部微循环重建等方面发挥作用。虽然干细胞移植在很大程度上都还处在初级或实验阶段,随着基础研究的逐步深入和 UC 病因和发病机制的逐步阐明,会给 UC 患者尤其是难治性 UC 患者带来根治的希望。

(六)其他治疗

选择性白细胞分离法(LCAP)通过选择性吸附炎性细胞,进而减轻肠道炎性反应,从而成为有效的治疗方法之一。早期 LCAP 多用于治疗中重度,激素依赖、免疫、无效或不良反应严重的 UC 患者。随着人们对 LCAP 认识的逐渐深入,它的适应证也逐渐扩展。

高压氧(HBO)治疗改善结肠黏膜局部缺血缺氧状态,促进溃疡愈合及坏死组织的修复;抑制结肠内微需氧菌及厌氧菌生长繁殖,增加白细胞的杀菌能力和机体对微生物的防御能力;此外,尚能调节皮下自主神经系统的功能,达到调节情绪,缓解自主神经系统的功能紊乱症状,阻断了 UC 的脑肠病理性恶性循环。

健康人粪便微生物移植(FMT)最初用于治疗难辨梭菌感染,取得了显著疗效。近年来 FMT 作为一种新方法已逐渐应用于 IBD 的治疗,但其有效性和安全性有待研究。

第四章　泌尿系统疾病

第一节　急性肾小球肾炎

急性肾小球肾炎(AGN)简称急性肾炎,是指一组病因不一,临床表现为急性起病,多有前期感染,以血尿为主,伴不同程度蛋白尿,可有水肿、高血压,或肾功能不全等特点的肾小球疾病。

一、病因

以前认为本病系由甲型溶血性链球菌感染引起:①本病常在扁桃体炎、咽峡炎、猩红热、丹毒、脓皮病等链球菌感染后发生,其发作季节与链球菌感染流行季节一致,如由上呼吸道感染后引起者常在冬春,而皮肤化脓性疾病引起者常在夏秋;②患者血中抗链球菌溶血素"O"抗体(抗 O 抗体)滴定度增高;③在发病季节用抗生素控制链球菌感染,可减少急性肾小球肾炎的发病率;④肾小球中找到链球菌细胞壁 M 蛋白抗原。

溶血性链球菌的菌株与肾小球肾炎的发病常随流行情况而异,有所谓"致肾炎性链球菌"者,一般以甲组 12 型最多见,其他如 1、4、18、25、41、49 型等,而 2、49、55、57、60 型则常和脓皮病及肾小球肾炎有关。急性肾小球肾炎的发生与否和病变程度的轻重,均与链球菌感染的轻重无关。患过链球菌感染后肾小球肾炎的人对 M 蛋白的免疫具有特异性、永久性和保护性,所以很少再次发病。

目前认为本病系感染后的免疫反应引起:①链球菌感染后的急性肾小球肾炎一般不发生于链球菌感染的高峰,而在起病后 1 周或 2～3 周发病,符合一般免疫反应的出现期。②在急性肾小球肾炎的发病早期,即可出现血清总补体浓度(CH50)明显降低,分别测各补体值,发现浓度均有下降,但其后 C_3、C_5 降低更明显,表示有免疫反应存在,补体可能通过经典及旁路两个途径被激活。血循环免疫复合物常阳性。③Lange 等用荧光抗体法,曾发现在肾小球系膜细胞中及肾小球基底膜上有链球菌抗原,在电镜下观察到肾小球基底膜与上皮细胞足突之间有致密的块状驼峰样物存在,内含免疫复合物及补体。患者肾小球上 IgG 及 C_3 呈颗粒状沉着。患者肾小球中有补体沉着、多形核白细胞及单核细胞浸润,表明这三类炎症介导物质进一步促进了病变的发展。巨噬细胞增殖在病变发展中也起重要作用。

二、临床表现

1.前驱症状

大多数患者在发病前 1 个月有先驱感染史,起病多突然,但也可隐性缓慢起病。

2.起病

多以少尿开始,或逐渐少尿,甚至无尿。可同时伴有肉眼血尿,持续时间不等,但镜下血尿持续存在。

3.水肿

约半数患者在开始少尿时出现水肿,以面部及下肢为重。水肿与急性肾小球肾炎基本相同,水肿一旦出现难以消退。

4.高血压

起病时部分患者伴有高血压,也有在起病以后过程中出现高血压,一旦血压增高,呈持续性,不易自行下降。

5.肾功能损害

呈持续性加重是本病的特点。肾小球滤过率明显降低和肾小管功能障碍同时存在。

6.并发症

病情严重时可以出现急性充血性心力衰竭、高血压脑病、急性肾功能衰竭等并发症。

三、实验室检查

1.尿液检查

尿常规可见红细胞,多为畸形红细胞;蛋白尿,75%的患者 24 小时尿蛋白总量小于 3.0g;常见肾小管上皮细胞、白细胞、透明及颗粒管型,此外还可见红细胞管型,示肾小球有出血渗出性炎症,是急性肾炎的重要特点。

2.血常规检查

白细胞可正常增加,轻度贫血为正色素正常细胞性贫血,血沉于急性期增快。

3.肾功能及血生化检查

急性期肾小球滤过率下降,临床表现有一过性氮质血症。血钾、氯可轻度升高,血钠轻度降低,血浆蛋白轻度下降。

4.纤维蛋白降解产物(FDP)测定

血、尿 FDP 测定可呈阳性。

5.免疫学检查

(1)抗链球菌溶血素 O 抗体(ASO):阳性率达 50%~80%。通常于链球菌感染后 2~3 周出现,3~5 周滴度达高峰,后渐下降。

(2)抗脱氧核糖核酸酶 B(anti-DNAse B)及抗透明质酸酶(anti-HASe):由脓疱病引起肾炎中有较高阳性率,有 2 倍以上滴度增高时提示近期内有链球菌感染。

(3)血清总补体 C$_3$ 有 90%以上起病 2 周内降低,经 4~6 周可恢复正常,如持续降低,说明肾脏病变仍在进行。C_2C_4和备解素也降解,但降低程度有限。C_3测定对轻型者有临床价值。

四、诊断及鉴别诊断

(一)诊断

典型急性肾炎在发病前有链球菌感染史,急性起病,经 1～3 周无症状间歇期,出现水肿、高血压、血尿(可伴不同程度蛋白尿),再加以急性期血清 ASO 滴度升高、血补体 C_3 的动态变化即可明确诊断。诊断多不困难。

肾穿刺活检只在考虑有急进性肾炎或临床、化验不典型或病情迁延者进行,以确定诊断。

(二)鉴别诊断

1.其他病原体感染后的肾小球肾炎

已知多种病原体感染也可引起肾炎,并表现为急性肾炎综合征。可引起增殖性肾炎的病原体有细菌(葡萄球菌、肺炎球菌等)、病毒(流感病毒、EB 病毒、水痘病毒、柯萨基病毒、腮腺炎病毒、ECHO 病毒、巨细胞包涵体病毒及乙型肝炎病毒等)、肺炎支原体及原虫等。参考病史、原发感染灶及其各种特点一般均可区别。

2.其他原发性肾小球疾患

(1)膜增殖性肾炎:起病似急性肾炎,但常有显著蛋白尿、血补体 C_3 持续低下,病程呈慢性过程可资鉴别,必要时行肾活检。

(2)急进性肾炎:起病与急性肾炎相同,常在 3 个月内病情持续进展恶化,血尿、高血压、急性肾功能衰竭伴少尿或无尿持续不缓解,病死率高。

(3)IgA 肾病:多于上呼吸道感染后 1～2 日内即以血尿起病,通常不伴水肿和高血压。一般无补体下降,有时有既往多次血尿发作史。鉴别困难时需行肾活检。

(4)原发性肾病综合征肾炎型:肾炎急性期偶有蛋白尿严重达肾病水平者,与肾炎性肾病综合征易于混淆。经分析病史,补体检测,甚至经一阶段随访观察,可以区别,困难时须赖肾活检。

3.全身性系统性疾病或某些遗传性疾病

如系统性红斑狼疮、过敏性紫癜、溶血尿毒综合征、结节性多动脉炎、Goodpasture 综合征、Alport 综合征等,据各病之其他表现可以鉴别。

4.急性泌尿系统感染或肾盂肾炎

在小儿也可表现有血尿,但多有发热、尿路刺激症状,尿中以白细胞为主,尿细菌培养阳性可以区别。

5.慢性肾炎急性发作

易误为"急性肾炎",因二者预后不同,需予鉴别。此类患儿常有既往肾脏病史,发作常于感染后 1～2 日诱发,缺乏间歇期,且常有较重贫血、持续高血压、肾功能不全,有时伴心脏、眼底变化、尿比重固定,B超检查有时见两肾体积缩小。

五、治疗

本病治疗以休息及对症治疗为主,改善肾功能,预防和控制并发症,促进机体自然恢复,不宜应用糖皮质激素及细胞毒类药物。

1.祛除病因及诱因治疗

(1)有明确感染灶时应选用无肾毒性抗生素治疗,但一般不主张长期预防性使用抗生素。

(2)若病程已达3~6个月,尿化验检查仍异常,且考虑与扁桃体病灶相关时,在肾炎病情稳定的情况下(无水肿及高血压、肾功能正常,尿蛋白少于＋,尿沉渣红细胞少于10个/HP),可行扁桃体摘除术,术前后2周均需注射青霉素。

2.对症治疗

(1)休息:急性肾小球肾炎卧床休息十分重要。当水肿消退、肉眼血尿消失、血压恢复正常,可适量增加活动量,防止骤然增加。

(2)饮食:水肿明显及高血压患者应限制饮食中水和钠的摄入;肾功能正常者无须限制蛋白质的摄入,肾功能不全者应以优质低蛋白质为主。

(3)利尿消肿:轻度水肿无须治疗,经限盐和休息即可消失。明显水肿者,可用呋塞米、氢氯噻嗪等。一般不用保钾利尿药,尤其少尿时,易导致高钾血症。

(4)降压治疗:降压药首选利尿药,利尿后血压仍控制不满意者,再选用血管扩张药、α受体阻滞药、钙通道阻滞药。急性肾小球肾炎血浆肾素水平常降低,故β受体阻滞药或ACEI降压效果常不佳,且后者尚可引起高血钾,一般不用。

3.替代治疗

少数急性肾衰竭有透析指征者,应给予透析治疗以帮助渡过急性期,本病具有自愈倾向,肾功能多可逐渐恢复,一般不需长期透析。

第二节　慢性肾小球肾炎

慢性肾小球肾炎是指各种病因引起的不同病理类型的双侧肾小球弥散性或局灶性炎症改变,临床起病隐匿,病程冗长,病情多发展缓慢的一组原发性肾小球疾病的总称,其临床表现复杂,有水肿、血尿、高血压等表现,尿常规检查以蛋白尿、管型、红细胞为主。治疗困难,预后相对较差。

一、诊断

(一)临床表现

本病大多数隐匿起病,病程冗长,病情多缓慢进展。由于不同病理类型,临床表现不一致,多数病例以水肿为首发症状,轻重不一,轻者仅面部及下肢微肿,重者可出现肾病综合征,有的病例则以高血压为首发症状而发现为慢性肾小球肾炎,亦可表现为无症状蛋白尿和(或)血尿,或仅出现多尿及夜尿,或在整个病程无明显体力减退直至出现严重贫血或尿毒症为首发症状。

1.水肿

在整个疾病的过程中,大多数患者会出现不同程度的水肿。水肿程度可轻可重,轻者仅早晨起床后发现眼眶周围、面部肿胀或午后双下肢、踝部出现水肿。严重的患者,可出现全身水肿。然而,也有极少数患者,在整个病程中始终不出现水肿,往往容易被忽视。

2.高血压

有些患者是以高血压症状来医院救治的,医师通过尿液检查诊断为慢性肾小球肾炎引起的血压升高。对慢性肾小球肾炎患者来说,高血压的发生是一个迟早的过程,其血压升高可以是持续性的,也可以间歇出现,并以舒张压升高为特点。

3.尿异常改变

尿异常几乎是慢性肾小球肾炎患者必有的现象,包括尿量变化和镜检的异常。有水肿的患者会出现尿量减少,且水肿程度越重,尿量减少越明显,无水肿患者尿量多数正常。当患者肾受到严重损害,尿的浓缩-稀释功能发生障碍后,还会出现夜尿量增多和尿比重下降等现象。几乎所有的慢性肾小球肾炎患者都有蛋白尿,尿蛋白的含量不等,可以从(±)到(＋＋＋＋)。在尿沉渣中可见到程度不等的红细胞、白细胞、颗粒管型、透明管型。当急性发作时,可有明显的血尿,甚至出现肉眼血尿。除此之外,慢性肾小球肾炎患者还会出现头晕、失眠、精神差、食欲缺乏、不耐疲劳、程度不等的贫血等临床症状。

(二)辅助检查

1.实验室检查

(1)血常规:肾功能减退时可有不同程度的贫血。

(2)尿常规:尿液检查可表现为轻重不等的蛋白尿(1～3g/d)和(或)血尿、管型尿等。

(3)肾功能:早期正常,后期可有不同程度的血肌酐(Cr)、尿素氮(BUN)的升高,内生肌酐清除率(Ccr)下降;尿浓缩稀释功能减退。

2.影像学检查

双肾B超示肾早期双肾大小、形态多属正常,或见双肾弥散性损害,回声不均匀;后期随肾功能下降,双肾对称性缩小,皮质变薄。

3.病理检查

(1)慢性肾小球肾炎可由多种病理类型引起,常见类型有系膜增生性肾小球肾炎、系膜毛细血管性肾小球肾炎、膜性肾病、微小病变性肾小球硬化及局灶性节段性肾小球肾炎。

(2)病变进展至后期,所有上述不同类型的病理变化均可转化为程度不等的肾小球硬化,相应肾单位的肾小管萎缩,肾间质纤维化。晚期病理类型均可转化为硬化性肾小球肾炎。

到目前为止,无法从慢性肾小球肾炎的临床表现推论其确切病理变化如何,因此只能依靠肾穿刺活检,才能做出病理诊断。

(三)诊断要点

(1)起病隐匿,进展缓慢,病情迁延,临床表现可轻可重或时轻时重。随着病情发展,肾功能逐渐减退,后期可出现贫血、电解质紊乱、血尿素氮升高、血肌酐升高等情况。

(2)尿检查异常,常有长期持续性蛋白尿、血尿(相差显微镜多见多形态改变的红细胞),可有管型尿,不同程度的水肿、高血压等表现。

(3)病程中可因呼吸道感染等原因诱发慢性肾小球肾炎急性发作,出现类似急性肾小球肾炎的表现。

(4)排除继发性肾小球肾炎后,方可诊断为原发性肾小球肾炎。

(四)鉴别诊断

1.原发性肾病综合征

慢性肾小球肾炎与原发性肾病综合征在临床表现上可十分相似,但慢性肾小球肾炎多见于青壮年,常有血尿,出现高血压和肾功能减退也较多,尿蛋白的选择性差;而原发性肾病综合征多见于儿童,无血尿、高血压、肾功能不全等表现,尿蛋白有良好的选择性。对激素和免疫抑制药的治疗,原发性肾小球肾病患者非常敏感,而慢性肾小球肾炎患者效果较差。最后,肾活检可帮助诊断。

2.慢性肾盂肾炎

慢性肾盂肾炎的临床表现可类似慢性肾小球肾炎,但详细询问有泌尿系感染的病史(尤其是女性),尿中白细胞较多,可有白细胞管型,尿细菌培养阳性,静脉肾盂造影和核素肾图检查有双侧肾损害程度不等的表现,这些都有利于慢性肾盂肾炎的诊断。

3.结缔组织疾病

系统性红斑狼疮、结节性多动脉炎等胶原性疾病中肾损害的发生率很高,其临床表现可与慢性肾小球肾炎相似,但此类疾病大都同时伴有全身和其他系统的症状,如发热、皮疹、关节痛、肝脾大,化验时可以发现特征性指标异常(如狼疮肾炎血液化验可见血细胞下降,免疫球蛋白增加,可查到狼疮细胞,抗核抗体阳性,血清补体水平下降,肾组织学检查可见免疫复合物广泛沉积于肾小球的各个部位。免疫荧光检查常呈"满堂亮"表现)。

4.恶性高血压病

多见于患有高血压病的中年人,常在短期内会引起肾功能不全,故易与慢性肾小球肾炎并发高血压者相混淆。恶性高血压病的血压比慢性肾小球肾炎为高,常在200/130mmHg 或更高。但起病初期尿改变大多不明显,尿蛋白量少,无低蛋白血症,无明显水肿。由于恶性高血压病时的小动脉硬化坏死是全身性的,故常见视网膜小动脉高度缩窄、硬化,并常伴有出血和渗血、视盘水肿、心脏扩大,心功能不全也较明显,这些均可作为鉴别诊断的依据。若慢性肾小球肾炎并发高血压而演变为恶性高血压者,则是有长期慢性肾炎病史的患者,病情突然恶化,出现血压明显升高,肾功能迅速恶化,并出现视网膜出血、视盘水肿,甚则出现高血压脑病等症状。

二、治疗

本病的治疗重点,应放在保护残存肾功能,延缓肾损害进展上。

1.一般治疗

(1)饮食:低盐(每日食盐<3g);出现肾功能不全时应限制蛋白质入量($0.6\sim1g/kg \cdot d$)。

(2)休息:肾功能正常的轻症患者可适当参加轻工作,重症及肾功能不全患者应以休息为主。

2.对症治疗

(1)利尿:轻者并用噻嗪类利尿剂及保钾利尿剂,重者用襻利尿剂。

(2)降血压:应将血压严格控制至 130/80mmHg,能耐受者还能更低,这对尿蛋白>1g/d者尤为重要。但是,对于老年患者或合并慢性脑卒中的患者,应该个体化地制定降压目标,常只宜降至 140/90mmHg。

治疗慢性肾炎高血压,于治疗之初就常用降压药物联合治疗,往往选用血管紧张素转换酶抑制剂或血管紧张素 AT_1 受体阻滞剂,与双氢吡啶钙通道阻滞剂或(和)利尿药联合治疗,无效时再联合其他降压药物。

血清肌酐>265μmol/L(3mg/dL)不是禁用血管紧张素转换酶抑制剂或血管紧张素 AT_1受体阻滞剂的指征,但是必须注意警惕高钾血症发生。

3.延缓肾损害进展措施

严格控制高血压就是延缓肾损害进展的重要措施,除此而外,还可采用如下治疗。

(1)血管紧张素:转换酶抑制剂(ACEI)或血管紧张素 AT_1 受体阻滞剂(ARB)无高血压时亦可服用,能减少尿蛋白及延缓肾损害进展,宜长期服药。

(2)调血脂药物:以血浆胆固醇增高为主者,应服用羟甲基戊二酰辅酶 A 还原酶抑制剂(他汀类药);以血清三酰甘油增高为主者,应服用纤维酸类衍生物(贝特类药)治疗。

(3)抗血小板药物:常口服双嘧达莫 300mg/d,或服阿司匹林 100mg/d。若无不良反应此两类药可长期服用,但是肾功能不全血小板功能受损时要慎用。

(4)降低血尿酸药物:肾功能不全致肾小球滤过率<30mL/min 时,增加尿酸排泄的药物已不宜使用,只能应用抑制尿酸合成药物(如别嘌呤醇及非布司他),并需根据肾功能情况酌情调节用药剂量。

除上述药物治疗外,避免一切可能加重肾损害的因素也极为重要,例如不用肾毒性药物(包括西药及中药),预防感染(一旦发生,应及时选用无肾毒性的抗感染药物治疗),避免劳累及妊娠等。

4.糖皮质激素及细胞毒药物一般不用

至于尿蛋白较多、肾脏病理显示活动病变(如肾小球细胞增生,小细胞新月体形成,及肾间质炎症细胞浸润等)的患者,是否可以酌情考虑应用? 需要个体化地慎重决定。

慢性肾炎如已进展至慢性肾功能不全,则应按慢性肾功能不全非透析疗法处理;如已进入终末期肾衰竭,则应进行肾脏替代治疗(透析或肾移植)。

第三节　肾病综合征

肾病综合征(NS)是以大量蛋白尿(>3.5g/24h)、低清蛋白血症(<30g/L)、水肿和高脂血症为主要表现的肾病,是肾小球疾病的常见表现。肾病综合征虽作为一组临床症候群具有共同的临床表现、病理生理和代谢变化,甚至治疗方面亦有共同的规律。但是,由于这是多种病

因、病理和临床疾病所引起的一组综合征,所以其临床表现、发病机制和防治又各有其特殊之处。在此着重介绍原发性肾病综合征。

一、诊断

(一)临床表现

1.大量蛋白尿

正常成年人每日尿蛋白质排泄量不超过 150mg。大量蛋白尿的产生是由于肾小球滤过膜异常所致。正常肾小球滤过膜对血浆蛋白有选择性滤过作用,能有效阻止绝大部分血浆蛋白从肾小球滤过,只有极小量的血浆蛋白进入肾小球滤液。影响蛋白滤过的因素可能有:蛋白质分子大小、蛋白质带电荷情况、蛋白质的形态和可变性、血流动力学改变。

2.低清蛋白血症

见于大部分肾病综合征患者,即血清白蛋白水平在 30g/L 以下。其主要原因是尿中丢失清蛋白,但两者并不完全平行,因为血浆清蛋白值是清蛋白合成与分解代谢平衡的结果。主要受以下几种因素的影响:肝合成清蛋白增加;肾小管分解清蛋白能力增加;严重水肿,胃肠道吸收能力下降。

3.水肿

水肿的出现及其严重程度与低蛋白血症的程度呈正相关。然而,例外的情况并不少见。大多数肾病综合征水肿患者血容量正常,甚至增多,并不一定都减少,血浆肾素正常或处于低水平,提示肾病综合征的钠潴留是由于肾调节钠平衡的障碍,而与低血容量激活肾素-血管紧张素-醛固酮系统无关。肾病综合征水肿的发生不能仅以一个机制来解释。血容量的变化,仅在某些患者身上可能是造成水钠潴留、加重水肿的因素,但不能解释所有水肿的发生,其真正的形成机制,目前尚未清楚,很可能是与肾内某些调节机制的障碍有关。

4.高脂血症

肾病综合征时脂代谢异常的特点为血浆中几乎各种脂蛋白成分均增加,血浆总胆固醇(Ch)和低密度脂蛋白胆固醇(LDL-Ch)明显升高,三酰甘油(TG)和极低密度脂蛋白胆固醇(VLDL-Ch)升高。高密度脂蛋白胆固醇(HDL-Ch)浓度可以升高、正常或降低;在疾病过程中各脂质成分的增加出现在不同的时间,一般以总胆固醇升高出现最早,其次才为磷脂及三酰甘油。除数量改变外,脂质的质量也发生改变,各种脂蛋白中胆固醇/磷脂及胆固醇/三酰甘油的比例均升高。载脂蛋白也常有异常,如 ApoB 明显升高,ApoC 和 ApoE 轻度升高。脂质异常的持续时间及严重程度与病程及复发频率明显相关,长期的高脂血症可在肾病综合征进入恢复期后持续存在。

5.血中其他蛋白浓度改变

肾病综合征时多种血浆蛋白浓度可发生变化。如血清蛋白电泳中 α_2-球蛋白和 β-球蛋白升高,而 α_1-球蛋白可正常或降低,IgG 水平可显著下降,而 IgA、IgM 和 IgE 水平多正常或升高,但免疫球蛋白的变化同原发病有关。补体激活旁路 B 因子的缺乏可损害机体对细菌的调理作用,为肾病综合征患者易感染的原因之一。纤维蛋白原、凝血因子 V、凝血因子 Ⅶ、凝血因子 X 可升高;血小板也可轻度升高;抗凝血酶Ⅲ可从尿中丢失而导致严重减少;C 蛋白和 S 蛋白浓度多正常或升高,但其活性降低;血小板凝集力增加和 β-血栓球蛋白的升高,可能是潜隐的自发性血栓形成的一个征象。

6.并发症

(1)感染:由于大量免疫球蛋白自尿中丢失,血浆蛋白降低,影响抗体形成。肾上腺皮质激素及细胞毒药物的应用,使患者全身免疫力下降,极易发生感染,如皮肤感染、原发性腹膜炎、呼吸道感染、泌尿系感染,甚至诱发败血症。

(2)血栓形成:肾病综合征患者容易发生血栓,尤其是膜性肾病发生率可达 25%～40%。形成血栓的原因有水肿、患者活动少、静脉瘀滞、高血脂、血液浓缩使黏滞度增加、纤维蛋白原含量过高及凝血因子Ⅴ、凝血因子Ⅶ、凝血因子Ⅷ、凝血因子Ⅹ因子增加和使用肾上腺皮质激素而血液易发生高凝状态等。

(3)急性肾衰竭:肾病综合征患者因大量蛋白尿、低蛋白血症、高脂血症,体内常处在低血容量及高凝状态,呕吐、腹泻、使用抗高血压药及利尿药大量利尿时,都可使肾血灌注量骤然减少,进而使肾小球滤过率降低,导致急性肾衰竭。此外,肾病综合征时肾间质水肿,蛋白浓缩形成管型堵塞肾小管等因素,也可诱发急性肾衰竭。

(4)冠状动脉粥样硬化性心脏病:肾病综合征患者常有高脂血症及血液高凝状态,因此容易发生冠状动脉粥样硬化性心脏病。有报道,肾病综合征患者的心肌梗死发生率比正常人高8倍。冠状动脉粥样硬化性心脏病已成为肾病综合征死亡原因的第三因素(仅次于感染和肾衰竭)。

(5)电解质及代谢紊乱:反复使用利尿药或长期不合理的禁盐,都可使肾病综合征患者继发低钠血症;使用肾上腺皮质激素及大量利尿药导致大量排尿,若不及时补钾,容易出现低钾血症。

(二)辅助检查

1.血常规

可见小细胞性(缺铁性)贫血,血小板计数可增多。

2.尿液检查

24 小时尿蛋白定量≥3.5g,尿沉渣常含各种管型,也可出现红细胞和红细胞管型,有时可见脂尿。

3.血生化检查

(1)血脂:总胆固醇、三酰甘油、游离胆固醇、酯化胆固醇及磷脂均增高。

(2)血清清蛋白:常≤30g/L。

(3)血清蛋白电泳:可见 α_2-球蛋白和 β-球蛋白增高。

(4)其他:血浆铜蓝蛋白、转铁蛋白、补体均减少;甲状腺素水平降低;纤维蛋白原增加等。

(三)诊断要点

(1)大量蛋白尿[≥3.5g/24h 或≥3.5g/(1.73m² · 24h)]。

(2)低蛋白血症(血清清蛋白<30g/L)。

(3)水肿。

(4)高脂血症。

上述 4 条中,前两条为必要条件。诊断原发性肾病综合征,须排除继发性肾病综合征。

(四)鉴别诊断

1.继发性肾病综合征

除符合肾病综合征的临床表现外,依据系统受损等表现和实验室特异性检查,鉴别诊断一般不难。

2.遗传性肾病

除符合肾病综合征的临床表现外,多具有阳性家族史,鉴别诊断一般不难。

二、治疗

应参考病理类型等因素个体化地制定治疗目标。某些病理类型的肾病综合征应力争治疗后消除尿蛋白,使肾病综合征缓解;但是另一些病理类型的肾病综合征很难获得上述疗效,则应以减轻症状,减少尿蛋白排泄,延缓肾损害进展及防治并发症为治疗重点。

1.一般治疗

(1)休息:重症肾病综合征患者应卧床,但应注意床上活动肢体,以防血栓形成。

(2)饮食:低盐(食盐每日<3g),蛋白质入量以每日 0.8～1.0g/kg 为妥,不宜采用高蛋白饮食,要保证热卡(每日 126～147kJ/kg,即每日 30～35kcal/kg),并注意维生素及微量元素补充。

2.对症治疗

(1)利尿消肿:有效血容量不足时,可先静脉输注胶体液(如低分子右旋糖酐等血浆代用品,用含糖、不含氯化钠制剂)扩张血容量,然后再予袢利尿剂;无有效血容量不足时,可以直接应用袢利尿剂。袢利尿剂宜静脉给药,首剂给以负荷量,然后持续泵注(如呋塞米首剂 40mg 从输液小壶给入,然后以每小时 5～10mg 速度持续泵注,全日量不超过 200mg)。袢利尿剂若与作用于远端肾小管或集合管的口服利尿药(如氢氯噻嗪、美托拉宗、螺内酯及阿米洛利)联用,利尿效果可能更好。利尿消肿以每天减少体重 0.5～1.0kg 为当。注意不应滥输血浆或白蛋白制剂利尿,因为人血制来之不易,不应轻意使用,另外,滥用还可能加重肾脏负担,损伤肾功能。

对于严重浮肿(甚至皮肤渗液)或(和)大量胸、腹水利尿无效的患者,可以考虑用血液净化技术超滤脱水。

(2)减少尿蛋白排泄:可服用血管紧张素转换酶抑制剂或血管紧张素 AT_1 受体阻滞剂。服药期间应密切监测血清肌酐变化,如果血清肌酐上升超过基线的 30%,则提示肾缺血(肾病综合征所致有效血容量不足,或过度利尿脱水),应暂时停药。为此,在肾病综合征的利尿期最好不服用这类药物,以免上述情况发生。

(3)调血脂治疗:对具有明显高脂血症的难治性肾病综合征病例应服用调脂药治疗。以血浆胆固醇增高为主者,应服用羟甲基戊二酰辅酶 A 还原酶抑制剂(他汀类药);以血清甘油三酯增高为主者,应服用纤维酸类衍生物(贝特类药)治疗。

3.糖皮质激素及免疫抑制剂治疗

(1)糖皮质激素:是治疗肾病综合征的主要药物。治疗原则:①"足量":起始量要足,常用泼尼松或泼尼松龙每日 1mg/kg 口服,但是最大量一般不超过每日 60mg,服用 1～2 个月(完全缓解病例)至 3～4 个月(未缓解病例)后减量;②"慢减":减撤激素要慢,一般每 2～3 周左右减去前用量的 1/10;③"长期维持":以隔日服 20mg 作维持量,服半年或更长时间。

在激素足量治疗 12 周内病情完全缓解,称为激素敏感;激素足量治疗 12 周(原发性局灶节段硬化症无效例外,为 16 周)无效,称为激素免疫;激素治疗有效,但减撤药物过程中 2 周之内复发者,称为激素依赖。

(2)细胞毒药物:常与激素配伍应用。现多用环磷酰胺,每日 0.1g 口服,或隔日 0.2g 静脉注射,累积量达 6～12g 停药。其他细胞毒药物还有苯丁酸氮芥等。

(3)钙调神经磷酸酶抑制剂:包括环孢素 A 及他克莫司。

①环孢素 A:常与糖皮质激素(泼尼松或泼尼松龙起始剂量可减为每日 0.5mg/kg)配伍应用。用法:每日 3～4mg/kg,最多不超过每日 5mg/kg,分早晚 2 次空腹口服,维持血药浓度谷值于 125～175ng/mL,服用 3～6 个月后逐渐减量,共服药 6～12 个月。对于肾病综合征部分缓解病例,也可在减量至每日 1～1.5mg/kg 后,维持服药达 1～2 年。

②他克莫司:常与激素(泼尼松或泼尼松龙起始剂量可减为每日 0.5mg/kg)配伍应用。用法:每日 0.05～0.1mg/kg,分早晚 2 次空腹口服,持续 6 个月,维持血药浓度谷值于 5～10ng/mL,然后逐渐减量,将血药浓度谷值维持于 3～6ng/mL,再服 6～12 个月。

(4)吗替麦考酚酯:是一种新型免疫抑制剂,主要用于难治性肾病综合征治疗。也常与激素配伍应用,用量 1.5～2g/d,分 2 次空腹服用,半年后渐减量至 0.5～0.75g/d,然后维持服药 0.5～1 年。

(5)雷公藤多苷:与激素配合应用。用法:每次 10～20mg,每日 3 次口服。

(6)其他:应用雷帕霉素及利妥昔单抗治疗原发性肾病综合征,仅有个例或小样本报道,作为推荐用药目前尚缺证据。

上述各种药物均有不同程度的不良反应,临床医师应熟知,并密切检测以防发生。

4.并发症防治

(1)感染:包括细菌(包括结核菌)、真菌(包括卡氏肺孢子菌)及病毒感染,尤易发生在足量激素及免疫抑制剂初始治疗的头 3 月内,对感染一定要认真防治。在进行上述免疫抑制治疗前及治疗中应定期给患者检验外周血淋巴细胞总数及 CD_4 细胞数,前者低于 $600/mm^3$ 或(和)后者低于 $200/mm^3$ 时发生感染的几率显著增加,同时还应定期检验血清 IgG。感染一旦发生,即应选用敏感、强效、无肾毒性的抗病原微生物药及时治疗。反复感染者可试用免疫增强剂(如胸腺肽、丙种球蛋白等)预防感染。

(2)血栓:防治血栓栓塞并发症的药物如下:①抗血小板药物:肾病综合征未缓解前均应应用。②抗凝药物:当血清白蛋白<20g/L 时即应应用。临床常用肝素钙 5000U,每 12 小时皮下注射一次,维持活化部分凝血活酶时间(APTT)达正常值高限的 1.5～2.0 倍;或用低分子肝素如伊诺肝素钠、那屈肝素钙及达肝素钠等,每日 150～200IUAＸa/kg(IUAＸa 为抗活化凝血因子Ｘ国际单位),分成 1～2 次皮下注射,必要时监测Ｘa 因子活性变化;或者口服华法林,

将凝血酶原时间国际标准化比值（PT-INR）控制达 2～3。③溶栓药物：一旦血栓形成即应尽早应用溶栓药物（如尿激酶）治疗。

（3）特发性急性肾衰竭：此并发症常见于老年、微小病变肾病的肾病综合征复发患者。发病机制不清，部分患者恐与大量血浆蛋白滤过形成管型堵塞肾小管及肾间质高度水肿压迫肾小管，导致"肾内梗阻"相关。因此主要治疗如下：①血液透析：除维持生命赢得治疗时间外，并可在补充血浆制品后脱水（应脱水至干体重），以减轻肾间质水肿。②甲泼龙冲击治疗：促进肾病综合征缓解。③袢利尿剂：促使尿量增加，冲刷掉阻塞肾小管的管型。

第五章　神经系统疾病

第一节　偏头痛

偏头痛是一种慢性发作性神经血管疾病，以发作性、偏侧、搏动样头痛为主要临床特征。严重的偏头痛被世界卫生组织定为最致残的慢性疾病之一，类同于痴呆、四肢瘫痪和严重精神疾病。最新流行病学调查显示：在我国18～65岁人口中，偏头痛的发病率为9.3%，男孩的发病率与女孩相同，都是6%，但随着年龄的增长，女性的偏头痛发病率会逐渐增高，男：女＝1：3。

一、病因和发病机制

（一）病因
目前偏头痛的发病原因并不完全清楚，但从临床上观察，许多因素可促使其诱发。

1.激素性

月经、排卵、口服避孕药、激素替代。

2.食物性

乙醇、亚硝酸盐（腌制食品）、谷氨酸钠（味精等）、阿司帕坦、巧克力、奶酪、饮食不规律。

3.心理性

精神紧张、焦虑、抑郁。

4.环境性

强光、日晒、噪声、气味、天气变化、高海拔。

5.睡眠相关性

缺少睡眠、过多睡眠。

6.药物性

硝酸甘油、组胺、雌激素、雷尼替丁、利血平等。

7.其他

头部外伤、强体力劳动、疲劳。

（二）发病机制

1.血管学说

认为血管先收缩，如眼动脉收缩造成视觉先兆如偏盲、闪光等，继之血管剧烈扩张，血流瘀滞而头痛,2～4小时后恢复正常。

2.神经学说

认为脑功能紊乱始于枕叶,以 2～3mm/min 的速度向前推进并蔓延及全头部,借此解释视觉先兆和头痛,称为扩散性皮质抑制现象。

3.神经源性炎症反应学说

认为不明原因的刺激物刺激三叉神经,使三叉神经末端释放化学特质如 P 物质,导致局部炎性反应和血管舒张,激发头痛。

4.血管神经联合学说

认为各种不同刺激物可影响皮质、丘脑、下丘脑,然后刺激脑干。脑干的兴奋导致皮质功能改变,出现先兆症状,然后引起血管扩张,刺激三叉神经,使神经末端产生局部炎症反应;另一方面促使血小板释放 5-羟色胺(5-HT),促使 5-HT 浓度下降,抗疼痛的作用减弱,导致头痛加重。

二、诊断与鉴别诊断

(一)临床表现

典型的偏头痛患者将经历下列四个阶段。

1.前驱症状

在偏头痛发作前一天或数天患者会有一些异常现象,如畏光、怕声、情绪不稳定、困倦、水肿等。

2.先兆症状

主要是视觉症状(如眼前闪光、冒金星、视野缺损等)、感觉症状(如针刺感、麻木感等)、语言功能障碍。持续时间约数分钟至 1 小时。有少许患者只有先兆而不头痛。

3.头痛症状

剧烈头痛,头痛多位于一侧,呈搏动感,逐渐蔓延及全头部,伴恶心、呕吐、畏光、怕声,持续时间 4～72 小时。

4.后遗症状

发作终止后,患者感到疲劳、无力、食欲差,1～2 天后好转或消失。

(二)辅助检查

所有的检查对单纯的偏头痛患者无诊断价值,检查的目的是排除其他引起头痛的疾病,可根据患者的情况,选择进行头颅 CT、MR 及脑电图、脑脊液等检查。

(三)诊断要点

偏头痛的诊断主要根据患者的病史、临床表现(包括头痛的部位、性质、程度、持续时间、伴随症状、先兆表现和活动的影响)、家族史、神经系统检查及相关检查结果进行综合判断,必须排除继发性头痛和其他类型的原发性头痛。目前偏头痛的诊断主要根据国际头痛协会制订的《国际头痛疾患分类第 3 版(试用版),2013》的诊断标准进行分类和诊断。

1.无先兆偏头痛(普通型偏头痛,单纯型偏头痛)

(1)至少有 5 次发作符合下述 2～4 项标准。

(2)头痛发作持续时间 4～72 小时(未经治疗或治疗无效者)。

(3)头痛至少具有下列特点中的两项:

①局限于单侧。

②搏动性。

③程度为中度或重度。

④日常体力活动(如走路或爬楼梯)会加重头痛或头痛时避免此类活动。

(4)头痛期至少具有下列中的一项:

①恶心和(或)呕吐。

②畏光和怕声。

(5)不能归因于其他疾病。

2.有先兆偏头痛(典型偏头痛,复杂型偏头痛)

(1)至少符合无先兆头痛 2～4 项特征的 2 次发作。

(2)先兆至少有下列一种表现,没有运动无力症状:

①完全可逆的视觉症状:包括阳性症状(如闪烁的光、点、线)及(或)阴性症状(如视觉丧失)。

②完全可逆的感觉症状:包括阳性症状(如针刺感)及(或)阴性症状(如麻木感)。

③完全可逆的语言功能障碍。

(3)至少满足下列的两项:

①同向视觉症状及(或)单侧感觉症状。

②至少一个先兆症状逐渐发展的过程≥5 分钟,和(或)不同先兆症状接连发生,过程≥5 分钟。

③每个症状持续 5～60 分钟。

(4)在先兆症状同时或在先兆发生后 60 分钟内出现头痛,头痛符合无先兆偏头痛标准 2～4项。

(5)不能归因于其他疾病。

3.慢性偏头痛

(1)每个月头痛≥15 天,持续 3 个月以上。

(2)平均持续时间超过每次 4 小时(未治疗)。

(3)至少符合以下 1 项:

①符合国际头痛协会(IHS)诊断的偏头痛病史。

②典型偏头痛特征弱化或消失但发作频率增加超过 3 个月。

③期间有符合 IHS 诊断标准的偏头痛发作。

(4)不符合新发每日头痛或持续偏侧头痛的诊断。

(5)除外其他原因引起的头痛。

4.特殊类型的偏头痛

(1)偏瘫型偏头痛:多在儿童期发病,成年后停止;偏瘫可单独发生,也可伴有偏侧麻木、失语;偏头痛消退后可持续 10 分钟至数周不等。有家族型和散发型。

(2)基底型偏头痛:儿童和青春期女性发病较多,先兆症状为完全可逆的视觉症状(如闪光、暗点)、脑干症状(如眩晕、复视、眼球震颤、共济失调、黑蒙),也可出现意识模糊和跌倒发作;先兆症状持续 20~30 分钟后出现枕部搏动性疼痛,常伴有恶心和呕吐。

(3)前庭性偏头痛:具有前庭性眩晕的症状和偏头痛的发作特点,反复出现发作性的眩晕、恶心呕吐,持续 5 分钟至 72 小时,可伴有畏光、畏声等类似于偏头痛的伴随症状,且对于抗偏头痛药物有良好反应。

(4)偏头痛持续状态:偏头痛发作时间持续 72 小时以上,但期间可有短于 4 小时的缓解期。

(四)鉴别诊断

1.丛集性头痛

头痛部位多为一侧眼眶或球后、额颞部,头痛性质多为发作性、剧烈样疼痛,常伴有同侧结膜充血、流泪、流涕和霍纳(Homner)征,不伴恶心、呕吐。发作频率为隔日 1 次至每日 8 次,每次持续时间 15 分钟至 3 小时。男女比为 9∶1。

2.紧张性头痛

头痛部位多在双侧颞部、枕部、额顶部和(或)全头部,可扩展至颈、肩、背部;头痛性质多呈紧缩性、压迫性;程度为轻至中度,可呈发作性或持续性;多伴有焦虑、抑郁表现。

3.症状性偏头痛

临床上也可表现为类似偏头痛性质的头痛,可伴有恶心、呕吐,但无典型的偏头痛发作过程。大部分病例可有局灶性神经功能缺失或刺激症状,头颅影像学检查可显示病灶。同时注意排除高血压。

三、预防和治疗

(一)偏头痛的有效治疗方法

偏头痛治疗应注意几个方面的问题:

(1)偏头痛是多病因的,包括遗传因素、外部(酒精、应激)和内部(激素)的诱发因素,因此,多种不同的治疗方法都被证明是有效的。

(2)偏头痛是短暂的脑、硬脑膜和硬脑膜血管功能障碍,并不涉及脑实质,也不会增加脑瘤和动静脉畸形的危险。

(3)偏头痛不是精神障碍,亦无神经源性,但心理因素在偏头痛的频繁发作中起着重要作用。

(4)虽然偏头痛不能治愈,但可成功地治疗急性发作,还可用药物和行为方法减少发作。

(5)教条的原则无助于成功的治疗。

许多医师对偏头痛的病因学和病理生理学有着固定的观念,因而给予单一原因的治疗。来自不同医师的各种解释也使患者困惑。安慰剂治疗在预防偏头痛发作上可有明显效果,但这种效应 3 个月后减弱。

(二)急性偏头痛发作的治疗

1.止吐药

在治疗偏头痛时,遇到呕吐的病例,由于呕吐会延缓药物吸收,使镇吐药不能迅速达到血药峰值。止吐药甲氧氯普胺和多潘立酮可减轻呕吐等自主性失调,加速胃排空,在发作开始时应尽早使用。具有抗多巴胺作用的止吐药有时也能改善头痛。甲氧氯普胺通常与口服药包括非甾体类抗炎药(NSAIDs)或曲普坦类药物联合使用。口服剂量为 $10\sim20mg$,直肠栓剂为 $20mg$,或肌内注射剂量 $10mg$。如果有呕吐的风险,可在给予急性抗偏头痛药物前 $10\sim20$ 分钟先给甲氧氯普胺。对于偏头痛持续状态患者,可联用甲氧氯普胺($5mg$,静脉注射)与双氢麦角碱(静脉注射)。甲氧氯普胺主要有锥体外系运动不良反应,如肌张力障碍、震颤、静坐不能、眼动现象。如果在偏头痛前驱症状期给予多潘立酮 $30mg$,可终止偏头痛发作。甲氧氯普胺和多潘立酮都不能用于儿童。在美国,不使用多潘立酮,而使用抗多巴胺药,如氯丙嗪或丙氯拉嗪。静脉注射丙氯拉嗪 $10mg$ 治疗偏头痛,不仅对恶心、呕吐有效,而且对疼痛本身也有效。在急诊室,丙氯拉嗪可作为阿片类药物的替代用药,必要时,可在 30 分钟重复使用。丙氯拉嗪可引起肌张力障碍,但其镇静作用较氯丙嗪弱。其不良反应直立性低血压也不如氯丙嗪常见。

2.镇痛药

镇痛药、非甾体类抗炎药(NSAIDs)和阿司匹林可通过抑制前列腺素的合成,影响外周受体和炎性递质的释放。阿司匹林、布洛芬和对乙酸氨基酚对于轻至中度偏头痛发作是首选的镇痛药。阿司匹林与甲氧氯普胺合用几乎与专门的偏头痛治疗药舒马曲坦一样有效。对乙酰氨基酚的镇痛和退热作用与阿司匹林相当,但消炎作用较弱。最近试验结果表明,对乙酰氨基酚与多潘立酮合用能较快和较好地解除疼痛。对乙酰氨基酚的耐受性好,不良反应少,偶见皮疹。

3.麦角胺和双氢麦角胺

麦角胺和双氢麦角胺为血管收缩药,在动物模型上能抑制无菌性外周血管炎,在人和动物还能抑制 CGRP 的释放。麦角胺和双氢麦角胺有许多不良反应,包括恶心、呕吐、头痛加重、麻痹、头晕眼花、眩晕、胃部不适、口干和焦虑不安。常规服用可引起麦角胺中毒,导致偏头痛加重,出现每日发作的、钝性的、弥散性的头痛(麦角胺性头痛),与慢性紧张性头痛难以区分。双氢麦角胺的不良反应轻一些。一旦停服麦角胺头痛会加重(反弹性头痛)。此外,常规服用麦角胺会使偏头痛预防失败。服用麦角胺和双氢麦角胺的禁忌证包括缺血性心脏病、心肌梗死、间歇性跛行、Raynaud病、高血压和妊娠期妇女。

4.曲普坦类药物

曲普坦类药物是一个特异性 5-HT(5-HT$_{1B/D}$)受体激动剂。所有的曲普坦类药物都作用于血管壁的突触前 5-HT$_{1B}$ 受体,在动物模型上,它们引起大脑和硬膜动脉收缩的作用强于冠状动脉和外周动脉。此外,这类药物可抑制刺激三叉神经节 5-HT$_{1D}$ 受体而引起的硬膜无菌性脉管炎。注射舒马曲坦后,偏头痛发作时颈静脉内升高的 CGRP 水平下降。舒马曲坦不能通过完好的血脑屏障,而新型5-HT$_{1D}$受体激动剂佐米曲坦、那拉曲坦、利扎曲坦和依来曲坦可以通过并结合于三叉神经核和神经元上。

口服 5-HT$_{1B/D}$ 激动剂在 60 分钟内使 $30\%\sim40\%$ 的发作患者头痛缓解,2 小时后可使

50％～70％的发作患者头痛缓解,恶心、呕吐、畏光、畏声随之得到改善。但如果首剂无效,再给第二剂也无效,曲坦类药物存在的问题是 24 小时内有 30％～40％的患者头痛复发,这是因为药物并未根治脑干内的病源。舒马曲坦有较宽的治疗剂量范围,可根据发作的程度和不良反应强度来选择剂量。佐米曲坦的疗效与舒马曲坦相同,但可用于对舒马曲坦无反应的患者。利扎曲坦起效较快,收缩冠状动脉的作用较弱,这是否使之不良反应较轻还有待进一步检验。在 Ⅱ 期临床试验中,依来曲坦 40mg 和 80mg 的疗效要优于舒马曲坦,但其 80mg 的不良反应强于舒马曲坦 100mg。

5-HT$_{1B/D}$受体激动剂典型的不良反应有疲乏、头晕、咽喉症状、虚弱、颈痛、镇静和胸部症状。皮下注射舒马曲坦还可见注射不良反应,如麻刺感、温热感、头晕或眩晕、面红、颈痛、紧迫感等。最常见的不良反应难以与偏头痛本身症状相区别,但只有 2％~6％的患者因不良反应而退出试验,无心肌梗死、心律失常等严重不良反应发生。理想的偏头痛治疗药物应该有舒马曲坦的疗效,而没有收缩血管不良反应。然而没有收缩血管作用的强神经源性炎症抑制剂,如 SP 拮抗剂、内皮素拮抗剂均无治疗偏头痛作用。

(三)严重偏头痛发作的治疗

严重偏头痛发作可给予甲氧氯普胺 10mg 静脉注射或肌内注射。阿司匹林 0.5～1.0g 静脉注射或双氢麦角胺 1mg 肌内注射也有效。安定类、阿片类、巴比妥类、苯二氮䓬类和可的松类药物在紧急状态下可广泛使用,在这方面几乎没有严格的安慰剂对照试验。

严重头痛发作治疗失败主要有以下几方面原因:

(1)诊断不正确,如患者是紧张性头痛而不是偏头痛。

(2)单独使用镇痛药或麦角类药物而未与止吐药合用。

(3)使用较长时间才能达到有效血药浓度的制剂(如片剂)。

(4)使用错误剂型,如呕吐时用片剂,腹泻时用栓剂。

(5)剂量不足。

(6)使用镇静药或阿片类药物,镇静药、催眠药、安定药和阿片类药物或者无效,或者有成瘾的危险。

(7)镇痛药与其他药配伍用,试验表明,用镇痛药＋咖啡因＋麦角胺治疗头痛的效果并不比正确剂量的单一药物效果好,长期服用咖啡因后突然停药会导致头痛发作。

(8)滥用药物,许多患者常规服用偏头痛治疗药物,导致药物性慢性头痛,急性发作时药物不再起作用,越有效的药物导致药物性头痛的危险性越大。

(9)高限药效,许多药物都在某一剂量时达到最大药效,超过此剂量,药效不再增加,进而引起更大的不良反应。

(四)偏头痛的预防

理想的偏头痛预防药物应杜绝头痛发作,解除症状,然而这个目标现在还难以达到。

1.下列情况下应开始进行偏头痛预防

①每月发作 3 次或更多。②发作时间＞48 小时。③头痛极度严重。④急性发作后头痛未充分缓解。⑤发作前的先兆期长。⑥急性发作治疗导致不良反应的发生。

2.问题

大部分预防偏头痛药物的作用方式尚不清楚,也没有研究该药物的动物模型。安慰剂在3个月内可使头痛发作减少至70%。联合用药是否比单一用药效果好也不得而知,但最好避免联合用药,以降低不良反应。另一个问题是患者可有不同的不良反应谱。试验结果发现,因不同原因服用同类药物时,偏头痛患者更常出现不良反应。

(1)β-受体阻滞剂:β-受体阻滞剂预防偏头痛的作用是在治疗同时患有高血压和偏头痛时偶然发现的。普萘洛尔和美托洛尔都有预防偏头痛的作用。在53项试验中,3403名患者用普萘洛尔160mg或另一相关药物或安慰剂,结果普萘洛尔使偏头痛发作平均减少44%,5.3%的患者由于不良反应退出试验。阿替洛尔、噻吗洛尔、纳多洛尔和比索洛尔也有潜在的预防作用;而醋丁洛尔、阿普洛尔、氧烯洛尔和吲哚洛尔没有预防作用。

(2)钙拮抗剂:氟桂利嗪用于预防偏头痛是基于它有抗脑缺氧作用,然而它有许多不良反应,例如抗多巴胺作用(锥体外系不良反应)、抗5-HT作用(镇静、体重增加)和抗肾上腺素作用(抑郁)。该药在许多国家都未获准用于预防偏头痛,尽管许多试验表明它确实有效。其他钙拮抗剂如维拉帕米仅稍见效,硝苯地平和尼莫地平无效。环扁桃酯在最近的研究中显示有可与β-受体阻滞剂相比的预防效果,并且不良反应少。

(3)双氢麦角胺:双氢麦角胺在一些欧洲国家广泛用于预防偏头痛,确能减少偏头痛发作,但长期服用双氢麦角胺会导致慢性头痛。

(4)5-HT拮抗剂:苯噻啶和美西麦角是5-HT拮抗剂,能有效预防偏头痛,但不良反应较多。美西麦角能导致腹膜后纤维化,因而服用不能超过6个月,现在只限用于持续头痛和其他预防药无效的偏头痛患者。

(5)阿司匹林和NSAIDs:在一项22071名男性医师参加的隔日口服阿司匹林325mg预防心肌梗死和脑卒中的试验中发现,661名患有偏头痛的医师服用阿司匹林后头痛发作减少20%。另一项试验比较了每日服用美托洛尔200mg和阿司匹林1500mg的效果,结果美托洛尔组67%的患者发作明显减少,而阿司匹林组只有14%减少。最近一项270名患者参加的试验再次证明阿司匹林300mg的预防效果不如美托洛尔200mg,反应率分别为42.7%和56.9%,但不良反应较少。萘普生钠能较好地预防偏头痛发作,其效果与苯噻啶相当。其他NSAIDs类药物如酮洛芬、甲芬那酸、托芬那酸和氯诺昔康也有效。但有些患者因胃肠作用不能长期服用。

(6)其他药物:麦角乙脲在一些国家被获准用于预防偏头痛发作,它可能是通过多巴胺和5-HT受体起作用。阿米替林的疗效较弱,可用于合并有紧张性头痛和发作较少的偏头痛。丙戊酸可减少偏头痛发作,但不减轻头痛严重程度和持续时间。

3.选药顺序

开始预防治疗前,患者应注意记录偏头痛发作的频率、严重程度和持续时间。用药应从小剂量开始。预防治疗应进行9~12个月以逐步减少药量,然后观察2~3个月,如一种药使用3~5个月无效应换另一种药。

β-受体阻滞剂应作为首选治疗偏头痛的药物,如患者同时患有高血压和焦虑,其疗效会很显著。低血压和睡眠障碍等不应使用 β-受体阻滞剂。禁忌证是心力衰竭、房室传导阻滞、1 型糖尿病和哮喘等。有畏食、睡眠障碍的患者最好选用氟桂利嗪,而有震颤、抑郁和锥体外系症状的患者禁用。第三选择是 5-HT 拮抗剂,但常出现不良反应(如镇静、头晕、体重增加和抑郁),禁忌证包括妊娠、冠心病、外周血管疾病、高血压和肝肾功能障碍等。

4.失败原因

与急性发作的治疗相似,预防治疗偏头痛失败的原因包括:①诊断错误。②使用未确切疗效的药物。③未首选 β-受体阻滞剂或氟桂利嗪。④未从小剂量开始,以致出现患者不能耐受的不良反应。⑤用药时间过短,至少应用 3 个月。⑥用药时间过长,给药 9～12 个月停药。⑦期望值过高,希望能治愈,但预防治疗只能减少发作频率和严重程度。⑧不良反应,应告知患者有关的不良反应。

第二节　蛛网膜下隙出血

一、病因与发病机制

(一)病因

1.颅内动脉瘤破裂

是 SAH 最常见的病因,约占 85%。这种动脉瘤不是先天性的,但可随时间发展。儿童及青年发病较少,多在 40～60 岁发病,其中 31～70 岁占 85.2%。动脉瘤多发生在颅底动脉环及颅底动脉和主要分支上,其中颈内动脉动脉瘤占 41.3%,后交通动脉瘤占 24.4%,大脑中动脉瘤占 20.8%,大脑前动脉瘤占 9.0%,椎-基底动脉瘤占 4.5%,多发性动脉瘤约占 8.0%,按动脉瘤大小可分为:≤0.5cm 为小动脉瘤,0.5～1.5cm 为一般动脉瘤,1.5～2.5cm 为大型动脉瘤,≥2.5cm 为巨型动脉瘤。在一些患者中,还存在一些动脉瘤特异的病因,如外伤、感染或结缔组织病。在普通人群中发现囊性动脉瘤的频度取决于动脉瘤大小的定义和搜寻未破裂动脉瘤的力度。

2.脑血管畸形

脑血管畸形是脑血管发育异常形成的畸形血管团,而动静脉血管畸形(AVM)是最常见的脑血管畸形,表现为颅内某一区域血管的异常增多和形态畸变。形成原因被认为是在胚胎第3、4 周时,脑血管发育过程受到阻碍,动静脉之间直接交通而形成的先天性疾病,动静脉之间没有毛细血管,代之以一团管径粗细和管壁厚薄不均的异常血管团。它占脑血管畸形 60%,占自发性蛛网膜下隙出血病因的第 2 位,AVM 与颅内动脉瘤比例为 1:3.5。发病多见 21～30 岁的青壮年患者,平均发病年龄 25 岁左右,较颅内动脉瘤发病年龄早平均 20 年,男性略多于女性。脑动静脉畸形发生在幕上者占 90%以上,幕下者 9.2%,大脑半球占 70%～93%,以额叶和顶叶为最常见部位。根据病变大小,一般分为:小型病变直径<2.5cm;中型病变直径2.5～5.0cm;大型病变直径>5.0cm;巨大型病变直径>7.0cm。

硬膜动静脉瘘(AVF)是较少见的脑血管畸形,也可引起颅底出血,在 CT 上难以与动脉瘤性出血相区别。出血的危险性取决于静脉的引流形式,直接皮质静脉引流的患者危险性相对较高,如有静脉扩张,则危险性可进一步增高;引流至主要静脉窦的患者,出血的危险性较低,如果不反流至较小的静脉窦或皮质静脉,则可以忽略不计,首次破裂后,可再出血。

3.高血压、脑动脉硬化

脑动脉粥样硬化时,动脉中的纤维组织代替了肌层,内弹力层变性断裂,胆固醇沉积于内膜,经过血流冲击逐渐扩张形成梭形动脉瘤,极易引起破裂出血,导致 SAH。

4.烟雾病

烟雾病指双侧颈内动脉远端及大脑前、中动脉近端狭窄或闭塞,伴有脑底丰富的小动脉、毛细血管扩张。这种扩张的小血管管壁发育不良,破裂后即可导致 SAH。

5.非动脉瘤性中脑周围出血

发生于 20 岁以上,多在 60～70 岁时发病。1/3 的患者症状出现前有大强度的活动。头痛发作常呈渐进性(数分而不是数秒),意识丧失和局灶性症状少见,但仅是短暂性的。漏出的血液局限于中脑周围的脑池内,出血中心紧邻中脑前方,出血不会蔓延到大脑外侧裂或大脑纵裂前部。预后良好,恢复期短。

6.其他原因

有血液病、颅内肿瘤卒中、中毒、动脉炎、脑炎、脑膜炎及抗凝治疗的并发症等。还有一些原因不明的 SAH,是指经全脑血管造影及脑 CT 扫描未找到原因者。

(二)发病机制

1.与颅内动脉瘤出血有关的机制

多数脑动脉瘤发生在动脉分叉处,此处是血管最薄弱的地方,常只有一层内膜而缺乏中膜和外膜,并且此处承受的血流冲击力也最大。由于瘤内、瘤壁和瘤外的条件变化,可导致动脉瘤破裂使血液流入蛛网膜下隙,但这种观念已被大量相反的观察结果所改变。最近经研究发现,颅内动脉肌层缝隙在有和无动脉瘤患者中同样存在,而且常被致密的胶原纤维填塞加固。另外,肌层任何缺陷并不在动脉瘤的颈部,而在动脉瘤囊壁的部位。所以,现有学者认为动脉瘤获得性改变可能是高血压所致。吸烟、酗酒这些危险因素很可能导致分叉处近远端动脉内膜层增厚,这些内膜层无弹性,可使血管壁更有弹性的部分张力增加。当血压突然升高时,动脉壁薄弱部位便会破裂出血。主要因素如下。

(1)瘤内因素:高血压可增加动脉瘤瘤腔内的张力和瘤壁的负荷,加速瘤壁动脉硬化的进程。动脉瘤内的血液涡流所产生的震动如与瘤壁的共振频率相同,会引起瘤壁结构疲劳,导致动脉瘤壁的弱化使动脉瘤破裂出血。

(2)瘤壁因素:包括瘤壁机械性疲劳、滋养血管闭塞和酶的作用等因素。这些因素可使瘤壁局限性弱化,在瘤壁弱化部位出现小的突起,易破裂出血。

(3)瘤外因素:动脉瘤外的压力在很大程度上影响动脉瘤的破裂,颅内压降低时可增加动脉瘤破裂出血的机会,导致 SAFI。

2.与脑动静脉畸形(AVM)出血有关机制

异常血管团的小动脉、小静脉和毛细血管有的缺乏弹力层或肌层,有的管壁仅为一层内皮细胞,薄壁血管容易破裂出血。脑凸面的SAH可来自表浅的AVM。在10%～20% AVM的供血动脉上可形成囊性动脉瘤,推测是血流明显增加和动脉壁张力增加所致。在这些患者中,动脉瘤的部位不同于典型Willis环上的囊性动脉瘤,出血更常进入脑实质而不是蛛网膜下隙。主要因素如下。

(1)伴发动脉瘤:研究证实,动静脉畸形引起的血流动力学改变是伴发动脉瘤的成因,伴发动脉瘤的动静脉畸形出血率较高。脑动静脉畸形伴发动脉瘤是畸形血管适应其内血流动力学状况的一种形态学表现,一旦血流动力学变化超出动脉瘤壁承受力,即形成出血。伴发的动脉瘤与动静脉畸形血管团位置关系不同,出血程度也不同。Marks将具体分为:①畸形血管团内动脉瘤。②畸形血管团外动脉瘤。畸形血管团内动脉瘤瘤壁薄弱,本来发育不良的血管结构,在血流动力学应力作用下进一步局限性受损,在某些诱因作用下,容易超负荷发生破裂出血。近畸形血管团或血管团内动脉瘤是最危险的伴发动脉瘤。

(2)组织病理学改变:脑AVM是否出血与血管结构的病理改变有直接关系。有学者对脑AVM的血管厚度与出血的关系进行了研究,发现有出血史的患者血管壁的平均厚度为$94.01\mu m$,显著薄于非出血组的$151.06\mu m$($P<0.001$)。血管壁厚度在$100\mu m$以下者,出血组占84.97%,非出血组仅占32.4%。尽管畸形血管大小不等、厚薄不一,但血管厚度大多与出血相关。

(3)血管构筑改变:脑AVM在结构上由畸形的供血动脉、引流静脉和之间的结构紊乱、相互短路的血管团组成。其构筑学内容主要包括供血动脉的来源、数量、扭曲程度、直径、供血方式;畸形团的位置、大小、形态、分隔;瘘管的大小、数量;引流静脉的数量、直径、引流方式、引流路径;伴随的血管瘤的位置、形态;畸形团的生长方式和对周围血管结构的影响等。超选择血管造影是目前研究脑AVM最精确的方法。大量研究表明,脑AVM出血与其血管构筑学的特点关系非常密切,但不同学者的研究结果存在较大的差异。①多支动脉供血是复杂脑动静脉畸形的典型特征。一般来说,动静脉畸形呈高流量低阻力,有多支供血者尤为突小。但在血管团不同部位,不能除外血管阻力不均致灌注压不同的可能,即不除外有局限性低排高阻区,该部位则易破裂出血;供血动脉长度也影响着畸形血管团内的压力,在动静脉畸形血管团及供血动脉口径恒定条件下,供血动脉越长,内压衰减越大,畸形血管内压力越低,越不易破裂出血,反之则易破裂出血。②引流静脉的数量、通畅程度及部位是影响畸形血管团内灌注压的重要因素,与出血密切相关。引流静脉支越多,引流阻力越小,灌注压越低,血管破裂出血机会减少。引流静脉狭窄或闭塞,使脑动静脉畸形血管团内压力增高,加之血管结构的异常,故易破裂出血。深部静脉引流出血率明显高于浅部引流。由此可见,引流静脉数少,口径狭窄,部位深在,易致动静脉畸形破裂出血。③深部动静脉畸形出血倾向高于浅部动静脉畸形。深部指位于丘脑、基底节、胼胝体等部位。深部动静脉畸形出血率高,除因其供血动脉短及引流静脉易狭窄和闭塞外,还与其邻近脑室,多首发脑室出血症状易被临床发现有关。脑动静脉畸形大小与出血相关。

二、病理生理改变

(一)病理

血液进入蛛网膜下隙后,脑脊液被染色,整个或部分脑表面呈现紫红色,在脑沟、脑池内红细胞沉积,故染色更深。如果出血量大,脑表面可有薄层血凝块覆盖,颅底部的脑池内血凝块的积贮更明显。如为脑动脉瘤破裂所致者,则于动脉瘤破裂处积血尤多,可将动脉瘤完全包埋。如为大脑前动脉或前交通动脉瘤破裂,于半球间纵裂处形成血肿,血肿可穿破终板破入第三脑室或向上经透明隔破入侧脑室,或破入额叶形成额叶血肿,如为大脑中动脉瘤破裂,则积血主要位于脑岛池、外侧裂池、再累及额叶或穿通入脑室系统。后交通动脉瘤或基底动脉瘤破裂,则于鞍区、脚间池、桥池及小脑脑桥角池等呈厚层积血,脑表面充血肿胀。随着时间的推移,蛛网膜下隙的大量红细胞出现不同程度的溶解,释放出含铁血黄素,使邻近的脑皮质及软、硬脑膜呈现不同程度的铁锈色,同时局部可有不同程度的粘连。部分红细胞随着脑脊液沉入蛛网膜颗粒,使其堵塞,引起脑脊液吸收减慢,最后产生交通性脑积水。较重的 SAH 由于血小板释放 5-羟色胺及血管创伤,可引起局部脑血管痉挛(CVS),部分患者可继发脑梗死。显微镜下,通常在发病 12 小时以内即可见到颅内组织的防御反应,即脑膜细胞及游离单核细胞有吞噬红细胞现象。36 小时以后可见血块的机化迹象,其成纤维细胞部分来自软脑膜,部分来自血管的外膜,渗入血块之内。机化现象缓慢进行,最后形成一层闭塞蛛网膜下隙的瘢痕。

(二)病理生理

SAH 后的病理生理学改变与出血量、出血部位和血液在蛛网膜下隙存留的时间长短有关。

(1)SAH 后,由于管壁异常血液渗出或管壁破裂血液涌入蛛网膜下隙,使颅腔内容物增加,可很快发生颅内压增高和全身应激反应,颅内压增高可使动脉瘤壁内外压力梯度降低,加上载瘤动脉急性痉挛,有助于动脉瘤止血。但一般颅内压随着 SAH 后患者临床分级的恶化而增高。

(2)血液刺激引起无菌性脑膜炎,可致剧烈头痛及脑膜刺激征,还可引起自主神经机能受损而出现高血压和心律失常。

(3)大量积血或凝血块沉积于颅底,刺激脑膜形成大量渗出液导致蛛网膜粘连,部分凝集的红细胞还可堵塞蛛网膜颗粒,影响脑脊液循环通路,使脑脊液的吸收受阻,轻者引起亚急性或慢性脑积水,重者可发生急性交通性脑积水,使颅内压急骤升高,进一步减少了脑血流量,加重了脑水肿,甚至导致脑疝形成。

(4)动脉瘤破裂出血后,动脉短时痉挛对减少或终止出血有保护作用,但持久痉挛,可使脑组织发生严重缺血或引起脑梗死,出现神经功能缺失症状。

Key 等对 52 例动脉瘤性 SAH 患者进行了监测,Ⅰ～Ⅱ级的患者平均颅内压为 1.33kPa(10mmHg);Ⅱ～Ⅲ级为 2.39kPa(18mmHg);Ⅲ～Ⅳ级为 3.86kPa(29mmHg)。颅内压还与患者的预后相关,颅内压低于 1.99kPa(15mmHg)的患者预后良好率可达 86% 以上,超过 15mmHg 的患者预后良好率只有 15%。颅内压增高可使脑灌注压降低(脑灌注压＝平均动脉压—颅内压),SAH 急性期脑血流量(CBF)和脑氧代谢率(CMRO$_2$)也降低。Grubb 等发现,SAH 后临床病情分级为Ⅰ～Ⅱ级但无 CVS 的患者局部脑血流量(rCBF)降至 42mL/(min·100g 脑组织),正常值为 54mL/(min·100g 脑组织),Ⅲ～Ⅳ级降至 35mL/(min·100g 脑组织)。临床分级为Ⅰ～Ⅱ级并伴有 CVS 的患者 CBF 降至 36mL/(min·100g 脑组织),Ⅲ～Ⅳ级降至 33mL/(min·100g 脑组织)。在 CBF 降低的同时,CMRO$_2$ 也随着病情的恶化和 CVS 的加剧而降低,SAH 后第 10～14 天降至低谷,如果病情稳定,CBF 可缓慢回升。

三、临床表现

任何年龄均可发病,青壮年更常见,动脉瘤破裂所致者好发于 30～60 岁,女性多于男性。突然起病,以数秒或数分钟速度发生的头痛是最常见的起病方式。患者常能清楚地描述起病的时间和情景。发病前多有明显诱因,如剧烈运动、情绪激动、用力、排便、咳嗽、饮酒等;少数可在安静情况下发病。约 1/3 患者动脉瘤破裂前数日或数周有头痛、恶心、呕吐等症状。

SAH 典型临床表现为突然发生的剧烈头痛、恶心、呕吐和脑膜刺激征,伴或不伴局灶体征。剧烈活动中或活动后出现爆裂性局限性或全头部剧痛,难以忍受,呈持续性或持续进行性加重,有时上颈段也可出现疼痛。其始发部位常与动脉瘤破裂部位有关。常见伴随症状有呕吐、短暂意识障碍、项背部或畏光等。绝大多数病例发病后数小时内出现脑膜刺激征,以颈项强直最明显,Kemig 征、Brudzinski 征可呈阳性。眼底检查可见视网膜出血、视盘水肿,约 25% 的患者可出现精神症状,如欣快、谵妄、幻觉等。还可有癫痫发作、局灶神经功能缺损体征如动眼神经麻痹、失语、单瘫或轻偏瘫、感觉障碍等。部分患者,尤其是老年患者头痛、脑膜刺激征等临床表现常不典型,而精神症状较明显。原发性中脑出血的患者症状较轻,CT 表现为中脑或脑桥周围脑池积血,血管造影未发现动脉瘤或其他异常,一般不发生再出血或迟发型血管痉挛等情况,临床预后良好。

四、并发症

1.再出血

是 SAH 的急性严重并发症,病死率为 50% 左右。出血后 24 小时内再出血危险性最大,发病 1 个月内再出血的风险都较高。2 周内再出血发生率为 20%～30%,1 个月为 30%。再出血原因多为动脉瘤破裂。入院时昏迷,高龄,女性,收缩压超过 170mmHg 的患者再出血的风险较大。临床表现为在病情稳定或好转的情况下,突然发生剧烈头痛、恶心呕吐、意识障碍加深、抽搐、原有症状及体征加重或重新出现等。确诊主要依据上述表现、CT 显示原有出血的增加或腰椎穿刺脑脊液含血量增加等。

2.脑血管痉挛

是死亡和致残的重要原因。20%～30% 的 SAH 患者出现脑血管痉挛,引起迟发性缺血性损伤,可继发脑梗死。早发性脑血管痉挛出现于出血后,历时数分钟或数小时缓解;迟发性脑血管痉挛始发于出血后 3～5 天,5～14 天为高峰,2～4 周逐渐减少。临床表现为意识改变、局灶神经功能损害（如偏瘫、失语等），动脉瘤附近脑组织损害的症状通常最严重。

3.脑积水

15％～20％的 SAH 患者会发生急性梗阻性脑积水。急性脑积水于发病后 1 周内发生，由于血液进入脑室系统和蛛网膜下隙形成血凝块阻碍脑脊液循环通路所致，属畸形阻塞性脑积水；轻者表现为嗜睡、精神运动迟缓和记忆损害，重者出现头痛、呕吐、意识障碍等。急性梗阻性脑积水大部分可随出血被吸收而好转。迟发性脑积水发生于 SAH 后 2～3 周，为交通性脑积水。表现为进行性精神智力障碍、步态异常及尿便障碍。脑脊液压力正常，故也称正常颅压脑积水，头 CT 或 MRI 显示脑室扩大。

4.其他

5％～10％患者可发生抽搐，其中 2/3 发生于 1 个月内，其余发生于 1 年内。5％～30％患者可发生低钠血症和血容量减少的脑耗盐综合征或抗利尿激素分泌增多所致的稀释性低钠血症和水潴留，上述两种低钠血症需要在临床上进行鉴别；还可出现脑心综合征和急性肺功能障碍，与儿茶酚胺水平波动和交感神经功能紊乱有关。

五、辅助检查

1.影像学检查

（1）头颅 CT：是诊断 SAH 的首选方法，CT 显示蛛网膜下隙内高密度影可以确诊 SAH。根据 CT 结果可以初步判断或提示颅内动脉瘤的位置：如位于颈内动脉段常是鞍上池不对称积血；大脑中动脉段多见外侧裂池积血；前交通动脉段则是前间裂基底部积血；而出血在脚间池和环池，一般无动脉瘤。动态 CT 检查还有助于了解出血的吸收情况，有无再出血、继发脑梗死、脑积水及其程度等。CT 对于蛛网膜下隙出血诊断的敏感性在 24 小时内为 90％～95％，3 天为 80％，1 周为 50％。

（2）头 MRI：当病后数天 CT 的敏感性降低时，MRI 可发挥较大作用。4 天后 T_1 像能清楚地显示外渗的血液，血液高信号可持续至少 2 周，在 FLAIR 像则持续更长时间。因此，当病后 1～2 周，CT 不能提供蛛网膜下隙出血的证据时，MRI 可作为诊断蛛网膜下隙出血和了解破裂动脉瘤部位的一种重要方法。

2.CSF 检查

通常 CT 检查已确诊者，腰穿不作为临床常规检查。如果出血量少或者起病时间较长，CT 检查可无阳性发现，而临床可疑下腔出血需要行腰穿检查 CSF。最好于发病 12 小时后进行腰椎穿刺，以便于穿刺误伤鉴别。均匀血性脑脊液是蛛网膜下隙出血的特征性表现，且示新鲜出血，如 CSF 变黄或者发现吞噬红细胞、含铁血黄素或胆红质结晶的吞噬细胞等，则提示已存在 SAH。

3.脑血管影像学检查

（1）DSA：是诊断颅内动脉瘤最有价值的方法，阳性率达 95％，可以清楚显示动脉瘤的位置、大小、与载瘤动脉的关系、有无血管痉挛等，血管畸形和烟雾病也能清楚显示。由于血管造影可加重神经功能损害，如脑缺血、动脉瘤再次破裂出血等，因此造影时机宜避开脑血管痉挛和再出血的高峰期,即出血 3 天内或 3~4 周后进行为宜。

(2)CTA 和 MRA:CTA 和 MRA 是无创性的脑血管显影方法,但敏感性、准确性不如 DSA。主要用于动脉瘤患者的随访以及急性期不能耐受 DSA 检查的患者。

(3)经颅超声多普勒:动态检测颅内主要动脉流速是及时发现脑血管痉挛(CVS)倾向和痉挛程度的最灵敏的方法。

(4)其他:有些 SAH 找不到病因,即脑血管造影结果是正常的,这部分患者往往呈良性病程,以后不容易再出血。但一定注意偶尔会出现脑血管造影结果假阴性的情况,即由于医生经验不足、硬件设备不够先进或动脉瘤内血栓形成等原因导致器质性脑血管病变被漏诊。

4.实验室检查

血常规、凝血功能、肝功能及免疫学检查有助于寻找出血的其他原因。

六、诊断及鉴别诊断

突然发生的剧烈头痛、恶心、呕吐和脑膜刺激征阳性的患者,无局灶性神经缺损体征,伴或不伴意识障碍,应高度怀疑本病,结合 CT 证实脑池与蛛网膜下隙内有高密度征象可诊断为蛛网膜下隙出血。如果 CT 检查未发现异常或没有条件进行 CT 检查时,可根据临床表现结合腰穿 CSF 呈均匀一致血性、压力增高等特点做出蛛网膜下隙出血的诊断。

SAH 需与下列疾病鉴别:

1.脑出血

深昏迷时与 SAH 不易鉴别,脑出血多有高血压,伴有偏瘫、失语等局灶性神经功能缺失症状和体征。原发性脑室出血与重症 SAH 临床难以鉴别,小脑出血、尾状核头出血等因无明显肢体瘫痪易与 SAH 混淆,仔细的神经功能检查、头颅 CT 和 DSA 检查可资鉴别。

2.颅内感染

各种类型的脑膜炎如结核性、真菌性、细菌性和病毒性脑膜炎等,虽有头痛、呕吐和脑膜刺激征,但常先有发热,发病不如 SAH 急骤,CSF 形状提示感染而非出血,头 CT 无蛛网膜下隙出血表现等特点可以鉴别。

3.瘤卒中或颅内转移瘤

约 1.5% 脑肿瘤可发生瘤卒中,形成瘤内或瘤旁血肿合并 SAH,癌瘤颅内转移、脑膜癌病或 CNS 白血病有时可谓血性 CSF,但根据详细的病史、CSF 检出瘤或癌细胞及头部 CT 可以鉴别。

4.其他

有些老年人 SAH 起病以精神症状为主,起病较缓慢,头痛、颈项强直等脑膜刺激征不明显或表现意识障碍和脑实质损害症状较重,容易漏诊或误诊,应注意询问病史及体格检查,并行头颅 CT 或 CSF 检查以明确诊断。

七、治疗

SAH 是一神经科急症,最重要的是保持呼吸道通畅、呼吸和心血管功能稳定,即 ABC-

OK。如果患者 ABC-OK 应立即进行神经系统检查,应特别注意患者的意识水平以及意识清醒者的头痛等主诉,对患者临床状况做出评价,根据不同情况给予不同的进一步处理。与 SAH 患者不良预后密切相关的 3 个因素是:入院时的神经系统状况、年龄和首次 CT 扫描蛛网膜下隙的出血量。

(一)SAH 的一般处理

一般处理的目的是尽量减少患者的疾苦和尽量避免再出血、迟发性脑缺血以及其他并发症,具体处理见表 5-2-1。

表 5-2-1　SAH 患者的一般处理

护理

　　持续观察(Glasgow 昏迷评分、体温,瞳孔,血压,ECG 和局灶体征)

呼吸道管理

　　气道插管,机械通气(呼吸障碍、神经源性肺水肿和临床评分恶化者)

　　间歇性强制通气(IMV):用于有自主呼吸者

　　呼气末端正压通气(PEEP):用于濒死或可能发展为脑死亡者

　　压力控制通气:用于早期 ARDS

营养

　　吞咽和咳嗽反射正常者可口服进食

　　置鼻饲管

　　全胃肠外营养(仅作为最后的措施)

　　保持大便通畅:摄入足够水分,限制牛奶摄入量,必要时用缓泻剂

血压

　　高血压不需要特殊处理(除非有进行性器官损害的证据;血压>180/100mmHg 给温和降压药)

液体和电解质

　　建立静脉通道

　　给生理盐水 3L/d

　　3% NaCl 50mL,tid(有脑血管痉挛危险者)

　　排尿困难需置尿管

　　发热和体液负平衡者需补液

　　隔天 1 次监测电解质和白细胞计数

疼痛

　　开始可用对乙酰氨基酚和(或)右旋丙氧吩(避免用阿司匹林)

　　如果伴有抑郁可用咪达唑仑(5mg 肌内注射或泵注)

　　严重的可用可待因甚至麻醉剂

预防深静脉血栓形成和肺栓塞

　　动脉瘤闭塞之前:穿弹力长袜,气动压肢仪器治疗

　　动脉瘤治疗之后:用低分子肝素

药物预防继发性局部缺血

尼莫地平 60mg,q4 小时,持续 3 周

（二）病因治疗

1.动脉瘤

动脉瘤是 SAH 的最常见病因,对动脉瘤性 SAH 患者的诊断和治疗应改变传统的早期以非手术治疗为主的概念,提倡"早期进行病因诊断,尽快实行病因治疗",力争在出血后 72 小时内即行 DSA 检查,以明确诊断并及时予以手术夹闭动脉瘤或血管内治疗等对病因的治疗,以防止再出血、预防血管痉挛,从而提高治愈率,降低病死率及病残率,改善患者的治疗前景及缩短住院时间。

外科手术使动脉瘤管腔闭合是主要的治疗方法。手术时期分为早期手术(<3 天)和延迟(10～12 天或以上)手术。早期手术和延迟手术两者的预后无明显差别。但在初次出血后 7～10 天手术的患者预后差,这个时间刚好与脑血管痉挛的高峰期(出血后 4～12 天)相符。外科治疗的时机和适应证取决于动脉瘤的分型、患者的临床分级和有无并发症等。目前许多医院将 Hunt-Hess 分级 1～2 级者纳入早期积极处理的适应证,而对其他级别者进行延期手术;对于后循环(即椎-基底动脉系统)或巨大动脉瘤等复杂动脉瘤性出血,应延期手术;对伴有脑积水的高级别者,应先行分离术,使级别降一级,再手术。

随着新技术的运用,以及介入治疗具有创伤小、并发症少、恢复快及适应证相对宽等特点,血管内治疗动脉瘤的应用已为动脉瘤治疗开创了一个新的选择。目前血管内治疗分两类:动脉瘤载瘤动脉的闭塞和动脉瘤囊内栓塞。巨大囊状动脉瘤、梭形和瘤颈宽大的动脉瘤适合应用可脱性球囊闭塞载瘤动脉。动脉瘤囊内栓塞的方法包括:机械可脱性微弹簧圈(MDS)囊内栓塞、电解可脱性微弹簧圈(GDC)囊内栓塞、液体栓塞剂囊内栓塞、电子栓塞剂囊内栓塞、不可脱球囊结合金属圈囊内栓塞及结合支架微弹簧圈栓塞颅内动脉瘤等。据报道最适合控制性可脱弹簧圈治疗的是基底动脉动脉瘤,其他适宜的是颈动脉和前交通动脉动脉瘤,难以达到的部位是胼胝体周围动脉,另一个治疗困难的是大脑中动脉三根分叉处的动脉瘤。

2002 年报道的国际蛛网膜下隙出血动脉瘤试验(ISAT)纳入了 2143 例同时适合开颅手术夹闭治疗和血管内可脱性弹簧圈治疗的破裂动脉瘤患者,初步结果显示:治疗后一年时,血管内治疗组生活不能自理或死亡的相对和绝对危险性分别比外科手术组下降了 22.6% 和 6.9%,破裂动脉瘤再出血的危险性在血管内治疗组和外科手术组分别为 2/1276 和 0/1081。

2.血管畸形

治疗 AVM 的最佳方法是显微外科手术,但是许多高流量、部位深和位于重要功能区的 AVM 不适合手术切除。γ 刀只能治疗小的脑 AVM。血管内栓塞在治疗脑 AVM 方面不仅可单独应用,而且可与开颅手术或 γ 刀联合应用,使绝大多数 AVM 得到治疗。采用多种方法联合治疗 AVM 近年逐渐被认可。

AVF 是外科较为难治的 AVM,关键在于闭塞瘘口,利用血管内技术可较好的进行瘘口栓塞。

血管内栓塞治疗是脊髓 AVM 的首选治疗方法。

3.感染性动脉瘤

感染性动脉瘤可采用外科手术或血管内治疗,加用适当的抗生素。单独抗生素治疗死亡率高于合用手术治疗者。

4.不明原因的 SAH

如果血管造影阴性,就需根据最初的头颅 CT 来判断出血的方式。

如果出血方式是中脑周围出血,可考虑非动脉瘤性出血,可不必再重复造影,且预后好。患者可不住监护病房,数天后可出院。

如果 CT 表现为动脉瘤性出血方式,而血管造影是阴性,此时仍有迟发梗死和再出血的可能,此类患者仍需住监护病房,且需进行第 2 次、甚至第 3 次血管造影。首次造影阴性者,重复造影 19% 的患者可发现动脉瘤。动脉瘤性 SAH 患者血管造影阴性的原因除技术外,可能为:①血管痉挛造成出血血管狭窄。②动脉瘤颈部或囊腔血栓形成。③动脉瘤被其周围血肿压迫,使管腔闭塞,此情况多见于前交通动脉瘤。

（三）再出血的防治

再出血是 SAH 最危险的并发症。多数再出血发生在初次出血后的 4 周内。第 1 个再出血高峰是初次出血后几小时,发生率约 15%;第 2 个再出血高峰在初次出血后 7~14 天的纤维蛋白酶活性高峰期。初次出血第 1 天以后到第 4 周,再出血发生率 35%~40%;初出血后第 4 周到 6 个月,其再出血发生率由每天 1%~2% 到每年约 3%。再出血主要表现为:SAH 患者经治疗病情好转或稳定后,又突然发生剧烈头痛、呕吐、脑膜刺激征、眼底出血,再次出现意识障碍,原有神经系统缺失征加重或出现新的症状和体征。CT 和 MRI 发现蛛网膜下隙出血量增加。在首次出血后的几小时内的早期再出血,几乎是不可预防的,但稍候发生的再出血是可以通过药物和手术等预防。

1.卧床休息

绝对卧床休息 4~6 周,减少探视,保持情绪安定及大便通畅,减轻疼痛,稳定血压,尽量避免一切再出血诱发因素。

2.降低血压

等待手术治疗动脉瘤的 SAH 患者,要减少手术前这段时间再出血所致的死亡率,控制和预防系统性高血压是关键。一般主张轻度降压使收缩压低于 160mmHg 或比出血前已知血压下降 10%。但单靠降低血压来防治出血是不够的。降血压治疗必须密切观察,充分考虑再出血的概率与医源性低灌注之间的平衡关系。

3.抗纤维蛋白溶解剂的应用

氨基己酸是一种抗纤维蛋白溶解剂,它抑制纤维蛋白溶酶原转化成纤维蛋白溶酶的活化因子,从而抑制破裂的动脉瘤周围和壁内血凝块的破碎,减少再出血。抗纤维蛋白溶解剂可以减少初次出血后第 2 周的再发出血率 25%~50%。常用氨基己酸,一般 18~24g/d,有人主张 24~36g/d,持续静脉滴注,10~12 小时/次,3~10 天后根据情况改为口服,2g,3 次/天,直到出血后 2~3 周。应用氨基己酸可引起多种并发症,如脑梗死、肢体静脉血栓、肺栓塞、增加交通性脑积水的发生率,最为严重的是迟发性脑缺血。剂量越大不良反应越大。应用中一旦有并发症征象应立即停药。65 岁以上患者、脑动脉硬化明显者、继往有脑梗死、糖尿病、高血压者要慎用或剂量酌减。妊娠、深静脉血栓、心脏病和凝血功能障碍者禁用。

抗纤溶治疗并不能改善患者的最终预后,因为再发出血降低的死亡率与并发脑缺血所增加的死亡率相互抵消。因此,预防再出血采用抗纤溶药物目前还有争议,国际协作中心认为:

由于抗纤溶治疗有发生脑缺血的高度危险性,因此不作为常规治疗,对于动脉瘤延期手术的患者,需要采用抗纤溶治疗时,可与尼莫地平联合应用,以减少并发症。

4.手术夹闭或血管内治疗动脉瘤

早期外科治疗动脉瘤是从根本上减少再出血改善预后的方法。早期外科治疗可减少因长期卧床所致的并发症,可避免抗纤溶治疗及其相应的并发症,有利于实施防止脑缺血的措施(如扩容、升血压等),减少总体死亡率。外科技术和术前处理的进步,使早期手术更安全。

(四)脑血管痉挛及迟发性脑缺血的防治

脑血管痉挛(CVS)可分为血管造影显示的血管痉挛(AVS)和症状性血管痉挛(SVS),血管造影的发现与临床症状有时并不一致。

CVS包括早期血管痉挛和迟发性血管痉挛(DVS)两种。早期CVS可在SAH后立即出现,多在30分钟以内,表现为短暂的意识障碍和神经功能缺失。约1/3的SAH患者可发生迟发性脑缺血,始发于SAH后3～5天,5～14天达高峰,持续1～2周。常见表现为头痛和脑膜刺激征进行性加重、血象持续升高、持续发热。意识障碍是SAH患者并发CVS的首发症状,其中25%的患者是唯一的症状,患者可由清醒转为嗜睡或昏迷,或由昏迷转清醒再陷入昏迷,呈波动性进行性意识障碍。出现不同程度的局灶体征和脑水肿、颅内压增高,严重时可引起脑疝而致死。CT和MRI可发现脑梗死,但CSF无新鲜出血。

蛛网膜下隙的血液量是一个重要的影响预后的因素。所以CT扫描是预测血管痉挛发生的重要方法。经颅多普勒超声显像可通过监测狭窄的颈内、大脑中动脉和后循环动脉,发现血流速度增加而提示脑缺血,但有相当多此类改变的患者并不发生脑缺血。

1.脑血管痉挛和迟发性脑缺血的预防

(1)血压的处理:在SAH患者,高血压的处理是一个困难的问题。颅内出血后,脑血流自动调节的范围缩小,脑的灌注主要依靠动脉血压,所以降低血压可能使自动调节功能丧失的区域发生缺血。许多临床试验提示SAH后的高血压在一定程度上是代偿现象,建议不干预,并提出避免抗高血压治疗和增加液体摄入可减少脑梗死的危险性。

对血压极度升高、有迅速进展的器官功能衰竭的临床征象(新的视网膜病变、心力衰竭等)和实验室证据(胸片示左心衰竭、蛋白尿和伴随肌酐增高的少尿)的患者需应用抗高血压药物。

(2)水和电解质平衡:在SAH,液体的补充对于防治由血流量减少引起的脑缺血有重要的作用。约1/3的患者术前血容量降低>10%,且与负钠平衡有密切关系,即水钠同时丢失。低钠血症的患者限制水的摄入可增加脑缺血的危险。

液体补充是对抗血管痉挛的基本方法。一般主张给予2.5～3.5L/d生理盐水,有心衰征象者除外:许多患者液体需要量可达4～6L/d(有时多达10L/d)用以补充尿液和不显性失水(出汗和呼吸)。液体的需求可由中心静脉压(>8mmHg)或肺楔入压(维持>7mmHg)提示,但主要是根据频繁计算(每天4次,直到10天左右)液体平衡,去估计所需补充的液体量。各种原因发热的患者,补液量要适当增加。

(3)钙离子拮抗剂:应用钙离子拮抗剂防治迟发性缺血是基于此类药可阻止钙离子流入血管平滑肌细胞,从而减少血管痉挛。其机制是否为通过神经保护或减少血管痉挛或两者同时起作用还不清楚。有报道尼莫地平可改善SAH的预后,包括减少SAH总的死亡率、血管痉挛所致的伤残和死亡及脑梗死的发生率。

目前公认的标准治疗方法是:尼莫地平 60mg,q4h,持续 3 周,不能吞服的患者可通过鼻饲管注入,也可静脉应用。偶尔,应用尼莫地平可引起血压下降,静脉应用时更明显,所以应用尼莫地平前要有足够的血容量,需调节尼莫地平的剂量以保持平均动脉压＞90mmHg。也可用尼卡地平 20～40mg,q(4～6)h 或静脉滴注,或氟桂利嗪:5～10mg,qn(每晚睡前 1 次)。

另一钙离子拮抗剂盐酸法舒地尔,受到愈来愈多的关注,它能在无钙离子的情况下抑制肾上腺素能受体激活产生的血管痉挛,通过与传统钙离子拮抗剂不同的机制抑制平滑肌痉挛,它对脑血管有高度选择性,静脉注入基本上不影响全身血压,对 SAH 患者有较好前景。

(4)清除血凝块和脑池内注药:蛛网膜下隙的血液是 CVS 的根本原因,最佳预防 CVS 的方法是早期去除蛛网膜下隙的血液。其方法包括手术清除血肿和蛛网膜下隙脑脊液持续引流。此方法可以减少 CVS 的发生,但无对照研究证实其疗效。腰穿放 CSF 对出血量少、症状轻微的患者以及有剧烈头痛、频繁呕吐,甚至出现脑疝危象的患者则不宜采用。

有人认为脑池内注药是治疗 CVS 最直接和有效的方法。常用药物有:①组织型纤溶酶原激活剂(t-PA),目的是溶解血块,防治 CVS。一般用 t-PA 0.5mg 溶于生理盐水 3～5mL 中,分别注入基底池、侧裂池及脑室注药后夹闭管 1 小时,然后开放引流,每日 1～2 次,CT 显示脑池内呈低密度影、CSF 呈草黄色时停止用药。疗程一般 4～5 天,最长 7～10 天。②硝普钠,有报道通过脑室引流管持续注射硝普钠,有效治疗动脉瘤性 SAH 后的难治性脑血管痉挛。③尼卡地平,有报道,动脉瘤夹闭术后,脑池置管给尼卡地平,可减少 CVS 症状和脑血管造影CVS 发现率。

(5)抗氧化剂和自由基清除剂:tirilazad 是一种抑制铁依赖性脂质过氧化反应的氨基激素。有学者报道它可改善 SAH 的预后。另有报道,羟自由基清除剂 N'-丙烯二烟酰胺可减少迟发性脑缺血,但对预后无改善。而 ebselen(一种具有通过类谷胱甘肽过氧化物酶激活的氧化活性的硒有机化合物),可以改善 SAH 后 3 个月的预后,但并未减少迟发性缺血的发生。deferoxamine 是一种高铁螯合剂,也可预防 CVS。其他自由基清除剂还有超氧化物歧化酶(SOD)、过氧化氢酶、甘露醇、维生素 C、维生素 E、辅酶 Q_{10} 等。

(6)内皮素抑制剂和其他药物:人类脑血管表达两种 ET-1 受体:ETA 和 ETB,ETA 受体兴奋引起脑血管收缩,ETB 受体兴奋引起靶血管收缩和(或)舒张。最初用的 ET-1 合成物抑制剂是放线菌素 D,它有较强的伴随脑血管壁 ET 免疫反应性下降的预防血管痉挛的作用。在实验动物中,用 ET 转换酶抑制剂 CGS-26303 阻断 ET 转换酶活性可减轻慢性血管痉挛和恢复急性血管收缩;用 $ET_{A/B}$ 受体拮抗剂 Ro-47-0203 或 ET_A 受体拮抗剂 PD-155080,也可预防迟发性 CVS,但临床疗效不理想。

有人报道,应用 K^+ 通道活化剂 cromakalin、nic-orandil、aprikalim 可以增加 K^+ 通透性,扩张血管,解除 CVS。

有报道大剂量甲泼尼龙可明显降低迟发性脑缺血的发生率。应用于手术以前,同时应检测血糖,必要时需应用胰岛素,还应加用 H_2 受体阻滞剂。由于有较多不良反应,一般不推荐应用。

血小板活化因子(PAF)是一免疫介质。在 SAH 实验模型中,静脉注射抗 PAF 剂——

E-5889可预防 CVS。ADP 核糖多聚酶在调节免疫中起重要作用。ADP 核糖多聚酶抑制剂——3-氨基苯甲酰胺可减轻兔子的 CVS。

有报道,硝普钠治疗一组 SAH 后发生 CVS 的患者,脑血管造影显示 83％有好转征象。

米力农是一强烈影响血管舒缩的物质,在狗 SAH 模型中可有效预防 CVS。

一些学者对阿司匹林、双嘧达莫、TXA$_2$ 合成酶抑制剂 mzofenone 和 cataclot 以及试验性抗血小板药 OKY-46 在 SAH 中的作用进行了研究,发现阿司匹林可减少迟发性脑缺血的发生,但上述各种研究中 SAH 患者的不良预后在抗血小板剂治疗组和对照组之间无显著性差异。在一随机的前瞻性研究中显示:cataclot 可稍改善的预后、迟发性脑缺血和死亡率,几乎无不良反应。

2.迟发性脑缺血的治疗

(1)"3H"疗法:扩容、血液稀释和升压称为"3H"疗法,一旦出现迟发性脑缺血,除应用上述预防措施外,"3H"疗法被广泛应用,特别是在动脉瘤手术后。"3H"疗法主要是通过以下4点增加脑血流:①提高血压,增加脑灌注压。②增加心搏出量,增加血管内容量。③降低血黏度及红细胞、血小板聚集力。④增强红细胞变形能力和改善侧支循环。从而增加脑血流。

在所有治疗血管痉挛的方法中,血管内扩容是最成功的方法之一。扩容可用生理盐水和5％白蛋白溶液。升压可用多巴胺和去甲肾上腺素。血液稀释疗法时一般认为红细胞压积应在 30％以上,以保证脑供氧。"3H"疗法有一定的危险性,包括未闭合的动脉瘤再出血、增加缺血区的脑水肿或脑出血、出血性脑梗死、心肌梗死、充血性心力衰竭、肺水肿、电解质异常以及与内置导管有关的并发症,所以应用此疗法时应密切观察电解质和左室舒张末压、心排血量等血流动力学指标。最近有报道,通过前瞻性、随机对照研究发现"3H"疗法治疗组和对照组在近期和远期预后均无显著性差异,而"3H"疗法治疗组的费用和治疗并发症大于治疗组。

(2)血管内治疗:经皮腔内血管成形术(血管内球囊扩张术)在非对照研究中显示对治疗血管痉挛是有效的,可以显著的改善迟发性脑缺血患者的神经功能缺失症状,常规治疗无效的血管痉挛患者可用此方法,但只能用于动脉瘤经过手术处理之后发生的 CVS,其并发症有:大腿血肿、腹膜后血肿以及手术中血管破裂导致患者死亡。

新近也有主张采用高选择性导管插入,动脉内注入罂粟碱,以改善迟发性脑缺血。适应证为 CVS 经静脉内或其他途径给药治疗效果不佳者,禁忌证为痉挛血管已发生梗死以及动脉瘤未经手术夹闭者。有报道应用罂粟碱每 15～60 分钟 300mg 可扩张近端、中间和远端脑血管,但对于远端和弥散性脑血管痉挛仅有一半的患者临床症状有改善。

(五)脑积水

SAH 所至脑积水包括急性和迟发性。20％的 SAH 患者可发生急性脑积水,由脑室流出道阻塞所致,引起颅内压增高和脑室扩张,其发生与脑室内积血程度有关,一般出现在 SAH 后 7 天以内。表现为无特异性的剧烈头痛、呕吐、脑膜刺激征、意识障碍、偏瘫,少数患者可因导水管扩张,其周围灰质受损而出现眼球垂直运动麻痹、Parinaud 综合征,需要及时处理。迟发性脑积水约占 SAH 患者的 23％,是由于血液分解产物和纤维蛋白沉积使蛛网膜粒瘢痕形成所致交通性脑积水,发生于 SAH 10 天以后,其发生与 SAH 的量有关,出血程度越严重及多次出血者更易发生。表现为正常颅压脑积水:痴呆、嗜睡、步态性共济失调和尿失禁。

部分急性脑积水患者在 24 小时内可自行缓解。在脑室扩大的患者中仅有 1/3 会发展为症状性脑积水,而且在仅有昏睡的急性脑积水和 GCS 评分为 12～14 分或更重而没有脑室内大量血液的急性脑积水分别约有 50％的患者可以自发改善,所以有人主张对这些患者观察 24 小时后再对脑积水进行干预。如果出现进行性意识障碍、瞳孔对光反射迟钝和眼球下视、头颅 CT 证实诊断者应早期行脑室引流术。有报道在脑室引流同时,从引流管注入纤维蛋白溶解剂,其疗效比单纯引流好。行脑室引流术应注意再出血和感染并发症。

症状明显的迟发性脑积水患者可行脑脊液转流术。

(六)脑内血肿

在 30％的动脉瘤破裂的患者可以发生脑内血肿。有脑内血肿者的预后比单纯 SAH 的预后差。巨大血肿很可能造成患者入院状况极差,且常通过 MRA 或 CTA 就可以发现动脉瘤,此时需要紧急处理血肿——外科手术治疗。外科治疗不仅能挽救患者的生命,而且还可减少生存患者的功能缺失。

(七)癫痫

住院期间有 3％～5％的 SAH 患者有痫性发作。SAH 患者总的癫痫发生率约 15％。其中 90％以上发生在 SAH 后 18 个月内。继发性慢性癫痫的最大危险因素有:入院时评分差,大脑中动脉动脉瘤破裂,继发于血管痉挛的脑梗死和脑积水分流术。SAH 急性期应用抗惊厥药物预防癫痫,但不能影响慢性癫痫的发生。

(八)全身并发症的处理

1.神经源性肺水肿

SAH 患者发生肺水肿并不常见,占 SAH 总数的 10％以下,常与严重的动脉瘤性脑出血相关。SAH 患者发生的神经源性肺水肿是压力性和渗透性肺水肿。患者表现为迅速发展的呼吸衰竭,出现呼吸困难、发绀、粉红色泡沫痰、大汗,常伴有昏迷,水肿液中蛋白质含量超过 4.5g/dL。神经源性肺水肿还可以合并可逆的左心室功能失调,出现低血压、短暂的乳酸性酸中毒、CK-MB 轻度增高、ECG 异常(持续或广泛的 T 波倒置)。

治疗包括:①控制和减低颅内压。②保持呼吸道通畅,呼气末正压通气(PEEP),气管切开,高浓度吸氧(30％～50％ O_2),应用 50％乙醇消泡剂。③监测肺楔压以维持有效的心排血量,可给予去乙酰毛花苷注射液 0.4mg 静脉注射,增强心肌收缩力,同时可应用硝普钠、酚妥拉明等血管扩张剂,以改善微循环、降低肺循环负荷。④可用地塞米松降低毛细血管通透性,减轻肺水肿和脑水肿。⑤应用有效抗生素,防治肺部感染。⑥利尿剂常被作为肺水肿标准治疗方法,氯丙嗪也是有用的。⑦低血压时可用升压药。另外应注意,治疗时不限制液体量有利于脑灌注,但可能延迟肺水肿的恢复,引起脑缺氧性损害。

2.心功能异常

SAH 患者心脏异常通常表现为 ECG 改变。最常见变化为 QT 间期延长,ST 段抬高或压低、T 波增高或倒置。可见心律失常:如期前收缩、窦性心动过缓、窦性心动过速等,还可出现心肌梗死的症状。心肌酶谱可增高,以 CK-MB 增高最为明显。这些改变可能是 SAH 后,自主神经及脑对心脏的控制与调节发生障碍,以及应激状态导致儿茶酚胺分泌增加,引起冠状动脉收缩,造成心脏缺血、心肌细胞损害所致。另外,SAH 引起颅内压增高,使交感神经和副交感神经功能不平衡,也可发生心功能紊乱。治疗主要在于原发病的治疗,以及在治疗原发病时,适当控制甘露醇的应用、输液速度和输液量。有建议应用β受体阻滞剂降低交感神经的张力,预防严重室性心律失常,但由于β受体阻滞剂可引起血压下降,且没有能改善总体预后的证据,目前在治疗中不推荐作为常规应用。

3.低钠血症

低钠血症是 SAH 的常见并发症之一,其临床的一般表现为食欲缺乏、恶心、呕吐和腹痛等消化道症状,急性发生的低钠血症常并发神经系统症状,血钠低于 125mmol/L 时可出现头痛、乏力、感觉迟钝,血钠低于 100mmol/L 时几乎都会发生癫痫,偶见室性心动过速或室颤,在血钠快速下降或持续数天时,可出现易激惹、烦躁、意识模糊,甚至昏迷。低钠血症危险最大的是由于低血容量而导致迟发性脑缺血。

低钠血症通常与抗利尿剂异常分泌综合征(SIADH)和脑失盐综合征(CSWS)有关。SIADH患者心血管状态正常,红细胞压积正常或减少,体重正常或增加,此种低钠血症是属于稀释性或假性。限制液体入量(800~1000mL/d)是最好的治疗方法。CSWS是指循环血容量减少,但仍有过度尿钠排除,引起负钠平衡并出现低钠血症,而 ADH 或醛固酮分泌正常。CSWS 患者,可有体位性低血压和心动过速、血压和血管内容量减低、红细胞压积增加以及体重减轻。治疗上需要同时补钠和液体。

既往误认为 SAH 后的低钠血症是属于 SIADH,现在认为 SAH 后的低钠血症是由于尿钠排除过多所致,即 CSWS。SAH 后引起低钠血症的可能因素为脑积水,特别是第三脑室的扩大,对丘脑下部的机械性压迫可引起水盐内环境失调。

纠正 SAH 的低钠血症应重视的问题是纠正低血容量。急性有症状的低钠血症是罕见的,需要用高渗盐水(1.8%甚至 3% NaCl)紧急治疗,但应注意过快输入钠可引起脑桥和大脑白质脱髓鞘。有学者建议,每天补钠使血钠最多提高 12mmol/L,但有人认为第一个 24 小时后血钠不能＞126mmol/L,需要更快速度补钠才安全。轻度低钠血症(125~134mmol/L)有较好的耐受性和自限性,针对低钠本身并不需要治疗,对伴有负液体平衡和尿钠排除过多者用生理盐水纠正。对持续性低钠血症应用氢化可的松可能有效。

第三节 短暂性脑缺血发作

一、病因与发病机制

TIA 的发病机制至今尚未完全明确。目前主要有以下几种学说:①微栓子学说。②血流动力学改变学说。③炎性反应学说;④盗血综合征学说。⑤动脉受压学说。⑥血管痉挛学说。⑦血液成分的改变。多数学者认为,微栓塞或血栓栓塞是 TIA 发病的主要机制。

(一)微栓子学说

该学说是 Fisher 1954 年提出,一过性黑蒙发作患者眼底检查可见白色栓子流过,病理证实为血小板、纤维蛋白、白细胞和胆固醇结晶形成的微栓子。栓子主要来源于大动脉粥样硬化斑块破裂,也可为心源性(常见于心房颤动患者),栓子脱落阻塞远端血管,一部分患者直接发生脑梗死,而另一部分患者在栓子阻塞远端血管后迅速自溶,临床表现为 TIA。一般而言,微栓塞性 TIA 以颈动脉系统多见,而椎动脉系统少见,主要来源于颈内动脉颅外段,如颈内动脉起始部和椎动脉的粥样斑块脱落。血管内血流分层平流现象使某一来源的微栓子被反复带向同一血管分支,形成微栓塞并反射性引起周围小动脉痉挛,导致局灶性脑缺血,临床反复出现刻板样症状。栓子较小易破裂,栓塞血管内皮细胞受刺激分泌溶栓酶溶解微栓子,使血管再通,症状缓解。大动脉近端分叉处因长期受血流剪切力影响,易使血管内膜损伤形成粥样斑块,斑块内出血及溃疡,血压突然升高时可使斑块脱落,内皮下胶原直接暴露于血流后可吸附血小板和纤维蛋白原等形成新的斑块和反复脱落,出现 TIA 症状。

(二)血流动力学改变或低灌注学说

血流动力学改变学说(即低灌注学说)则认为,在血管本身病变(动脉粥样硬化或严重的血管狭窄)的基础上,某些因素引起低血压或血压波动时(如体位性低血压),病变血管支配区域的血流就会显著下降,从而出现 TIA 症状。其原因在于病变血管自身调节能力下降,缺乏弹性,不能进行血管正常的自动调节使局部脑血流保持恒定,同时又可能存在全血黏度增高、红细胞变形能力下降和血小板功能亢进等血液流变学改变,促进了微循环障碍的发生,使其无法保持局部血流量的恒定,或者低灌注前提下狭窄的血管相对地更加缺血。这就是为什么一些患者给予量肝素治疗后仍然发生脑卒中的原因,此时如进行适当的升压治疗就能有效地改善症状。一般而言,微栓塞性 TIA 以颈动脉系统多,而低灌注性 TIA 以椎-基底动脉系统(VBAS)更常见。低灌注性 TIA 易发生分水岭型脑梗死或腔隙性脑梗死,当狭窄部位血栓形成则会产生较大面积脑梗死,低灌注性 TIA 的特点是反复刻板发作。

(三)炎性反应学说

Elneihoum 等通过测定脑缺血患者血清炎性细胞因子(如肿瘤坏死因子)和炎性因子相关蛋白酶的活性,间接地反映了白细胞的活化状态,提示炎性反应参与了脑缺血的病理生理学过程,继发性炎性反应促进了缺血的进一步发展。

(四)盗血综合征学说

脑动脉盗血导致颅内血流动力学障碍以及脑血管痉挛所致的 TIA 也应该重视。如颅外动脉狭窄闭塞时,脑部血液从交通支逆行到阻塞动脉的远端,而正常血管血流反而减少而引起TIA 发作。锁骨下动脉盗血综合征在临床比较多见,是引起椎基底动脉系统 TIA 的重要原因之一。

(五)动脉受压学说

颈部动脉扭曲、过长、粥样硬化、打结或颈椎骨质增生、髓核变性脱出压迫椎动脉以及颈部肌肉纤维发育不良等,当头颈过伸和突然向一侧扭转时椎动脉受压可发生 TIA。

(六)血管痉挛学说

Osles 提出,动脉粥样硬化斑块下血管平滑肌细胞增生,细胞内钙离子浓度增加使血管壁易激惹,微栓子引起血液湍流可产生短暂的血管痉挛,引起 TIA 发作。一过性黑蒙患者可见眼底视网膜动脉痉挛,血流如火车厢状。此外,病变血管在某些刺激因素的作用下可出现短暂性痉挛,患者也可表现为 TIA。

狭窄部位的硬化斑块或斑块的附壁血栓脱落是 TIA 的主要病理基础。有学者认为斑块的不稳定性即斑块的破裂、斑块的溃疡、斑块部位的炎性反应是 TIA 或缺血性脑卒中的主要原因。斑块的脱落产生栓塞性 TIA,其特点是反复发作,但临床类型可能有所不同。在频发 TIA 的患者中不但狭窄程度严重,且有斑块形成,在影像上可见病变血管的形态极不规则,血管呈"虫蚀样"改变,狭窄血管内膜高低不平、隆起或充盈缺损,甚至可见溃疡形成。

(七)血液成分的改变

有学者认为在没有动脉壁病变的情况下血液成分的改变也可导致 TIA 发作。某些血液学疾病如真性红细胞增多症、血小板增多症、骨髓增生性疾病、白血病、异常蛋白血症以及其他原因,如长期口服避孕药、产后、手术后、癌症晚期等可使血液凝固性增高,导致动脉内血流缓慢,引起 TIA 发作。

二、病理生理分型

(一)大动脉狭窄性 TIA

因较大的脑动脉狭窄引起血流动力学改变所致,常为体循环血压下降所诱发。临床具有反复发作性、刻板性和短暂性(数分钟)等特点,这些特点在颈内动脉系统 TIA 最为典型,在椎动脉系统 TIA 中由于脑干的结构集中,缺血发作不具备典型刻板性特点。大动脉狭窄的患者可发生分水岭性脑梗死。

(二)栓塞性 TIA

心源性栓塞、动脉-动脉性栓塞和起源不明性栓塞等是栓塞性 TIA 的原因。临床具有发作呈稀疏性、较少刻板性和发作持续时间较长(>1 小时)的特点,可以遗留"静息"性梗死灶。颈内动脉粥样硬化性狭窄所致的 TIA 多数是动脉栓塞性 TIA,有别于颈内动脉、椎动脉和锁骨下动脉狭窄——多数为大动脉狭窄性 TIA。

(三)腔隙性 TIA

小的深穿支动脉狭窄可发生 TIA。穿支动脉狭窄主要与高血压玻璃样变有关,动脉粥样硬化也可引起穿支动脉狭窄。腔隙性 TIA 具有发作呈局灶性的特点,其他特点类似于大动脉狭窄性 TIA,需与之鉴别。

(四)分型的意义

分型有助于指导治疗。大动脉狭窄性 TIA 适宜于血管重建术,未进行血管重建术的大动脉狭窄性 TIA 应用扩血管药和降压药,可能增加 TIA 的发作次数,甚至发生分水岭性脑梗死。对于心源性栓塞性 TIA,抗凝治疗十分重要。对于动脉-动脉栓塞性 TIA,有较大的溃疡性斑块或狭窄率>50%者,可行抗血小板和颈内动脉剥脱术或支架成型术;对于狭窄率<50%者,则以内科治疗为主。对腔隙性 TIA,则采用抗血小板和控制高血压为主,并纠正 TIA 危险因素。

三、临床表现

(一)一般临床特点

中老年(50～70岁)多见,男性较多,随年龄增长发病率增高,常伴有高血压、糖尿病、高脂血症及冠心病等病史。多在体位改变、活动过度、颈部突然转动或屈伸等情况下发病。发病突然,迅速出现局灶性神经功能缺失症状及视力障碍,历时短暂,颈内动脉系统 TIA 多在 14 分钟内,椎-基底动脉系统 TIA 多在 8 分钟以内,数天发作 1 次或每天发作数次。局灶性症状符合某血管分布区,表现为相同的刻板样症状,症状可完全恢复,发作间歇期无神经系统阳性体征。

(二)颈内动脉系统 TIA

颈内动脉系统 TIA 为颈内动脉、眼动脉和大脑中动脉受累,表现为大脑中动脉症状、大脑中动脉与大脑前动脉或大脑后动脉分水岭区症状、眼部症状等。通常持续时间短,发作频率低,易于进展为脑梗死。

1.常见症状

对侧单肢无力或轻偏瘫,可伴有对侧面部轻瘫,是大脑中动脉供血区或大脑中动脉与大脑前动脉皮质支分水岭区缺血表现。

2.特征性症状

(1)眼部症状

①眼动脉交叉瘫:病变侧一过性黑矇,对侧偏瘫及感觉障碍。

②Horner 征交叉瘫:病变侧 Horner 征和对侧偏瘫。

(2)失语症:为优势大脑半球受累的表现。

①外侧裂周围失语综合征:包括 Broca 失语、Wernicke 失语和传导性失语,是大脑中动脉皮质支缺血累及大脑外侧裂周围区所致。

②分水岭区失语综合征:表现为运动性、感觉性或混合性失语,是大脑前与大脑中动脉皮质支分水岭区,或大脑中动脉与大脑后动脉皮质支分水岭区缺血表现。

(3)可能出现的症状

①对侧单肢或半身感觉异常,为大脑中动脉供血区或大脑中动脉与大脑后动脉皮质支分水岭区缺血表现。

②对侧同向性偏盲,较少见,为大脑前动脉、大脑中动脉、大脑后动脉皮质支分水岭区缺血,顶枕颞交界区受累所致。

(三)椎-基底动脉系统 TIA

椎-基底动脉系统 TIA 症状较颈内动脉系统复杂,持续时间长,发作频率高,进展至脑梗死者较少。发作方式较固定,有时有细小差异,发作可突然停止或消退。

1.常见症状

眩晕、平衡失调,多不伴耳鸣,为脑干前庭系缺血表现;少数伴耳鸣,是内听动脉缺血累及内耳表现。

2.特征性症状

(1)跌倒发作:患者转头或仰头时突然跌倒,无意识丧失,可很快自行站起,是椎动脉受压导致低位脑干网状结构缺血所致。

(2)短暂性全面性遗忘症(TGA):发作时出现短时间记忆丧失,持续数分钟到数十分钟,患者对此有自知力。发作时不能记忆新事物,对时间、地点定向障碍,但讲话、书写及计算能力保持,是大脑后动脉颞支缺血累及边缘系统颞叶内侧、海马、海马旁回和穹隆所致。

(3)双眼视力障碍:暂时性皮质盲,是双侧大脑后动脉距状支缺血累及枕叶视皮质所致。

3.可能出现的症状

(1)吞咽困难、饮水呛咳和构音障碍:为脑干缺血导致延髓性麻痹或脑干以上双侧皮质脊髓束受损引起假性延髓性麻痹。

(2)小脑性共济失调:为椎动脉及基底动脉小脑支缺血导致小脑或小脑与脑干联系纤维受损所致。

(3)意识障碍:为高位脑干网状结构缺血累及网状激活系统及交感下行纤维所致。

(4)一侧或双侧面、口周麻木及交叉性感觉障碍:多见于延髓背外侧综合征,为病变侧三叉神经脊束核或脊束与对侧已交叉的脊髓丘脑束受损所致。

(5)眼外肌麻痹及复视:为中脑或脑桥的动眼、滑车或外展神经核缺血所致。

(6)交叉性瘫:是一侧脑干缺血的典型表现,如 Weber 综合征表现为动眼神经麻痹与对侧肢体瘫痪。

四、诊断与鉴别诊断

(一)临床表现

TIA 好发于 50～70 岁的中老年人,男性多于女性。常有高血压、心脏病、高脂血症和糖尿病病史。发病突然,迅速出现局限性脑、脊髓神经功能或视网膜功能障碍,持续时间短(一般在 5～10 分钟),多于 5 分钟左右达到高峰,症状一般不超过 1 小时,恢复快,不留后遗症状,可反复发作,每次发作的症状相对较固定。通常不会表现为症状仅持续数秒钟即消失的闪击样发作。

1.颈内动脉系统 TIA

(1)常见症状:对侧轻偏瘫或单肢无力,可伴对侧面部轻瘫,为大脑中动脉与大脑前动脉皮质支的分水岭区或大脑中动脉供血区缺血的表现。

(2)特征性症状:霍纳征交叉瘫(病变侧霍纳征、对侧偏瘫);眼动脉交叉瘫(病变侧单眼一过性失明或黑蒙、对侧感觉障碍及偏瘫);优势半球受累可出现失语症。

(3)可能出现的症状:对侧同向性偏盲,系大脑前动脉、中动脉、后动脉皮质支或大脑中动脉与大脑后动脉皮质支分水岭区缺血而使颞顶枕交界区受累所致;对侧偏身或单肢感觉异常,系大脑中动脉供血区缺血的表现。

2.椎-基底动脉系统 TIA

(1)常见症状:眩晕、平衡障碍,不伴耳鸣,为脑干前庭缺血表现,少数伴耳鸣,累及内听动脉所致。

（2）特征性症状

①短暂性全面性遗忘症（TGA）：短时间记忆丧失，对时间、地点定向障碍，患者有自知力，言语、书写和计算能力保留，是大脑后动脉颞支缺血累及边缘系统海马、海马旁回和穹隆所致。

②跌倒发作：表现为患者转头或仰头时，下肢突然失去张力而跌倒，无意识丧失，常可立刻自己站起来，为脑干网状结构缺血所致。

③双眼视力障碍发作：系双侧大脑后动脉距状支缺血而致枕叶视皮质受累，引起暂时性皮质盲。

3.可能出现的症状

共济失调、构音不清、吞咽困难、意识障碍伴或不伴瞳孔缩小、一侧或双侧面、口周麻木或交叉性感觉障碍、复视和眼外肌麻痹、交叉性瘫痪。

（二）辅助检查

1.影像学检查

MRI、CT 检查大多正常，部分患者可见脑内有腔隙性梗死灶或缺血灶。MRI 弥散加权或PET 可见片状缺血区。DSA/MRA/CTA 或颈部彩超可见血管狭窄、动脉粥样硬化斑。

2.TCD 检查

TCD 微栓子监测适合频繁发作的 TIA 患者，有助于对动脉粥样硬化的易损斑块进行评价。

3.血常规、生化、心电图及心脏彩超检查也是必要的。

（三）诊断要点

大多数 TIA 患者就诊时临床症状已消失，故 TIA 的诊断主要根据病史、临床表现（包括颈内动脉系统或椎-基底动脉系统神经功能缺失症状、持续时间、伴随症状）、既往史及相关检查结果进行综合判断不难诊断，但确定病因非常重要，大部分患者应当进一步完善某些辅助检查，有助于选择适当的治疗方法。

（四）鉴别诊断

1.部分性癫痫

尤其是单纯部分发作，常表现为从躯体一处开始并向周围扩展，持续数秒至数分钟的肢体抽搐，脑电图多有异常，CT/MRI 检查可见脑内局灶性病变。

2.脑梗死

急性脑梗死超早期常表现为一侧偏瘫偏身感觉障碍或言语含糊不清，持续时间常超过30 分钟，CT/MRI 检查，尤其 DWI 可见脑内梗死病灶。

3.心脏疾病

严重心律失常如室上性心动过速、室性心动过速、多源性室性期前收缩、心房扑动、病态窦房结综合征等，阿-斯综合征，可因阵发性全脑供血不足，出现晕倒头晕和意识丧失，但常无神经系统局灶性症状和体征，心电图、超声心动图和 X 线检查常有异常发现。

4.梅尼埃病

发病年龄多小于 50 岁,发作性眩晕、恶心呕吐与椎-基底动脉 TIA 类似,但每次发作持续时间常超过 24 小时,且常伴耳鸣、耳阻塞感、听力减退等症状,除眼球震颤外,无其他神经系统定位体征。

5.其他

如脑脓肿、脑肿瘤、慢性硬膜下血肿、脑寄生虫病等亦可出现 TIA 发作相似症状,原发或继发性自主神经功能不全亦可因血压或心律的急剧变化出现短暂性全脑供血不足,出现发作性意识障碍,应注意排除。

五、治疗

治疗目的为消除病因、减少及预防复发、保护脑功能。

(一)病因治疗

1.针对病因治疗

对有明确病因者,如高血压患者应控制高血压,使 Bp＜18.7/12.0kPa(140/90mmHg),糖尿病患者伴高血压者血压宜控制在更低水平[Bp＜17.3/11.3kPa(130/85mmHg)]。

2.有效地控制危险因素

治疗糖尿病、高脂血症(使胆固醇＜6.0mmol/L,LDL＜2.6mmol/L)、血液系统疾病、心律失常等。

3.颈动脉内膜剥离术、血栓内膜切除术、颅内外动脉吻合术或血管内介入治疗

对颈动脉有明显动脉粥样硬化斑块、狭窄(＞70％)或血栓形成,影响脑内供血并有反复发作 TIA 者可试行。

(二)预防性药物治疗

1.抗血小板聚集剂

宜长期服用,治疗期间应监测临床疗效和不良反应,减少微栓子发生,减少 TIA 复发。

(1)阿司匹林:50～100mg/d,晚餐后服用。

(2)噻氯匹定:125～250mg,1～2 次/天;不良反应如皮炎和腹泻,引起白细胞减少,在治疗的前 3 个月定期检查白细胞计数。

(3)氯吡格雷:75mg/d,单独应用或与双嘧达莫联合应用。

2.抗凝药物

对频繁发作的 TIA,特别是颈内动脉系统 TIA 较抗血小板药物效果好;对渐进性、反复发作和一过性黑蒙的 TIA 可起预防卒中的作用。

(1)肝素:100mg 加入 5％葡萄糖或 0.9％生理盐水 500mL 内,以 20～30 滴/分钟的滴速静脉滴注;若情况紧急可用肝素 50mg 静脉推注,再用 50mg 静脉滴注维持;或选用低分子肝素 4000U,2 次/天,腹壁皮下注射,较安全。

(2)华法林(苄丙酮香豆素钠):2～6mg/d,口服。

(三)脑保护治疗

钙拮抗剂(如尼莫地平、西比灵、奥力保克)具有脑保护作用,可用于频繁发作的 TIA,影

像学显示有缺血或脑梗死病灶者。

（四）其他

1.中医

中药丹参、川芎、红花、水蛭、葛根等单方或复方制剂。

2.血管扩张药

如脉栓通或烟酸占替诺静脉滴注,罂粟碱口服、扩容药物（如低分子右旋糖苷）。

第六章 血液系统疾病

第一节 缺铁性贫血

缺铁有一个发展过程,体内发生贮铁耗尽(ID),缺铁性红细胞生成(IDE),最终缺铁性贫血(IDA)。缺铁性贫血是指各种原因的缺铁导致红细胞生成减少引起的低色素性贫血,其特点是骨髓、肝、脾等器官组织中缺乏可染铁,血清铁浓度、运铁蛋白饱和度和血清铁蛋白降低,典型的表现为小细胞低色素型贫血。缺铁性贫血是一种不同病因引起的综合征,可以伴发许多疾病。

一、流行病学

缺铁性贫血是临床上最常见的一种贫血。随着经济发展和营养卫生状况的改善,铁缺乏症的患病率逐年下降,但至今仍是一个全球性人群普遍存在的健康问题,发展中国家尤为突出。据估计全球约有 5 亿~10 亿人患铁缺乏症,近半数为缺铁性贫血。通过大规模流行病学调查,提示发展中国家不同年龄组铁缺乏症的患病率明显高于发达国家。妊娠妇女、月经期妇女、婴幼儿和儿童是高危人群,其中以 2 岁以下婴幼儿和妊娠妇女的患病率最高。据前上海医科大学各附属医院人群调查资料,上海地区铁缺乏症的患病率:6 个月至 2 岁的婴幼儿达75.0%~82.5%,育龄妇女为 43.32%,妊娠 3 个月以上妇女为 66.27%,10~17 岁青少年为13.17%;以上人群缺铁性贫血的患病率分别为 33.8%~45.7%,11.39%,19.28% 及 9.84%。铁缺乏症的危险因素主要和下列因素密切相关:婴幼儿喂养不当,儿童与青少年偏食和鼻出血,妇女月经量过多,多次妊娠,哺乳,宫内置节育环,营养不良,摄入蛋白质不够,反复献血以及某些病理因素如胃大部切除、慢性失血、慢性腹泻、萎缩性胃炎和钩虫感染等。

二、病因和发病机制

(一)病因
缺铁性贫血发生原因和发病机制多种多样。主要由于长期铁代谢负平衡得不到额外补充造成。

1.营养因素
饮食中缺乏足够量铁或食物结构不合理导致铁吸收和利用减低,发生营养性铁缺乏症。中国医学科学院卫生研究所制订的正常供给标准,成年女性为 12~15mg/d,青少年为 12~

25mg/d。铁吸收主要在十二指肠和空肠上段,吸收形式有两种:①血红素铁来自血红蛋白、肌红蛋白及动物食物的其他血红素蛋白,经胃酸和蛋白酶消化,游离出血红素,直接被肠黏膜细胞所摄取,在细胞内经血红素加氧酶分解为原卟啉和铁而被吸收;②非血红素铁来自铁盐、铁蛋白、含铁血黄素及植物性食物中高铁化合物等,非血红素铁的吸收取决于铁原子的价数、可溶性及食物中螯合剂的存在。食物中铁必须成为可溶性二价铁才易被吸收,胃酸可增加非血红素铁的溶解度,维生素C作为还原剂和螯合剂可促进铁吸收。植物食物中的磷酸盐、植酸盐,茶叶中的鞣酸及咖啡中的一些多酚类化合物等,与铁形成难以溶解的盐类而抑制非血红素铁的吸收。动物性食物铁吸收率20%。植物性食物吸收率多数小于5%,人乳铁吸收率50%,牛乳仅10%。因此,饮食因素和铁缺乏症发生有密切关系。因营养因素发生铁缺乏症高危人群是婴幼儿和孕妇,由于铁需要量增加,不注意营养极易引起铁缺乏症。月经期妇女对铁的需要量比成年男性大,一次正常月经的失血量平均40~60mL,相当于失铁20~30mg。因此,需要量比男性多1mg/d,为2mg/d。

2.慢性失血和铁丢失过多

慢性失血是缺铁性贫血最常见的病因之一,长期小量出血比一次大出血更易发生缺铁性贫血。正常情况下,每天从食物中吸收和排出的铁各约1mg,每天失血3~4mg,即相当于失铁1.5~2mg,可引起铁负平衡,一定时期后,即可发生缺铁性贫血。女性月经过多,如宫内放置节育环、子宫肌瘤及月经失调等多见。成年男性胃肠道出血是缺铁性贫血最常见病因,以痔疮最常见,仅次于月经量过多。其次是胃十二指肠溃疡出血,其中25%出血患者以往没有消化道溃疡的症状。食管裂孔疝可伴消化道出血,约15%患者发生缺铁性贫血。消化道憩室或憩室炎引起出血发生率大约分别为5%~8%和15%~25%,小肠出血多为息肉。缺铁性贫血常是胃肠道肿瘤首发表现,盲肠癌、升结肠癌、胃癌及壶腹癌均可以缺铁性贫血为首发表现。农村钩虫感染是引起慢性消化道失血的重要原因。其他原因有咯血和肺泡出血,如肺含铁血黄素沉着症、肺出血肾炎综合征、肺结核、支气管扩张和肺癌等;血红蛋白尿,冷抗体型自身免疫性溶血、人工心脏瓣膜、行军性血红蛋白尿等,反复血液透析、多次献血等。

3.铁吸收障碍

肠道对铁吸收障碍而发生缺铁性贫血者,最多见于胃切除患者。胃酸分泌不足且食物快速进入空肠,绕过铁的主要吸收部位,使铁吸收减少。多种原因造成胃肠道功能紊乱,慢性肠炎、Crohn病等可因铁吸收障碍而发生缺铁性贫血。转运障碍(无转铁蛋白血症、肝病)也是引起缺铁性贫血的病因。

(二)发病机制

1.缺铁对铁代谢的影响

当体内贮铁减少到不足以补偿功能状态铁时,铁蛋白、含铁血黄素、血清铁和转铁蛋白饱和度减低、总铁结合力和未结合铁的转铁蛋白升高、组织缺铁、红细胞内缺铁。转铁蛋白受体表达于红系造血细胞膜表面,当红细胞内铁缺乏时,转铁蛋白受体脱落进入血液,血清可溶性转铁蛋白受体(sTfR)升高。

2.红细胞内缺铁对造血系统的影响

大量原卟啉不能与铁结合成为血红素,以游离原卟啉(FEP)的形式积累在红细胞内或与锌原子结合成为锌原卟啉(ZPP),血红蛋白生成减少,红细胞胞质少、体积小,即小细胞低色素性贫血;重者粒细胞、血小板生成受影响。

3.组织缺铁对组织细胞代谢的影响

细胞中含铁酶和铁依赖酶活性降低,包括细胞色素 c、细胞色素 c 氧化酶、过氧化氢酶、过氧化物酶以及含铁血黄素蛋白类;细胞色素 c 还原酶、NADH:脱氢酶、黄嘌呤氧化酶、琥珀酸脱氢酶等。影响患者的精神、行为、体力、免疫功能及患儿的生长发育和智力;缺铁可引起黏膜组织病变和外胚叶组织营养障碍。

三、临床表现

缺铁性贫血的症状可因引起缺铁和贫血的原发病、贫血本身以及组织中含铁酶和铁依赖酶活性降低引起细胞功能紊乱所致。

1.贫血表现

早期缺铁性贫血常无症状或非特异性症状如乏力、易倦、头昏、头痛、耳鸣、心悸、气促、纳差等,可伴有苍白、心率增快。这些症状不一定和贫血程度相平行。

2.组织缺铁表现

影响小儿生长发育;幼儿可伴神经功能和心理行为障碍,易激惹、注意力不集中;耐力降低;影响小儿细胞免疫功能,表现为 T 淋巴细胞数目减少,中性粒细胞杀菌功能受影响,髓过氧化酶活性降低,吞噬功能有缺陷;抗寒能力降低,甲状腺激素代谢异常。严重缺铁性贫血可致黏膜组织变化,出现口炎、舌炎、舌乳头萎缩。外胚叶组织营养缺乏表现为皮肤干燥、角化、萎缩、无光泽;毛发无光泽、易断、易脱;指甲条纹隆起,严重时指甲扁平,甚至呈"反甲"。一些患者有嗜异食癖,如泥土、煤炭、生米、冰块等。胃活组织检查发现 75%缺铁性贫血患者有浅表性胃炎及不同程度的萎缩性胃炎,伴胃酸缺乏。吞咽困难或吞咽时有梗塞感(称 Plummer-Vinson 征),这是缺铁的特殊症状之一。缺铁性贫血也可导致月经紊乱。但月经过多可以是缺铁原因,也可以是缺铁的后果。约 10%患者轻度脾肿大。在缺铁时间较长的婴儿中,颅骨和手骨的板障可以增厚。

3.缺铁原发病表现

消化性溃疡、肿瘤或痔疮导致的黑便、血便或腹部不适,肠道寄生虫感染导致的腹痛或大便性状改变,妇女月经过多,肿瘤性疾病的消瘦,血管内溶血的血红蛋白尿等。

四、实验室检查

1.血象

轻度贫血,红细胞为正细胞正色素性,血片中红细胞形态基本正常。严重时呈小细胞低色素性贫血。平均红细胞体积(MCV)低于 80fl,平均红细胞血红蛋白量(MCH)小于 27pg,平均红细胞血红蛋白浓度(MCHC)小于 32%。血片中红细胞大小不一,体积小者多见,有少量尾状和椭圆形红细胞,偶见靶形红细胞。红细胞中心淡染区扩大,重者胞质呈环状。网织红细胞计数大多正常或减低,少数轻度增高至 2%～3%者。红细胞渗透脆性大致正常,重者脆性轻度减低。

白细胞计数一般正常,少数中性粒细胞减少。近期有大量出血,中性粒细胞可增多。钩虫病患者嗜酸性粒细胞增多。

血小板计数常增高,多见于成人因慢性失血而发生贫血。贫血较重的婴儿、儿童患者中,血小板减少较为多见。

2.骨髓象

骨髓穿刺涂片和切片显示骨髓呈轻度和中度幼红细胞增生,严重缺铁性贫血,幼红细胞体积偏小,核染色质致密,胞质较少,边缘不整齐,即血红蛋白形成不良。幼红细胞核固缩似晚幼红细胞,胞质仍紫蓝色,显示胞质发育迟于胞核,呈"核老浆幼"现象。分类以中幼红细胞比例增多。粒系细胞和巨核细胞数量、形态大多正常。骨髓涂片亚铁氰化钾染色,骨髓小粒中无深蓝色含铁血黄素颗粒,幼红细胞内铁小粒减少、淡染或消失,铁粒幼细胞<15%。骨髓可染铁是反映贮存铁的金标准。骨髓活检标本铁染色可提高骨髓可染铁检查的准确性,但不能很好地观察幼红细胞内铁的情况。

3.血清铁、总铁结合力、血清铁饱和度和血清铁蛋白

未经治疗者血清铁浓度常明显降低,多低于 $8.95\mu mol/L$,总铁结合力增高,大于 $64.44\mu mol/L$,血清铁饱和度降低小于 15%。血清铁蛋白低于 $12\mu g/L$。血清铁检测不稳定,1 天内不同时间测定,变异很大,不宜单独作为诊断缺铁的指标。总铁结合力较稳定,血清铁饱和度测定<15%可作为缺铁性红细胞生成的指标之一,但不宜用于缺铁的早期诊断。采用直接法测定血清运铁蛋白浓度更好。因血清铁蛋白与体内储存铁相关性极好,可作为储存铁缺乏的指标用于早期诊断。

4.红细胞游离原卟啉和血液锌原卟啉

红细胞游离原卟啉是幼红细胞和网织红细胞合成血红蛋白过程中形成的非血红素原卟啉而残留在新生的红细胞内,绝大多数非血红素原卟啉是和锌离子络合成锌原卟啉,采用提取法和血液荧光计直接测定,诊断单纯性缺铁的标准:FEP>$0.9\mu mol/L$(全血),或 ZPP>$0.96\mu mol/L$(全血)。可作为缺铁性红细胞生成的指标。由于 FEP 与 ZPP 值受到许多因素的影响,如慢性病贫血、铁粒幼细胞贫血、珠蛋白生成障碍性贫血和严重溶血性贫血等,因此反映缺铁的准确度不如上述铁参数。

五、诊断与鉴别诊断

诊断目标有两个方面:一是否缺铁性贫血,二病因诊断。还需注意复合性贫血即合并慢性感染、恶性肿瘤、风湿病或肝病的缺铁性贫血。

(一)诊断

1.缺铁性贫血的诊断标准

(1)小细胞低色素性贫血:贫血为小细胞低色素性:男性 Hb<120g/L,女性 Hb<110g/L,孕妇 Hb<100g/L;MCV<80fl,MCH<27pg,MCHC<32%;红细胞形态有明显低色素表现。

(2)有明确的缺铁病因和临床表现。

(3)血清铁<8.95μmol/L(<50μg/dL),总铁结和力>64.44μmol/L(360μg/dL)。

(4)血清铁饱和度<15%。

(5)骨髓铁染色显示骨髓小粒可染铁消失,铁粒幼红细胞<15%。

(6)红细胞游离原卟啉>0.9μmol/L(>50μg/dL)(全血),或血液锌卟啉(zPP)>0.96 μmol/L(60μg/dL)(全血),或FEP/Hb>4.5μg/gHb。

(7)血清铁蛋白(SF)<12μg/L。

(8)血清可溶性运铁蛋白(sTfR)浓度>26.5nmol/L(2.25mg/L)。

(9)铁剂治疗有效。

符合第1条和2条～9条中任何两条以上者可诊断为缺铁性贫血。

2.贮存铁缺乏的诊断标准

符合以下任何一条即可诊断。

(1)血清铁蛋白<14μg/L。

(2)骨髓铁染色显示骨髓小粒可染铁消失。

3.缺铁性红细胞生成的诊断标准

符合贮存铁缺乏的诊断标准,同时有以下任何一条符合者即可诊断。

(1)血清铁饱和度<15%。

(2)红细胞游离原卟啉>0.9μmol/L(>50μg/dL)(全血),或血液锌卟啉(zPP)>0.96μm/L (60μg/dL)(全血),或FEP/Hb>4.5μg/gHb。

(3)骨髓铁染色显示骨髓小粒可染铁消失,铁粒幼红细胞<15%。

4.存在合并症

有合并症的情况下(感染、炎症、肿瘤等)需要测定红细胞内碱性铁蛋白,小于6.5ag/细胞,能诊断缺铁,或骨髓铁染色显示骨髓小粒可染铁消失作为标准。

5.铁剂治疗性试验

连续口服铁剂网织红细胞计数上升,一般第5至10天,网织红细胞升高至4%～10%。如患者有铁剂吸收障碍,就无法判断结果。宜采用注射铁剂治疗试验做出诊断。

(二)鉴别诊断

1.铁粒幼细胞性贫血

遗传或不明原因导致的红细胞铁利用障碍性贫血。无缺铁表现,血清铁蛋白浓度增高,骨髓小粒含铁血黄素颗粒增多,铁粒幼细胞增多,出现环形铁粒幼细胞。血清铁和转铁蛋白饱和度增高,总铁结合力不低。

2.地中海贫血

有家族史,慢性溶血表现。血片中可见多量靶形红细胞,珠蛋白肽链合成数量异常,如HbF和HbA增高,出现血红蛋白H包涵体等。血清铁蛋白、骨髓可染铁、血清铁和转铁蛋白饱和度不低且常增高。

3.慢性病性贫血

慢性炎症、感染或肿瘤等引起的铁代谢异常性贫血。血清铁蛋白和骨髓铁增多。血清铁、血清转铁蛋白饱和度、总铁结合力减低。

4.转铁蛋白缺乏症

常染色体隐性遗传所致或严重肝病、肿瘤继发。血清铁、总铁结合力、血清铁蛋白及骨髓含铁血黄素均明显降低。先天性者幼儿时发病,伴发育不良和多脏器功能受累。获得性者有原发病的表现。

确定缺铁性贫血还需病因诊断,原发病有时对患者危害比贫血更为严重,如胃肠道恶性肿瘤伴慢性出血所引起缺铁性贫血。成年男性和绝经期女子中,缺铁性贫血最多见的原因是胃肠道慢性出血,由于每次出血量少而且间歇性,临床上容易忽视。多次检验便潜血极为重要,必要时做胃肠道内镜及 X 射线检查。

六、治疗

1.病因治疗

缺铁性贫血的治疗原则是补充足够的铁直至恢复正常铁储存量以及去除引起缺铁的病因。病因治疗相当重要,缺铁性贫血只是一种综合征,应尽可能地除去缺铁的病因,如婴幼儿、青少年和妊娠妇女营养不足引起的 IDA,应改善饮食;月经过多引起的 IDA 应调理月经或去除子宫肌瘤;寄生虫感染者应驱虫治疗;恶性肿瘤者应手术或放、化疗;消化性溃疡等引起者应抑酸治疗等。单纯的铁剂补充可能使血象暂时恢复,但不能使贫血得到彻底的治疗。

2.补充铁剂

(1)口服铁剂:是治疗 IDA 的首选方法。口服铁剂包括硫酸亚铁(每片 0.3g,含元素铁 60mg)、富马酸亚铁(每片 0.2g,含元素铁 66mg)、葡萄糖酸亚铁(每片 0.3g,含元素铁 34.5mg)、10％枸橼酸铁铵(每毫升含元素铁 20mg)、右旋糖酐铁(每片含铁 25mg)、多糖铁复合物(力蜚能,每一胶囊含铁 150mg)和琥珀酸亚铁(每片 0.1g)等。无机铁剂(以硫酸亚铁为代表)胃肠道反应大,有机铁剂胃肠道反应小。口服铁剂不良反应有恶心、上腹痛、便秘和腹泻。为减少胃肠反应,可改变剂型和投药时间,如改为硫酸亚铁控释片或餐后服用,但控释片和餐后服用在一定程度上会影响铁剂的吸收。成年人治疗剂量以每天 180～200mg 元素铁为宜,预防剂量每天 10～20mg。口服铁剂有效者网织红细胞在治疗后 3～4 天即开始上升,第 10 天达高峰,随后血红蛋白上升,一般需要治疗 2 个月左右,血红蛋白恢复正常。贫血纠正后至少需要继续治疗 6 个月以补足储存铁。血清铁蛋白可用以监测储存铁恢复情况,其标准建议为:SF 恢复到 $50\mu g/L$,FEP $<0.9\mu mol/L$。如治疗 3 周无治疗反应,应检查诊断是否准确,是否按医嘱服药,有无活动性出血,有否铁吸收障碍,有否干扰铁吸收和利用的因素存在。

(2)注射铁剂:若口服铁剂不能耐受或胃肠道正常解剖部位发生改变而影响铁的吸收,可用铁剂肌内注射。右旋糖酐铁是最常用的注射铁剂,应深部肌内注射,首次给药 25mg,观察 1 小时无过敏反应可给足量治疗,每天 50～100mg,直至达到总量。注射用铁的总需量按千克计算:(需达到的血红蛋白浓度－患者的血红蛋白浓度)×0.33×患者体重(kg)。注射用铁可有局部疼痛、注射部位邻近淋巴结肿大等不良反应,少数患者有全身反应,如头痛、头晕、面部潮红、关节肌肉痛、恶心、口中金属味等,严重者可发生虚脱或休克。伴有肝、肾损害的患者不能用铁注射剂。科莫非(右旋糖酐铁)尚可静脉注射,适用于不能耐受肌内注射或需要短期内纠正缺铁者,按总剂量分次或 1 次,给药前要做过敏试验,静脉注射铁剂不良反应多,宜慎重。

第二节　巨幼细胞贫血

巨幼细胞贫血(MA)是由于叶酸或维生素 B_{12} 缺乏或某些影响核苷酸代谢的药物导致细胞核脱氧核糖核酸(DNA)合成障碍所致的贫血。根据缺乏物质的种类,可分为单纯叶酸缺乏性贫血、单纯维生素 B_{12} 缺乏性贫血及叶酸和 B_{12} 同时缺乏性贫血。主要是由于食物营养不足、吸收不良、代谢异常、需要增加或利用障碍引起。本症特点是呈大红细胞性贫血,骨髓内出现巨幼红细胞系列,并且细胞形态的巨型改变也见于粒细胞、巨核细胞系,甚至某些增殖性体细胞。该巨幼红细胞易在骨髓内破坏,出现无效性红细胞生成。

一、流行病学

(1)营养性巨幼细胞贫血并不少见,在经济不发达地区或进食新鲜蔬菜、肉类较少的人群多见。

(2)在我国,叶酸缺乏者多见于陕西、山西、河南等地,患病率可达 5.3%。

(3)在欧美,维生素 B_{12} 缺乏或有内因子抗体者多见。

(4)偏食或过长时间烹煮食物(可损失叶酸 50%～90%)、患自身免疫病、胃肠道疾病及肿瘤等,是该病的高危因素。

二、病因

维生素 B_{12} 为含钴的维生素,化学名为钴胺,仅由某些微生物所合成,人体所需的维生素 B_{12} 主要从动物性食物,如肉类、肝、鱼和乳制品等中摄取。成年人每天需要量约 $2.5\mu g$,一般饮食中的供给量已远超过需要量。正常成年人体内含维生素 B_{12} 总量为 $2\sim5mg$,其中约 2mg 储存在肝内,因此单纯因食物中含量不足导致缺乏者极为罕见。叶酸是一种水溶性 B 族维生素,在新鲜绿叶蔬菜中含量最多,肝、肾、酵母和蘑菇中也较多。成年人每日需要叶酸 $50\sim200\mu g$,近 1/2 储存于肝细胞中,储存量仅 $5\sim10mg$。营养性巨幼细胞贫血主要由叶酸缺乏引起。

1.维生素 B_{12} 缺乏

(1)摄入不足:单纯摄入不足者罕见,仅见于长期严格素食者。需要量增加见于妊娠、婴幼儿、溶血性贫血、感染、甲状腺功能亢进症及恶性肿瘤等。

(2)吸收障碍:这是维生素 B_{12} 缺乏最常见的原因。原因如下。①内因子缺乏:如恶性贫血、胃切除、胃黏膜萎缩等。胃全切术后发生巨幼细胞贫血时间平均为 5 年,30%～40%的胃次全切除者有维生素 B_{12} 吸收不良。②胃酸和胃蛋白酶缺乏。③胰蛋白酶缺乏。④小肠疾病:如小肠吸收不良症候群、口炎性腹泻、节段性回肠炎、回肠切除后、小肠淋巴瘤及硬皮病等。小肠疾病常同时有叶酸和铁的吸收减少。⑤药物影响：如对氨基水杨酸、新霉素、二甲双胍、秋水仙碱、苯乙双胍等，影响小肠内维生素 B_{12} 的吸收。⑥肠道寄生虫，如阔节裂头绦虫寄生在较高小肠部位，手术盲袋形成及回肠憩室炎因其中细菌繁殖，均可夺取食物中的维生素 B_{12}，引起吸收减少。

（3）利用障碍：如钴胺素传递蛋白Ⅱ（TCⅡ）缺乏或存在异常的维生素 B_{12} 结合蛋白及应用一氧化氮，均可影响维生素 B_{12} 的转运和利用。

2.叶酸缺乏

（1）摄入不足：主要原因是食物加工不当，如烹煮时间过长或温度过高，破坏大量叶酸；其次是偏食，食物中蔬菜、肉蛋类减少。

（2）需要量增加：婴幼儿、青少年、妊娠和哺乳妇女需要量增加而未及时补充；甲状腺功能亢进症、慢性感染、肿瘤、慢性溶血、骨髓增殖症及剥脱性皮炎等患者，叶酸的需要量也增加；慢性酒精性肝硬化，叶酸摄入和储存都减少，酗酒使叶酸摄入减少。

（3）吸收障碍：腹泻、小肠炎症、肿瘤和手术及某些药物，如抗癫痫药物苯妥英、扑米酮及柳氮磺吡啶、口服避孕药等，均影响叶酸的吸收。

（4）利用障碍：抗核苷酸合成药物如甲氨蝶呤、甲氧苄啶、氨苯蝶啶、氨基蝶呤和乙胺嘧啶等均可干扰叶酸的利用；一些先天性酶缺陷（甲基四氢叶酸转移酶、N^5，N^{10}-甲烯基四氢叶酸还原酶、FH_2 还原酶和亚氨甲基转移酶）可影响叶酸的利用。

（5）叶酸排出增加：如从血液透析过程丢失。

三、发病机制

维生素 B_{12} 和叶酸是细胞合成 DNA 过程中的重要辅酶，维生素 B_{12} 和叶酸缺乏，导致 DNA 合成障碍，而 RNA 及蛋白合成仍继续进行，致细胞质发育正常而胞核发育延迟，呈现"老质幼核"改变的巨型血细胞。

叶酸在体内许多酶反应中起辅酶作用，有多种四氢叶酸（FH_4）衍生物，携带有甲酰基（—CHO）、亚胺甲基（—CHNH）等，在一碳基团转运中起重要作用。叶酸缺乏时，脱氧尿苷酸（dUMP）变为脱氧核苷酸（dTMP）受阻，脱氧尿苷三磷酸（dUTP）大量堆积进入 DNA 组分，染色体易断裂，形态上显示细胞核染色质的巨幼改变。维生素 B_{12} 以辅酶形式，参与多种细胞代谢，主要是甲基钴胺及腺苷钴胺。维生素 B_{12} 缺乏导致 DNA 合成障碍是通过叶酸代谢障碍引起的。

巨型改变以幼红细胞系列最显著，具特征性，也见于粒和巨核系列，尤以晚幼粒细胞为突出。

骨髓呈增生象，但血象为全血细胞减少，其主要病理生理改变为无效性红细胞、粒细胞、血小板生成，称为髓内溶血。

维生素 B_{12} 还参与神经组织的代谢。维生素 B_{12} 缺乏使蛋氨酸合成减少，进而导致胆碱和含磷脂的胆碱合成障碍，并且由于腺苷钴胺缺乏，导致大量甲基丙二酰辅酶 A 及其前身丙酰辅酶 A 的堆积，合成异常脂肪酸。脂膜由单链脂肪酸构成，改变了神经鞘膜功能，形成脱鞘膜病变,轴突变性,最后导致神经原细胞死亡。神经系统可累及周围神经、脊髓后侧索及大脑。

药物干扰核苷酸合成也可引起巨幼细胞贫血。

四、分类

(1)叶酸缺乏的巨幼细胞贫血。

(2)维生素 B_{12} 缺乏的巨幼细胞贫血。

(3)叶酸及维生素 B_{12} 均缺乏的巨幼细胞贫血。

五、临床表现

无论是叶酸或是维生素 B_{12} 缺乏,其临床表现除神经系统病变外,基本相似。

1.贫血的表现

起病缓慢,逐渐加重。如胃切除后可数年才出现巨幼细胞贫血表现,但妊娠妇女发病可较急,与短期内叶酸需要量增多有关。贫血主要表现为头晕、乏力、活动后心悸、气短等,还可有面色苍白、心脏扩大,并可能出现贫血所致的心脏杂音。由于无效造血,红细胞生存期短,患者可出现轻度黄疸。巨幼细胞贫血严重时,可出现全血细胞减少,易发生感染及轻度出血倾向。

2.消化道症状

食欲缺乏、腹胀、腹泻及舌炎等,以舌炎最突出,舌质红、舌乳头萎缩、表面光滑,伴疼痛,俗称"牛肉舌"。

3.神经系统表现

主要是维生素 B_{12} 缺乏所致,为脊髓后、侧索及周围神经受损。初起感全身乏力,手足有对称性针刺或蚁行感,或手套、袜套症状,逐渐出现感觉减退。可有共济失调、软弱无力、步态不稳、肌张力减退等。神经反射可减弱,也可亢进。精神异常,易激惹、健忘、嗜睡、抑郁等。小儿可有智力发育迟滞,对外界反应迟钝等。神经系统病变可单独出现,或发生在贫血之前。

六、并发症

(1)重度贫血可能导致心绞痛及心肌梗死发作。长期慢性贫血未得到及时纠正,可导致心脏增大,心功能不全。

(2)严重胃肠道反应影响进食,进一步加重营养不良,可能发生低蛋白血症、电解质紊乱等。

(3)严重神经病变可导致患者瘫痪、精神抑郁、错乱等。

七、辅助检查

1.血常规

大细胞性贫血,一般 $MCV>100fl$,$MCH>32pg$,$MCHC$ 正常;网织红细胞计数可正常;血涂片见红细胞大小不一,中心淡染区消失,有大椭圆形红细胞、点彩红细胞等;白细胞计数较低,中性粒细胞分叶过多(5叶核占5％以上或出现6叶以上核),亦可见巨型杆状粒细胞;血小板可减少。

2.骨髓

骨髓增生活跃或明显活跃,幼稚红细胞常呈巨幼变,巨幼红细胞特点是细胞体积较大,胞质丰富,核染色质较细致而排列疏松,胞核与胞质比率增大,胞核发育落后于胞质,即"核幼质老"。从原始红细胞至晚幼红细胞各阶段均可见巨幼改变。亦可见核破裂的残余物,如Cabot环或Howell-Jolly小体等。成熟红细胞亦较大而厚。巨幼红细胞糖原染色阴性。在叶酸或维生素 B_{12} 治疗开始6～24小时后即找不到典型巨幼红细胞。粒系也有巨幼变,成熟粒细胞多分叶。中性粒细胞分叶过多要早于巨幼红细胞出现,粒系巨幼变在治疗后恢复要迟于巨幼红细胞。巨核细胞体积增大,分叶过多。骨髓铁染色常增多。

3.血清维生素 B_{12} 、叶酸及红细胞叶酸含量测定

血清维生素 B_{12} 低于74pmol/L(100ng/mL)(维生素 B_{12} 缺乏),血清叶酸低于6.8nmol/L(3ng/mL),红细胞叶酸低于227nmol/L(100ng/mL)(叶酸缺乏)。

4.其他

①血清间接胆红素可稍增高,乳酸脱氢酶(LDH)轻度升高;②尿高半胱氨酸24小时排泄量增加。

八、诊断

(1)临床表现:贫血、胃肠道病变(如舌炎等)或有神经系统病变。

(2)血常规:大细胞性贫血,一般MCV(红细胞平均体积)＞100fl,红细胞呈大卵圆形。中性粒细胞分叶过多(5叶者＞5％或6叶者＞1％)。白细胞和血小板常减少。

(3)骨髓:典型的巨幼红细胞生成,巨幼红细胞＞10％,粒细胞系统及巨核细胞系统亦有巨型变。

(4)血清维生素 B_{12} 低于74pmol/L(100ng/mL)(维生素 B_{12} 缺乏),血清叶酸低于6.8nmol/L(3ng/mL),红细胞叶酸低于227nmol/L(100ng/mL)(叶酸缺乏)。

九、鉴别诊断

1.非叶酸或维生素 B_{12} 缺乏所致的巨幼细胞贫血

这方面有抗白血病药物,如抗嘌呤代谢药物如6-巯基嘌呤、抗嘧啶代谢药物如阿糖胞苷及5-氟尿嘧啶等,均由于影响DNA合成而致巨幼细胞贫血。

2.红白血病、骨髓增生异常综合征(MDS)等

骨髓可见巨幼样改变等病态造血现象,叶酸、维生素 B_{12} 水平不低且补之无效。

3.有红细胞自身抗体的疾病

如温抗体型自身免疫性溶血性贫血、Evans综合征、免疫相关性全血细胞减少,不同阶段的红细胞可因抗体附着"变大",又有间接胆红素增高。鉴别点是此类患者有自身免疫病的特征,应用免疫抑制药方能显著纠正贫血。

4.合并高黏滞血症的贫血

如多发性骨髓瘤，因 M 蛋白成分黏附红细胞而使之呈"缗钱状"，血细胞自动计数仪测出 MCV 偏大。鉴别点为该病具备骨髓瘤的特异性表现。

十、治疗

1.病因治疗

去除导致叶酸或维生素 B_{12} 缺乏的病因，纠正偏食及不良的烹调习惯。

2.补充叶酸或维生素 B_{12}

叶酸缺乏可口服叶酸 5～10mg，每天 3 次。胃肠道不能吸收叶酸者可肌内注射四氢叶酸钙 5～10mg，每天 1 次。补充叶酸直至血红蛋白恢复正常，一般不需维持治疗。维生素 B_{12} 缺乏可予维生素 B_{12} 100μg，肌内注射，每天 1 次（或 200μg 隔日 1 次），直至血红蛋白恢复正常。恶性贫血或全胃切除者需终身维持治疗，每月注射 100μg 1 次。维生素 B_{12} 缺乏伴有神经症状者有时需大剂量 500～1000μg/（次·周）、长疗程（半年以上）的治疗。

单纯维生素 B_{12} 缺乏者不宜单用叶酸治疗，否则会加重维生素 B_{12} 的缺乏，引发或加重神经系统症状。严重巨幼细胞贫血的患者在补充治疗中因贫血恢复时大量血钾进入新生红细胞，会突发低血钾，需适时补钾。如治疗 3～4 周后血常规恢复不明显，应寻找是否同时存在缺铁、感染或其他基础疾病，予以纠正。

3.输注红细胞

仅在严重贫血伴组织、脏器明显缺氧时输注红细胞。

第三节　再生障碍性贫血

再生障碍性贫血（AA）简称再障，是一组由某种或复合因素引致骨髓造血功能衰竭，红骨髓总容量减少，代以脂肪髓，以全血细胞减少为主要表现的一组综合征。

一、流行病学

（1）据国内 21 个省（市）、自治区的调查，年发病率为 0.74/10 万人口，明显低于白血病的发病率。

（2）慢性再障发病率为 0.60/10 万人口，急性再障为 0.14/10 万人口。

（3）各年龄组均可发病，但以青壮年多见。

（4）男性发病率略高于女性。

二、病因

可由物理、化学、生物等多种原因引致。相当一部分病例未能查出明确原因，称之为原发或特发性再障。那些有病因可查者，则称为继发性再障。

1.药物

药物是最常见的发病因素。药物性再障有以下两种类型。①与药物剂量有关,系药物毒性作用,达到一定剂量就会引起骨髓抑制,一般是可逆的,如各种抗肿瘤药物。此外,苯妥英钠、吩噻嗪、硫尿嘧啶及氯霉素等也可以引起与剂量有关的骨髓抑制。②与剂量无明显关系,仅个别患者发生造血障碍,多系药物的过敏反应,常导致持续性再障。这类药物常见的有氯霉素、有机砷、米帕林、三甲双酮、保泰松、金制剂、氨基比林、磺胺、卡比马唑、甲巯咪唑、氯磺丙脲等。

药物性再障最常见是由氯霉素引起的。据国内调查,半年内有服用氯霉素者发生再障的风险为对照组的 33 倍,并有剂量-反应关系。氯霉素可发生上述两种类型的药物性再障。凡干细胞有遗传性缺陷者,对氯霉素的敏感性增加。在美国、日本等国家,20 世纪 70 年代即限制氯霉素的使用。

2.化学毒物

苯及其衍生物和再障的关系也很密切。苯干扰细胞的增殖成熟,可导致骨髓衰竭,形成再障,亦可导致白血病。一些药物抑制造血,可能与其结构中含有苯环有关。一些农药,如杀虫剂六氯化苯、双氯双酚五烷等,也有报道与再障有关。苯中毒再障可呈慢性型,也可呈急性严重型,以后者居多。

3.电离辐射

X 线、γ 线或中子可穿过或进入细胞直接损害造血干细胞和骨髓微环境。长期超允许量放射线照射可致再障。

4.病毒感染

病毒性肝炎和再障的关系已较肯定,称为病毒性肝炎相关性再障,是病毒性肝炎最严重的并发症之一,发生率不到 1.0%,占再障患者的 3.2%。肝炎病毒对造血干细胞可能有直接抑制作用,还可致染色体畸变,并可通过病毒介导的自身免疫异常。病毒感染亦可破坏骨髓微环境。

5.免疫因素

再障可继发于胸腺瘤、SLE 和类风湿关节炎等,患者血清中可找到抑制造血干细胞的抗体。部分原因不明的再障也可能存在免疫因素。

6.阵发性睡眠性血红蛋白尿(PNH)

PNH 与再障关系相当密切,20%～30% PNH 可伴有再障,15% 再障可发生显性 PNH,两者都是造血干细胞疾病。明确地从再障转为 PNH,而再障表现已不明显;或明确地从 PNH 转为再障,而 PNH 表现已不明显;或 PNH 伴再障及再障伴 PNH,都可称为再障-PNH 综合征。

7.遗传因素

再障不是遗传性疾病。但临床资料显示具有某些 HLA-Ⅱ型抗原的患者对免疫抑制治疗的反应较好,某些再障患者对氯霉素及某些病毒具有易感性,均说明再障的发病可能与遗传因素有关。

8.其他因素

偶可报道再障在妊娠期发病,分娩或人工流产后缓解,第二次妊娠时再发,可能是孕期内分泌改变,引发再障。此外,再障尚可继发于慢性肾衰竭、严重的甲状腺或腺垂体功能减退症等。

三、发病机制

1.造血干细胞缺陷

造血干细胞量或质的异常是重要的发病机制之一。再障患者表现为全血细胞减少,网织红细胞亦减少,骨髓增生低下,细胞培养示多能造血祖细胞(CFU-GEMM)、红系、粒单系及巨核系祖细胞(BFU-E、CFU-E、CFU-GM、CFU-Meg)在绝大多数病例,均较正常明显为低。当治疗后患者获得完全缓解后,这些造血祖细胞也很少完全恢复。同种异基因骨髓移植成功,使再障患者造血重建,且证实其造血祖细胞来源于供者。再障患者血清中一些造血生长因子,如促红素(EPO)、粒单系集落刺激因子(GM-CSF)等浓度很高,在体外可使正常骨髓红系、粒单系乃至多能造血祖细胞增殖,而患者的造血细胞对造血因子反应不良。

2.造血微环境的缺陷

造血微环境的概念包括造血组织中支持造血的结构成分,也包括造血的调节因素。造血细胞在基质细胞形成的网状支架中增殖和分化。基质细胞群包括成纤维细胞、网状细胞及巨噬细胞等,基质细胞在体外培养可形成 CFU-F。造血干细胞被基质细胞包绕后才能增殖。少数再障患者骨髓体外培养不能形成 CFU-F,而 CFU-GM 却正常,说明这些患者的发病机制为微环境缺陷。造血的调节因素包括许多体液因子和细胞之间的相互调节作用。部分再障患者存在造血干细胞体液和细胞调节机制的异常,包括抑制性 T 细胞增多而辅助性 T 细胞减少,自然杀伤细胞活力减低,造血负调控因子如 γ 干扰素、肿瘤坏死因子、白介素-2 等的增多,cAMP 的含量减低等,都可能介入再障造血干细胞的增殖和分化紊乱。

3.免疫机制的异常

免疫与造血关系密切。二者来自共同的干细胞;造血细胞增殖分化需要 T 细胞、单核-巨噬细胞等参与;多种造血因子既作用于免疫细胞,也参与调节造血。Pantel 提出免疫与造血系统具有密切相关的调节网络,其作用呈双向性,即互为效应细胞或靶细胞。

继发于 SLE 和类风湿关节炎的再障,血清中存在对造血干细胞的自身抗体。部分原发性再障患者的 T 淋巴细胞可抑制正常造血祖细胞的生长,去除 T 淋巴细胞可使粒系和红系集落生长恢复正常。部分患者骨髓移植虽未成功,但由于应用了大量免疫抑制药,自身造血功能却获得恢复。以上均说明部分再障的发病机制存在抑制 T 淋巴细胞的作用。

四、临床表现

1.重型再障(SAA)

起病急,贫血进展迅速,多伴随严重出血和感染。常表现为多部位出血,如皮肤、黏膜、消化道、眼底以及颅内出血等。感染不易控制,高热以及中毒症状多是肺炎、全身严重感染的表现。

2.非重型再障(NSAA)

起病较缓慢,进行性乏力,或血小板减少引起皮肤出血点、紫癜、鼻出血、月经过多,或因白细胞减少引起感冒、呼吸道感染。进行性加重的贫血是其主要特征。

3.体检

皮肤黏膜苍白,皮肤、黏膜、结膜和眼底可见淤点或瘀斑。浅表淋巴结和肝、脾一般无肿大。疾病晚期、多次输血或严重感染、肝炎后再障患者可偶有脾脏肿大。

五、实验室检查

1.全血细胞计数、网织红细胞计数、血涂片以及胎儿血红蛋白

外周血象通常为全血细胞减少,非重型再障早期可呈两系减少,中性粒细胞绝对值计数降低。校正的网织红细胞计数明显减低<1%;网织红细胞绝对值<15×10^9/L。进行血涂片检测有助于发现中性粒细胞发育不良、异常的血小板、幼稚细胞以及其他异常的细胞,如毛细胞(见于毛细胞性白血病),单核细胞缺乏可能提示毛细胞性白血病。对于儿童患者,在输血前应进行胎儿血红蛋白检测,以和儿童 MDS 鉴别。

2.骨髓检查

骨髓象增生减低或重度减低,粒、红两系均严重减少,淋巴细胞、浆细胞、组织嗜碱细胞、网状细胞等非造血细胞增多。巨核细胞缺乏是诊断再障重要的依据。

3.肝功能及病毒检测

肝炎后再障患者通常发生于急性肝炎感染2~3个月后,患者多为年青男性。需检测血液中甲、乙、丙肝炎抗体以及 EB 病毒。如果考虑移植,还需要进行巨细胞病毒以及其他的病毒血清学检测。微小病毒 B19 引起纯红细胞再障。HIV 病毒引起全血细胞减少。因此推荐在再障确诊前,需排除全血细胞减少的原因。

4.维生素 B_{12} 和叶酸水平

检测血维生素 B_{12} 和叶酸水平以排除巨幼细胞性贫血。如果维生素 B_{12} 或叶酸缺乏,需先进行纠正,之后才可进行再障诊断。

5.自身抗体检测

系统性红斑狼疮同时伴随全血细胞减少,可能原因是:①自身免疫抗体引起的;②伴随骨髓纤维化;③低增生骨髓。因此,需要对所有再障患者进行抗核抗体及抗 dsDNA 检测。

6.PNH 克隆

目前,已经不再采用 Ham's test 和糖水溶解试验的检测方法诊断 PNH,而是用流式细胞术测定 GPI 锚定蛋白 CD55、CD59 水平。在近期输血的患者中,Ham's test 多为阴性而流式细胞术则可以得到阳性结果。然而小 PNH 克隆在再障中的临床意义目前尚不肯定,这些克隆可能持续存在、消失或增加。尿含铁血黄素检测将可以排除血管内溶血。PNH 相关性溶血程度应通过网织红细胞计数、血清胆红素、转氨酶和乳酸脱氢酶定量来判断。

7.细胞遗传学检查

再障患者因为骨髓的低增生性,难以获得足够的中期分裂相细胞,进行骨髓的细胞遗传学检查具有一定难度。FISH 技术的开展对检测再障患者的染色体具有重要的意义。不仅是 MDS 患者可能出现异常克隆,12%的再障患者也可能伴随着细胞的克隆异常。这些异常多发生在 7 号染色体。

8.其他

在诊断再障时,检测外周血白细胞端粒 DNA 长度来判断预后,检测 TERC 和 TERT 相关突变基因,协助选择治疗方案。如携带上述突变基因者对免疫抑制剂治疗均无明显疗效,突变携带者对雄激素治疗有效,G305A 突变携带者对达那唑治疗有效,携带 G450A 多态性基因对 IST 疗效好。选择合适的干细胞移植供者时,必须考虑供者的端粒突变。

六、诊断和鉴别诊断

(一)诊断

1.一般标准

(1)全血细胞减少,网织红细胞绝对值减少。

(2)一般无肝脾肿大。

(3)骨髓至少一个部位增生减低或重度减低(如增生活跃,须有巨核细胞明显减少),骨髓小粒非造血细胞增多,骨髓活检提示造血组织减少,脂肪组织增加。

(4)除外引起全血细胞减少的其他疾病。

(5)抗贫血药物治疗无效。

2.重型再障的诊断标准

(1)临床表现:发病急,贫血进行性加剧,常伴随严重感染、内脏出血。

(2)血象:除血红蛋白下降较快外,须具备下列三项中的两项:①网织红细胞<1%,绝对值<15×10^9/L。②白细胞明显减少,中性粒细胞绝对值<0.5×10^9/L。③血小板<20×10^9/L。

(3)骨髓象:①多部位增生减低,三系造血细胞明显减少,非造血细胞增多。如增生活跃,有淋巴细胞增多。②骨髓小粒中非造血细胞及脂肪细胞增多。

3.非重型再障的诊断标准

(1)临床表现:发病缓慢,以贫血表现为主,感染、出血均较轻。

(2)血象:血红蛋白下降速度较慢,网织红细胞、白细胞、中性粒细胞及血小板高于重型再障。

(3)骨髓象:①三系或两系减少,至少一个部位增生不良,如增生良好,红系中常有晚幼红细胞比例升高,巨核细胞明显减少。②骨髓小粒中非造血细胞及脂肪细胞增加。

4.诊断流程

(1)明确临床特征。

(2)排除骨髓低增生所导致的可能造成全血细胞减少的诱因。

(3)排除遗传性再障。

(4)明确潜在的再障诱因。

(5)明确或排除伴随的遗传学异常或 PNH 克隆。

(二)鉴别诊断

1.贫血

严重的铁缺乏、维生素 B_{12} 和叶酸不足,亦可引起全血细胞减少。若存在铁、维生素 B_{12} 和叶酸缺乏,须纠正之后再评价造血功能。

2.溶血性疾病

最主要的是阵发性睡眠性血红蛋白尿症(PNH),典型 PNH 有血红蛋白尿发作,易鉴别。不典型者无血红蛋白尿发作,全血细胞减少,骨髓可增生减低,易误诊为再障。但该病主要特点是:动态随访,终能发现 PNH 造血克隆。对于受累红细胞<10％的 PNH,溶血检查常为阴性,不能检测出 PNH 克隆的存在。通过流式细胞术检测造血细胞 GP1 锚链蛋白(CD55、CD59)的表达水平是诊断 PNH 的敏感方法。目前认为 PNH 克隆是从粒细胞逐渐发展到红细胞,首先受累的是造血祖细胞;当外周血细胞尚无 GPI 锚链蛋白分子缺陷时,骨髓细胞可能已有 GPI 锚链蛋白分子缺陷,因此检测骨髓细胞比外周血细胞更有意义。部分再障患者也会出现少量 PNH 克隆,其表达水平可以保持不变、减少、消失或是增加。若这些患者有实验室或临床证据表明存在溶血,应诊断为 PNH。尿含铁血黄素试验阳性提示存在长期血管内溶血,有利于 PNH 的诊断。网织红细胞计数、间接胆红素水平、转氨酶和乳酸脱氢酶定量对于评价 PNH 的溶血也有一定作用。

Evans 综合征和免疫相关性全血细胞减少症。前者可测及外周成熟血细胞自身抗体(coombs 试验阳性),后者可测及骨髓未成熟血细胞膜上自身抗体。这两类血细胞减少患者 Th2 细胞比例增高、$CD5^+$ 的 B 淋巴细胞比例增高、血清 IL-4 水平增高,对肾上腺糖皮质激素和(或)大剂量静脉免疫球蛋白治疗反应好。

3.免疫系统疾病

B 细胞功能亢进的疾病,如系统性红斑狼疮、免疫相关性血细胞减少症,可以产生抗造血细胞的自身抗体,引发造血功能衰竭。系统性红斑狼疮还可引起骨髓纤维化,疑为系统性红斑狼疮等结缔组织病应检查抗核抗体及抗 dsDNA 抗体等。

4.低增生性 MDS

低增生性 MDS 很难与再障相鉴别。但低增生性 MDS 周围血单核细胞往往增多,并可见幼稚细胞;骨髓两系或三系细胞呈病态造血,部分患者骨髓活检显示网硬蛋白增生及不成熟前体细胞异常定位(ALIP)现象。另外,通过有核红细胞糖原染色、小巨核酶标、白血病集落形成单位(CFU-L)及染色体核型细胞遗传学检查等亦有助于两者间的鉴别。因骨髓增生低下,细胞数少,难以获得足够的中期分裂相细胞,采用 FISH 方法可提高检出率。在儿童再障中出现遗传学异常,尤其是＋7 常提示为 MDS。在疾病的过程中可能会出现异常细胞遗传学克隆。目前推荐的 FISH 套餐是 5q31、CEP7、7q31、CEP8、20q、CEPY 和 p53。2008 年 WHO 关于 MDS 诊断分型标准中认为,单有-Y,＋8 或 20q-的难治性血细胞减少者,若无明确病态造血,不能依遗传学异常而诊断为 MDS,应动态观察。对此的解释是,这些患者常常对免疫抑制治疗有较好效果。

5.低增生性 ALL

低增生性 ALL 发病率占儿童 ALL 的 1%～2%。有些患儿可能在骨髓衰竭后 3～9 个月进展为 ALL,中性粒细胞减少较血小板减少更为严重。白细胞减少的低增生性 ALL 可呈慢性过程,早期肝、脾、淋巴结未肿大,外周血全血细胞减少,骨髓增生减低。仔细观察血象及多部位骨髓象,可发现原始淋巴细胞明显增多,骨髓活检和免疫分型及 TCR、IgH 检测有助于与再障的鉴别诊断。

6.低增生性 AML

特别是白细胞减少的白血病和低增生性白血病,早期肝、脾、淋巴结不肿大,外周全血细胞减少,易与再障混淆。仔细观察血象及多部位骨髓,可发现原始粒或原始(幼)单核细胞明显增多。部分急性早幼粒细胞白血病、伴 t(8;21)易位的 NALL(M2)可有全血细胞减少,骨髓分类多可鉴别之。

7.毛细胞性白血病

毛细胞性白血病表现为全血细胞减少,伴有持续性的单核细胞减少。骨髓穿刺术可能出现"干抽"现象。骨髓活检可以见到毛细胞浸润以及网硬蛋白增加。免疫表型显示 $CD20^+$,$CD11c^+$,$CD25^+$,$FMC7^+$,$CD103^+$,$CD5^-$,$CD10^-$ 和 $CD23^-$ 肿瘤细胞。30%～40%患者可能出现脾肿大,毛细胞白血病者经切脾和干扰素治疗能有较好效果。

8.肿瘤骨髓转移

晚期肿瘤(尤其胃癌、肺癌、卵巢癌)发生骨髓转移浸润,可导致造血功能降低,血象表现为全血细胞减少。骨髓穿刺和活检检查可见到转移的肿瘤细胞。部分患者可显示原发病的症状与体征,通过免疫分型、基因重排将有助于鉴别诊断。

9.脾功能亢进症

脾功能亢进症所致的血细胞过度消耗,如肝硬化、结缔组织病、恶性淋巴瘤等均可呈全血细胞减少,易与再障混淆。这类疾病脾脏均明显肿大,骨髓检查显示骨髓造血细胞增生活跃,并可发现相应的异常细胞。

10.骨髓纤维化

慢性病例常有脾肿大,表现为全血细胞减少和骨髓增生减低,骨髓常干抽。骨髓活检见到网硬蛋白增加和纤维细胞。骨髓纤维化因出现髓外造血,血涂片可以见到不成熟造血细胞。无脾肿大的骨髓纤维化继发于恶性肿瘤的可能性大。

11.先天性再障

范科尼贫血(FA)常称为先天性再障,是一种遗传性干细胞质异常性疾病。表现为一系/两系或全血细胞减少,可伴发育异常(皮肤色素沉着、骨骼畸形、器官发育不全等),高风险发展为 MDS、AL 及其他各类肿瘤性疾病;实验室检查可发现"范可尼基因"、外周血细胞染色体受丝裂霉素 C 或 DBA 试剂作用后极易断裂。因有较大年龄的范科尼贫血病例报道,其筛查的上限年龄尚难确定。先天性角化不良可以通过典型临床特征和基因突变加以鉴别。

12.感染

肝炎后再障的肝炎病原学检查多为阴性。病毒感染,如 EBV、CMV 很少引起造血功能衰竭,但慢性活动性 EBV 感染致淋巴细胞增殖性疾病者,会发生造血功能衰竭。微小病毒 B19

可导致纯红细胞再障。分枝杆菌,尤其是非典型分枝杆菌感染会出现全血细胞减少和骨髓增生低下。骨髓检查还可发现肉芽肿、纤维化、骨髓坏死等。嗜酸性坏死常见于非典型结核杆菌感染。疑为结核者,应送骨髓液行分枝杆菌培养。

七、治疗

(一)治疗原则

(1)病因治疗:去除可能导致骨髓损害的一切物质,停用抑制骨髓造血的药物。

(2)对症治疗:纠正贫血、控制出血、积极预防和控制感染。

(3)针对发病机制的治疗:免疫抑制剂治疗如抗淋巴/胸腺细胞球蛋白、环孢菌素。

(4)促造血治疗:雄激素。

(5)造血干细胞移植。

(6)辅助治疗:造血生长因子。

(二)治疗计划

1.支持疗法

由于全血细胞减少,再障尤其是重型再障常常出现严重的贫血、出血和感染,因此恰当的支持疗法非常重要。

(1)感染的预防与处理:所有患者应积极做好个人卫生和护理工作,对粒细胞缺乏者要加强室内消毒,加强口腔、鼻咽部、皮肤和肛门护理,用口炎康或朵贝液漱口能明显减少口腔感染机会。进行保护性隔离,有条件者住无菌层流净化床或层流室,防止交叉感染。重型再障因处于粒缺状态易发生感染,常见部位为呼吸道、消化道、皮肤黏膜和泌尿道。仍以革兰阴性细菌多见,绿脓杆菌、肺炎克雷白杆菌、大肠埃希杆菌、阴沟杆菌、不动杆菌是主要的革兰阴性病原菌,表皮葡萄球菌、金黄色葡萄球菌和粪链球菌是常见的革兰阳性球菌。部分患者感染扩散可发展为脓毒血症、败血症或合并二重感染,如侵袭性真菌感染。亦有相当一部分患者找不到病原菌和原发部位。一旦合并感染,应进行全面详细的检查,反复进行血、尿、大便等培养,以尽快明确感染部位和病原菌。在致病菌培养结果未明前可按经验选用高效抗生素,以后再根据病原学及药物敏感试验结果调整药物。粒细胞缺乏时抗生素的应用原则是早期、足量、联合用药。积极治疗 5~7 天仍有发热者,要考虑合并真菌感染的可能性,可加用抗真菌药物。必要时静脉输注 IVIG 0.2~0.4g/(kg·d),连用 3~5 天。G-CSF 或 GM-CSF,皮下注射,5μg/(kg·d)。

(2)出血的处理:成分输血是主要支持手段。因为颅脑出血死亡率极高,故当血小板值<20×10^9/L或血小板值虽≥20×10^9/L但合并严重出血倾向时,可考虑进行同血型浓缩血小板输注。

(3)纠正贫血:血红蛋白低于 60g/L 及患者对贫血耐受较差时,可输血。一般输注浓缩红细胞。

计划骨髓移植的患者应常规输注照射处理或过滤器清除了白细胞的血制品,降低异基骨髓移植排斥反应的风险。

2.针对发病机制的治疗

(1)免疫抑制治疗

①抗胸腺细胞球蛋白和抗淋巴细胞球蛋白(ATG/ALG):适用于无合适供髓者的重型再障。其作用机制一方面可能通过细胞毒性免疫抑制作用,去除抑制性 T 淋巴细胞抑制骨髓造血的作用;另一方面可能通过免疫刺激,促进造血生长因子如白细胞介素-3 和粒-巨噬细胞集落刺激因子(GM-CSF)的合成释放,促进造血干细胞增殖,此外,ATG/ALG 亦可直接刺激造血干细胞生成或增加干细胞造血生长因子的敏感性。该类制剂有马、兔、猪等不同来源,不同来源的制剂临床用量不同,如马 ALG 一般为 10～15mg/(kg·d),兔 ATG 为 3～5mg/(kg·d),猪 ALG(ATG)为 15～20mg/(kg·d),用小剂量进行过敏试验(将 1mg ATG 溶于 100mL 生理盐水,于 1 小时内静脉输注),无明显不良反应后缓慢静脉滴注,持续 12～18 小时,5 天为一疗程。在用 ATG/ALG 前 1 小时,肌内注射苯海拉明 20mg 及地塞米松 5mg 静脉推注,输注 ATG/ALG 的同时静脉滴注地塞米松 10mg,第 6～14 天改为泼尼松 1mg/(kg·d),之后逐渐减量,然后 5 天内减量停药。多与环孢素 A、雄激素、造血生长因子合用,第 14 天开始联合口服环孢菌素。ATG/ALG 的近期不良反应有过敏反应、发热、寒战、血小板下降、血压变化、注射部位静脉炎以及血清病等,后者多在治疗后 7～10 天发生,发生率约为 60%,常见症状有皮疹、发热、胃肠道症状、关节痛、蛋白尿等,严重时可危及生命。联合应用抗组胺药物、肾上腺糖皮质激素和血小板输注,可以减少这些不良反应的发生。起效时间一般在用药后 6～9 个月,个别可早或晚,晚者可达 36 个月才起效,起效规律一般是脱离输注血制品、血象缓慢逐渐上升,联合方案的有效率可高达 60%～80%左右,5 年存活率为 75%。

有 10%～35%患者病情复发,ATG 治疗第一个疗程后 3 个月如果无效或复发,可进行第二疗程的治疗,再次应用 ATG/ALG 仍有半数患者有效,此时应更换制剂以免发生严重的过敏反应,也应先给予过敏试验。如第二个疗程仍无效又不能进行骨髓移植,或者在前一 ATG 疗程后复发,可考虑给予第三个疗程 ATG 治疗。

②环孢菌素 A(CSA):是治疗再障的有效药物,其作用机制可能通过调整再障失衡的 T 淋巴细胞亚群比例,抑制 T 细胞表达白细胞介素-2 受体,并抑制其生成白细胞介素-2 和 γ 干扰素,从而促进造血干、祖细胞生长。治疗剂量多为 3～5mg/(kg·d),或调整剂量使血中 CSA 浓度为 200～400μg/L,该药疗程要长,起效缓慢,出现疗效时间至少需要 2 个月,甚至更长时间。待血象稳定后,然后逐渐减量至小剂量巩固治疗,疗程约 2～4 年。部分患者对 CSA 有依赖性,停药复发者继续使用仍然有效。单独应用 CSA 治疗再障有效率达 50%～60%。CSA 的常见不良反应有齿龈增生、肝肾功能损害、多毛、肌肉震颤、低镁血症、高血压等,这些症状体征可随 CSA 的减量或停用而减轻或消失。

③大剂量免疫球蛋白:较适用于下列情况:a.肝炎相关性再障伴肝肾功能有损害者;b.SAA 合并感染者;c.SAA 伴血小板严重减少,出血重,输血小板无效者。用法:0.4g/(kg·d)5 天,或 1.0g/(kg·d)2 天,均为静脉输注,间隔 1 个月后可重复给药。其作用可能为暂时性封闭单核-巨噬系统,封闭淋巴细胞上 IgG Fc 受体的抗体,并作用于带有抑制性 T 细胞功能的 Fc 受体而发挥疗效。

④肾上腺糖皮质激素:该类药物治疗再障无效,而且增加细菌和真菌感染机会。不主张用

于治疗再障,仅于减轻抗胸腺细胞球蛋白和抗淋巴细胞球蛋白引起的血清病。

⑤其他免疫抑制剂:霉酚酸酯(MMF)可抑制 T、B 淋巴细胞增生,但该药用于治疗难治性再障尚无经验,也无本药治疗大宗病例的报道。只能作为试验性治疗措施使用。Tacrolimus(FK605)和 Sirolimus 为 MMF 类似物。重组人抗 IL-2 受体抗体、抗 OKT3、联合使用几种单抗,可能对少数人有效。到目前为止使用单抗治疗 AA 经验尚不成熟。

⑥强化免疫抑制法:联合应用不同作用机制的免疫抑制剂可能产生协同效应,有助于提高疗效,同时减少各种药物剂量从而减少不良反应的发生。目前最为常见的强化免疫抑制疗法是联合应用 CSA 和 ATG/ALG,使治疗重型再障取得较好疗效。在强化免疫抑制治疗中要注意防治由于免疫过度抑制,机会感染率大为增加的问题。

(2)促造血治疗

雄激素:适用于慢性再障。常用的雄激素类药物有四类:①17α-烷化雄激素类,如司坦唑醇(康力龙)、羟甲烯龙、去氢甲睾丸酮(大力补);②睾丸素酯类,如丙酸睾酮、庚酸睾丸素、十一酸睾酮(安雄)、混合睾酮酯(含丙酸睾丸素、戊酸睾酮和十一烷酸睾酮,又称巧理宝);③非17α-烷基雄激素类,如苯丙酸诺龙、葵酸诺龙等;④中间活性代谢产物,如本胆烷醇酮、达那唑等。雄激素在体内主要通过其代谢中间产物如 5α-双氢睾丸酮、5β-双氢睾丸酮等发挥生物效应。目前认为雄激素治疗再障的可能机制是:a.刺激肾脏产生 EPO 促进红系造血;b.直接刺激造血干细胞的增殖、分化。

雄激素常用剂量为:司坦唑醇 6~12mg/d,分 3 次口服,安雄 120mg/d,分 3 次口服,达那唑 400~600mg/d,分 2~3 次口服。治疗后 1 个月左右网织红细胞开始上升,接着血红蛋白升高;2~3 个月后白细胞开始上升,但血小板难以升高,需时较长。国内报告用雄激素治疗慢性再障有效率为 34.5%~81%,缓解率为 19%~54%。由于药物作用机制的特点,雄激素必须在有一定数目造血干细胞基础上才能发挥作用,因此急性、重型再障常无效,另外,雄激素的疗效与疗程明显相关,持续用药时间至少要 6 个月以上。治疗缓解的患者仍需维持治疗,切忌突然停药,减量过快也可导致复发,部分复发患者对雄激素仍然有效。雄激素治疗过程中,若一种雄激素无效,换另一种或两种雄激素治疗可能取得良效。雄激素与 ATG/ALG 或 CSA 联合应用,可以起到增效作用,生存率进一步提高。雄激素类药物的不良反应主要是肝功能损害及男性化作用,肝功能损害以司坦唑醇等 17α-烷化雄激素类药物为多见,男性化作用以丙酸睾酮等睾丸素酯类药物较为多见,其他不良反应有皮肤痤疮、体毛增多、色素沉着、下肢轻度水肿等,这些不良反应随着药物减量或停用可逐渐减弱和消失。

3.造血干细胞移植

包括同胞、非亲缘 HLA 相合供者造血干细胞移植。

(1)HLA 相合同胞供者造血干细胞移植 40 岁以下,重型或极重型再障,有相合同胞供者的患者应首选移植。

预处理方案和 GVHD 预防方案:预处理方案,用法为静脉输注 CTX 50mg/(kg·d),-5、-4、-3、-2 天和 ATG 1.5 支/(10kg·d),-5、-4、-3 天,后者在静脉滴注 CTX 12 小时后开始应用。GVHD 预防方案:环孢菌素 2~5mg/(kg·d),移植前第 1 天开始至移植后 12 个月,移植后第 9 个月开始逐渐减量,预防迟发性移植失败。短疗程甲氨蝶呤,移植后第 1 天

$15mg/m^2$，移植后第 3、6、11 天剂量 $10mg/m^2$。干细胞来源可以动员后的外周血干细胞或骨髓干细胞，最好是骨髓干细胞。国外报道有效率达到 $60\%\sim80\%$。

（2）非亲缘 HLA 相合造血干细胞移植：适用于 40 岁以下，重型或极重型再障，无相合同胞供者、成人至少两个疗程 ATG/环孢菌素治疗后无效的患者。欧洲血液与骨髓移植协助组推荐的方案为：①CTX $300mg/m^2$，4 次；②氟达拉宾 $30mg/m^2$，4 次；③ATG 1.5 支/10kg 体重，4 次；④环孢菌素移植前第 6 天至移植前第 2 天，剂量 $1mg/(kg \cdot d)$，移植前第 1 天开始至移植后第 20 天，剂量 $2mg/(kg \cdot d)$，此后改为 $8mg/(kg \cdot d)$ 口服；⑤甲氨蝶呤移植后第 1 天 $15mg/m^2$，移植后第 3、第 6 天剂量 $10mg/m^2$。非亲缘 HLA 相合移植长期存活率低于同胞供者，而移植排斥反应、GVHD 和严重感染发生率较高，应慎重选择。

4.造血生长因子

短疗程应用粒细胞集落刺激因子(G-CSF)和 GM-CSF 治疗再障对提高中性粒细胞数目、减少感染可能有短暂效果，与 ATG/ALG 合并使用可以降低因感染所致的死亡率，目前主要用于辅助治疗。

5.中医中药

中医认为再障属虚劳、血枯、血证、温毒等范畴，发病脏腑为心肝脾肾，以肾为根本。急性急障多为急劳血证，慢性再障多属虚劳血证，全国中医内科学会 1984 年将后者分为肾阴虚型、肾阳虚型、肾阴阳两虚型三个证型。由于再障基本病机是阴阳虚损，故治疗上以补益为治疗基础，可根据临床主证和实验室检查辨证分型施治，急证者以清热凉血为原则，缓证以补肾为原则。中医药对治疗慢性再障疗效较好，中西医结合治疗有效率可达 $54.3\%\sim85.5\%$，但远期疗效较差，故主张疗程不应少于 3～6 个月，在疾病缓解期可给予六味地黄丸或八珍汤等固本治疗半年以上。

（三）治疗方案选择

1.非重型再障

以雄激素联合环孢菌素、对症治疗为主。下列是英国血液病学标准委员会推荐的非重型再障治疗的流程图。

2.重型再障

对 40 岁以下，无感染及其他并发症、有合适供体的患者应首选造血干细胞移植；无条件者，则应采用抗淋巴/胸腺细胞球蛋白联合环孢菌素、雄激素、造血生长因子、对症治疗为主。

allo-BMT 与免疫抑制疗法已成为治疗重型再障的主要方法，两者在临床应用中各有优缺点：allo-BMT 可使者造血完全恢复，但 HLA 相合供者难以寻找，治疗相关死亡率较高；而免疫抑制疗法不受年龄限制，治疗相关死亡率较低，但治疗后只能达到部分缓解，并有复发及克隆性疾病发生的可能性。主张年龄在 30 岁以下患者首选 HLA 相合同胞供者 allo-BMT，≥40 岁患者则首选联合免疫抑制疗法，年龄在 30～40 岁患者的治疗首选方案则根据具体情况定。

3.伴有 PNH 异常细胞克隆再障的处理

进展为溶血性 PNH 的再障往往贫血进行性加重、网织红细胞增高和反复全血细胞减少，甚至严重和或频繁发生急性血管内溶血。该类患者的治疗：①输洗涤红细胞或少白细胞的红细胞;②用泼尼松有助于降低溶血程度,渐减量至低剂量(10~15mg)隔日使用;③口服环孢菌素;④不建议使用 ATG,因 ATG 所致血清病期间可能发生急性血管内溶血;⑤定期补充叶酸;⑥合并缺铁患者补铁需慎重,应从小剂量开始补铁。对于再障-PNH 综合征患者,无溶血,且骨髓增生低下,治疗同不伴 PNH 克隆的再障。

4.妊娠期再障的治疗

妊娠期间发生再障可能纯系巧合,也有妊娠终止或分娩后,部分病例可能自发缓解。对于前者需按再障治疗,除了输血制品外,孕期可考虑使用环孢菌素,但使用 ATG 十分危险。有报道对 36 例曾接受免疫抑制剂治疗的妊娠患者的妊娠结果和再障病程进行了评价,5 例早产和 3 例流产,但活产儿生后发育正常,2 例孕妇发生子痫,两例孕妇分娩后死亡。妊娠相关再障孕期支持治疗是最主要的治疗措施,应输血小板,维持血小板计数大于 $20\times10^9/L$。

第四节 急性白血病

急性白血病(AL)是造血干细胞的恶性克隆性疾病,发病时骨髓中异常的原始细胞及幼稚细胞大量增殖并抑制正常造血,广泛浸润肝、脾、淋巴结等脏器。表现为贫血、出血、感染和浸润等征象。国际上常将 AL 分为 ALL(急性淋巴细胞白血病)及 AML(急性髓系白血病)两大类。急性白血病若不经特殊治疗,平均生存期仅 3 个月左右,短者甚至在诊断数天后即死亡。经过现代治疗,已有不少患者获得病情缓解以至长期存活。

一、流行病学

(1)白血病占癌肿总发病率的 5% 左右,是儿童和青少年中最常见的一种恶性肿瘤。

(2)大部分地区的发病率与全国发病率相比无明显差异,但油田和污染地区的发病率明显增高,大城市的发病率高于农村。

(3)据各地区、各年代白血病的性别发病率调查,男女之比为(1~1.6)∶1,年龄发病率曲线,发现 5 岁以下及 15~20 岁有两个小高峰,在 40 岁以后随年龄增加发病率逐渐升高,高峰年龄在 60 岁以后。

二、病因

人类白血病的确切病因至今未明。许多因素被认为和白血病发生有关。病毒可能是主要因素,此外尚有遗传因素、放射、化学毒物或药物等因素。

1.病毒

成年人 T 细胞白血病/淋巴瘤(ATL)可由人类 T 淋巴细胞病毒Ⅰ型(HTLV-Ⅰ)所致。EB 病毒、HIV 病毒与淋巴系统恶性肿瘤的关系也已被认识。病毒感染机体后,作为内源性病毒整合并潜伏在宿主细胞内,一旦在某些理化因素作用下即被激活表达而诱发白血病;或作为外源性病毒由外界以横向方式传播感染,直接致病。

2.电离辐射

包括 X 射线、γ 射线、电离辐射等。研究表明,大面积和大剂量照射可使骨髓抑制和机体免疫力下降、DNA 突变、断裂和重组,从而导致白血病的发生。

3.化学因素

多年接触苯以及含有苯的有机溶剂(如汽油、橡胶等),与白血病的发生有关。有些药物可损伤造血细胞引起白血病,如氯霉素、保泰松所致再障的患者发生白血病的危险性显著增高。乙双吗啉是乙亚胺的衍生物,具有极强的致染色体畸变和致白血病作用。化学物质致白血病以 ANLL 为多。

4.遗传因素

家族性白血病约占白血病的 7‰。单卵孪生子,如果一个人发生白血病,另一个人的发病率为 1/5,比双卵孪生子高 12 倍。Down 综合征(唐氏综合征)有 21 号染色体三体改变,其白血病发病率达 50/10 万,比正常人群高 20 倍,此外先天性再生障碍性贫血(如范科尼贫血)、Bloom 综合征(侏儒面部毛细血管扩张)、共济失调-毛细血管扩张症及先天性丙种球蛋白缺乏症等,白血病的发病率均较高。上述表明白血病与遗传因素有关。

5.其他血液病

某些血液病最终可能发展为白血病,如骨髓增生异常综合征、淋巴瘤、多发性骨髓瘤等。

三、发病机制

白血病种类繁多,发病机制复杂。一般来说,白血病的发生至少有两个阶段的过程:①各种原因所致的单个细胞原癌基因决定性的突变,导致克隆性的异常造血细胞生成;②进一步的遗传学改变可能涉及一个或多个癌基因的激活和抑癌基因的失活,从而导致白血病。通常理化因素先引起单个细胞突变,而后因机体遗传易感性和免疫力低下,病毒感染、染色体畸变等激活了癌基因(如 ras 家族),并使部分抑癌基因失活(如 p53 突变或失活)及凋亡抑制基因(如 bcl-2)过度表达,导致突变细胞凋亡受阻,恶性增殖。

四、分类

1.急性淋巴细胞白血病

(1)L_1:原始和幼淋巴细胞以小细胞(直径≤12μm)为主。

(2)L_2:原始和幼淋巴细胞以大细胞(直径≥12μm)为主。

(3)L_3:原始和幼淋巴细胞以大细胞为主,大小较一致,细胞内有明显空泡,胞质嗜碱性,染色深。

2.急性髓系白血病

(1)M_0:急性髓细胞白血病微分化型,骨髓原始细胞＞30％,无嗜天青颗粒及 Auer 小体,核仁明显,髓过氧化物酶(MPO)及苏丹黑 B 阳性细胞＜3％;电镜下 MPO 阳性;CD33 或 CD13 等髓系标志可呈阳性;淋巴系抗原通常为阴性,血小板抗原阴性。

(2)M_1:急性粒细胞白血病未分化型,原粒细胞(Ⅰ型＋Ⅱ型,原粒细胞质中无颗粒为

Ⅰ型,出现少数颗粒为Ⅰ型)占骨髓非红系有核细胞(NEC,指不包括浆细胞、淋巴细胞、组织嗜碱细胞、巨噬细胞及所有红系有核细胞的骨髓有核细胞计数)的90%以上,其中3%以上的细胞为MPO阳性。

(3)M_2:急性粒细胞白血病部分分化型,原粒细胞占骨髓NEC的30%~89%,其他粒细胞>10%,单核细胞<20%。我国将M_2又分为M_{2a}和M_{2b}两型。M_{2a}型即M_2型,M_{2b}型是我国提出的一个亚型,其特点为骨髓中原始及早幼粒细胞增多,但以异常的中幼粒细胞为主,有明显的核质发育不平衡,核仁常见,此类细胞>30%。

(4)M_3:急性早幼粒细胞白血病,骨髓中以颗粒增多的早幼粒细胞为主,此类细胞在NEC中>30%。

(5)M_4:急性粒-单核细胞白血病,骨髓中原始细胞占NEC的30%以上,各阶段粒细胞占30%~80%,各阶段单核细胞>20%。

(6)M_5:急性单核细胞白血病,骨髓NEC中原单核、幼单核及单核细胞≥80%。如果原单核≥80%为M_{5a},<80%为M_{5b}。

(7)M_6:红白血病,骨髓中幼红细胞≥50%,NEC中原始细胞(Ⅰ型+Ⅱ型)≥30%。

(8)M_7:急性巨核细胞白血病,骨髓中原始巨核细胞≥30%。血小板抗原阳性,血小板过氧化物酶阳性。

五、临床表现

1.贫血

贫血是急性白血病最常见的症状之一,约有20%的患者以贫血为首发表现。少数患者早期可无贫血,随着病情的进展,贫血呈进行性加重,与出血程度不成比例。贫血时可出现面色苍白、头晕、心悸、耳鸣、活动后气促。出现贫血的原因有:①骨髓中红细胞系统的增殖被白血病增殖所替代,或受到白血病细胞分泌的抑制因子所抑制,使骨髓中红细胞生成减少;②红细胞无效生成;③红细胞破坏过多,红细胞生存时间缩短,主要为隐性溶血,小部分急性淋巴细胞白血病可伴发自身免疫性溶血;④抗白血病药物如阿糖胞苷、甲氨蝶呤、柔红霉素等,大多会干扰核酸代谢(主要是DNA的代谢),导致巨幼细胞性贫血。

2.出血、急性白血病在整个过程中,几乎都会出现出血

约有40%的急性白血病患者以出血为早期表现,出血部位以皮肤、黏膜多见,表现皮肤出血点、瘀斑、鼻出血、牙龈渗血,女性月经过多。视网膜出血可致视力障碍。严重者可出现各种内脏出血,如消化道、泌尿道、颅内出血可迅速致命。急性白血病中以AML(M_3)型出血最为严重。出血的原因:①血小板质和量的异常,血小板可有形态及功能异常,以血小板第3因子异常或血小板黏附力下降多见。90%左右的患者就诊时血小板减少,当血小板计数<20×10^9/L时,可发生严重的出血倾向;②DIC,严重的感染尤其是革兰阴性杆菌感染可诱发DIC,急性早幼粒细胞白血病易并发DIC和纤溶亢进,表现自发性、多部位出血;③凝血因子缺乏,肝脏受白血病细胞浸润,或抗白血病药物损害导致凝血因子合成减少,白血病细胞分泌凝血因子抑制物亦可影响凝血功能;④血管壁损伤,白血病细胞在血管聚集、停滞损伤血管壁的内皮

细胞,或引起局部组织缺氧,引起局部出血。

3.感染和发热

发热是急性白血病最常见的症状,其热型不一,程度不等,可为低热,亦可高达39℃以上,发热的主要原因是细菌或病毒感染,其原因有:①中性粒细胞缺乏和功能缺陷;②免疫功能尤其是细胞免疫功能减低,化疗和肾上腺皮质激素的应用,使细胞免疫和体液免疫明显减弱;③屏障防御破坏,白血病浸润,化疗药物易致胃肠和呼吸道黏膜损伤发生糜烂和溃疡;④各种穿刺插管和导管停留时间过长亦易引起感染。常见的感染部位是口腔、齿龈、咽部、上呼吸道、消化道及泌尿道。较隐蔽的感染有肛周炎或肛周脓肿。严重者可并发败血症。近年来真菌感染甚至真菌败血症的发生率亦有增多趋势。部分患者还可合并病毒感染、带状疱疹、肺部的巨细胞病毒感染亦不少见。少数患者可有细菌、真菌的双重感染。

4.骨、关节痛

骨关节痛亦较常见,以儿童急性淋巴细胞白血病常见。骨痛以胸骨肋骨和脊柱骨常见,胸骨下段压痛是白血病的重要体征。关节痛可呈对称性或游走性,易误诊为风湿热或风湿性关节炎。但关节红肿少见,当发生骨髓坏死时,可引起全身骨骼剧痛。引起骨关节痛的原因:①白血病细胞大量增殖,髓腔内压力增高;②白血病细胞骨皮质和骨膜浸润;③继发性高尿酸血症致痛风发作。

5.肝、脾、淋巴结肿大

浅表淋巴结和肝脾肿大,以ALL多见,纵隔淋巴结肿大较常见于T细胞ALL。白血病的肝脾肿大多为轻中度大,质地较软,光滑,通常无压痛。

6.中枢神经系统白血病(CNSL)

CNSL以ALL多见,仅有5%AML并发CNSL。CNSL一般累及蛛网膜。少数可累及脑实质。脑膜白血病细胞浸润可导致脑脊液循环障碍,引起颅内压增高。表现为头痛、恶心、呕吐、视力模糊、视盘水肿。颅神经(Ⅱ、Ⅲ、Ⅳ、Ⅵ、Ⅶ、Ⅷ、Ⅻ)受损可出现视力障碍、瞳孔改变、面神经麻痹。若脊髓受压可出现截瘫、大小便失禁。

7.眼部

眼部白血病浸润常见于儿童和青年AML。好发于眼眶骨膜之下,引起突眼征。粒细胞浸润形成的粒细胞肉瘤或绿色瘤。绿色瘤浸润皆成绿色,是由于含大量髓过气化物酶所致。

8.皮肤

AML的皮肤浸润发生率为13%,其中以M_4、M_5较为常见,ALL仅占1%,皮肤浸润可表现为皮疹、瘀斑、溃疡、结节样改变。

9.口腔、耳鼻咽喉部

白血病口腔浸润可引起牙龈肿胀增生,口腔溃疡,以AML中的M_4、M_5常见。鼻黏膜白血病浸润易发生炎症,糜烂破溃,并可引起反复出血。

10.肺与胸膜

肺的白血病浸润并非少见,在尸检发现者占50%,但有明显临床表现者不多,肺部浸润的X线表现可呈弥散性结节状改变,亦可散在分布。胸膜浸润表现为胸腔积液,多为血性,常见于ALL。

11.性腺、睾丸、子宫、卵巢均可被浸润

以 ALL 较常见,病变睾丸可无症状,但可呈单侧或双侧弥散性肿大,质硬,阴茎异常勃起少见。由于 CNSL 的有效防治,目前睾丸和卵巢白血病已成为仅次于 CNSL 的髓外复发的部位。此外,白血病还可浸润其他组织器官如心脏、消化道、泌尿道等而发生相应的症状。

六、实验室检查

1.血象

急性白血病患者初诊时多数白细胞增高,少数可≥$100×10^9$/L,称为高白细胞白血病,部分患者白细胞正常或减少,低者可<$1.0×10^9$/L,以 AML 中的 M_3 型多见。白细胞总数特高或特低者,治疗较为困难。预后亦较差(AML 中 M_3 型白细胞低者例外)。

在白细胞分类中,80％以上可见大量的幼稚细胞,有时仅见幼稚细胞和少量成熟的细胞,而无中间型细胞,称为白血病的裂孔现象。少数白细胞低的患者周围血幼稚细胞很少,此类患者必须骨髓穿刺才能确诊。多数急性白血病患者初诊时有不同程度的贫血;一般属正常细胞正色素型。但贫血很快会进行性加重。30％的患者血涂片中可见有核红细胞。血小板计数绝大部分患者减少,严重者可<$10×10^9$/L,仅极少数患者血小板计数正常。

2.骨髓象

典型的骨髓象显示有核细胞增生明显活跃或极度活跃,少数可呈增生活跃或减低,增生减低者称为低增生白血病,骨髓可有纤维化或脂肪化。骨髓中相应系列的原始或幼稚细胞大量增生(占非红系细胞的 30％以上),正常细胞如红细胞和巨核细胞明显减少,红白血病(M_6)则各阶段有核红细胞可增多,且常有形态异常。白血病细胞有明显的异常改变,可见切迹、凹陷等。染色质粗糙,分布不均,排列紊乱,核仁明显。Auer 小体是白血病细胞的形态标记,仅见于 AML,有独立诊断意义。

3.急性白血病细胞形态学分类

国际上常用法美英(FAB)分类法将 AL 分为 ALL 和 AML 两大类。

此两类再分成多种亚型:

(1)ALL 共分 3 型(L_1、L_2、L_3)

L_1:原始和幼淋巴细胞以小细胞(直径≤12μm)为主。

L_2:原始和幼淋巴细胞以大细胞(直径≥12μm)为主。

L_3:(Burkitt 型)原始和幼淋巴细胞以大细胞为主,大小较一致,细胞内有明显空泡,胞质嗜碱性,染色质深。

(2)AML 共分 8 型:

①M_1(急性髓细胞白血病微分化型)骨髓原始粒细胞≥90％(NEC,即除红系外的细胞比例),原始细胞胞质透亮或中度嗜碱,无嗜天青颗粒及 Auer 小体,核仁明显,类似 ALL-L_2,髓过氧化酶(MPO)及苏丹黑 SB 阳性细胞<3％。CD33 或 CD13 等髓系标志物阳性,淋巴系抗原为阴性,血小板抗原阴性。

②M_2(急性髓细胞白血病未分化型)骨髓原始粒细胞≥90％(NEC),幼稚粒细胞及其以下

阶段细胞＜10％。

③M$_2$分为以下两种亚型

M$_{2a}$（急性髓细胞白血病部分分化型）：骨髓原始粒细胞＞30％～90％（NEC），单核细胞＜20％，幼粒及其以下各阶段细胞＞10％。

M$_{2b}$此型中骨髓原始细胞及早幼粒细胞比例增多，以异常的中性中幼粒增生为主，此类细胞有明显的核浆发育不平衡，核的发育落后于胞质，胞质中易见空泡，分化差者核的凹陷有少许中性颗粒，分化良好者胞质中充满中性颗粒，此类细胞＞30％。

④M$_3$骨髓中以异常的颗粒增多的早幼粒细胞增生为主＞30％（NEC），多数＞50％，其胞核大小不一，胞质中有大小不等的颗粒，可分为两种亚型。

M$_{3a}$（粗颗粒型）：胞质中充满粗大颗粒，且密集融合分布，颗粒亦可覆盖在核上。

M$_{3b}$（细颗粒型）：胞质中嗜苯胺蓝颗粒细小而密集分布。

⑤M$_4$按粒系和单核细胞系形态不同，包括以下四种类型。

M$_{4a}$骨髓中以原始粒细胞及早幼粒细胞为主，原始、幼稚、成熟的单核细胞≥20％（NEC）。

M$_{4b}$骨髓中以原始单核细胞为主，原始粒细胞、早幼粒＞20％（NEC）。

M$_{4b}$骨髓中原始细胞既具有粒细胞系统的特点，也具有单核细胞系统的特点，此类细胞比例＞30％（NEC）。

M$_{4E0}$除具有上述 M$_4$ 各型的特点外，嗜酸粒细胞比例增多，占 5％～30％，形态学上除胞质中有典型的嗜酸颗粒外，可夹杂少许嗜碱颗粒。

⑥M$_5$可分为以下二种亚型。

M$_{5a}$（急性单核细胞白血病未分化型）骨髓中原始单核细胞≥80％（NEC）。

M$_{5b}$（急性单核细胞白血病部分分化型）骨髓中原始、幼稚单核细胞＞30％（NEC），但原始单核细胞应＜80％。

⑦M$_6$（红白血病）：骨髓中红细胞系统＞50％且伴有形态学异常，骨髓中原始粒细胞（或原始、幼稚单核细胞）＞30％（NEC）。

⑧M$_7$外周血中有原始巨核细胞（小巨核细胞急性巨核细胞白血病）骨髓中原始巨核细胞≥30％，且此类巨核细胞被单克隆抗体或电镜所证实。骨髓中细胞可减少或干抽，病理活检有原始巨核细胞等巨核细胞增生，且有网状纤维增生。

4.免疫学检查

免疫分型是当今白血病诊断分型、预后判断和残留病检测的一个有力手段，尤其是在：①仅根据形态（和细胞化学）不能确定白血病系列特异性（髓系还是淋系）；②区分 B 细胞和 T 细胞白血病；③双表型白血病的确诊等方面，免疫分型尤显其重要性。

（1）急性髓系白血病的诊断手段主要靠光镜细胞形态和细胞化学染色，但其中 M$_0$、M$_6$、M$_7$ 可通过免疫表型分析得以确诊，某些特异类型如表达淋系抗原的 AML（Ly＋AML）必须依赖免疫学分型方可确诊。

①AML-M$_0$由于该亚型缺乏特征性细胞形态和细胞染色特征。因此 M$_0$ 是唯一只有通过免疫表型分析才能确诊的一个亚型。其诊断要点是 SBB/MPO 阴性或阳性率＜3％，淋系标志（CD3、CD79a、CD22 等）阴性。而 CD7 和 TdT 可呈阳性，超微结构水平 MPO 或髓系特异

性 McAb(MPO、CD13、CD33)中至少一个阳性,大部分患者表达幼稚细胞标志 CD34 和 HLA-DR、P170 亦常呈阳性。用 McAb 检测 MPO 是确诊原始细胞属髓系的最敏感指标。

②AML-M6:CD71、CD36 和血型糖蛋白 A 阳性。

③AML-M7:其特异性标志是因子Ⅷ相关抗原和血小板糖蛋白 GPⅢa(CD61)和 GPⅡb/Ⅲa 复合物(CD41)、免疫表型分析是确诊 M_7 的主要手段。

④Ly-AML:主要有 CD7AML、CD19$^+$AML、TdT$^+$AML。

(2)急性未分化型白血病是指细胞表面无系列特异或系列相关抗原表达,细胞化学特征也无法确定系列的 AL。按白血病免疫分型(EGIL)提出的白血病免疫学积分系统,其髓系和 T 或 B 系抗原积分均≤2。

(3)急性混合细胞白血病或急性双表现型(白血病细胞同时表达髓系和淋系抗原)或双克隆(两群来源于各自干细胞的白血病细胞分别表达髓系和淋系抗原)或双系列(除白血病细胞来自同一干细胞外,余同双克隆型)白血病,髓系和 B 或 T 淋系积分>2。此外,还有:①伴有髓系抗原表达的 ALL(My+ALL),T 或 B 淋系积分>2,同时粒单抗原表达,但积分≤2。②伴有淋系抗原表达的 AML(Ly+AML)髓系积分>2,同时淋系抗原表达,但积分≤2。极少数患者初诊时为 ALL 但复发时为 AML,若有细胞遗传学和分子生物学等证据证实为同克隆,此类患者亦应诊断双表现型白血病;反之亦然。

5.染色体和基因改变

染色体易位断裂点的克隆导致一系列与白血病有关的重要基因被相继发现。这不但对白血病的诊断及其微小残留病的检测有很大的应用价值,例如 90%M$_3$ 有 t(15;17)(q^{22};q^{21}),85%M$_{2b}$ 存在 t(8;21)(q^{22};q^{22}),用分子生物学的方法直接检测染色体易位的某些嵌合基因比染色体核型分析的敏感性强得多,几乎 100%M$_3$ 和 90%M$_{2b}$ 可运用 PCR 扩增基因片段的方法检测出来,即使染色体没有明显的变化。M$_3$ 伴 t(15;17)(q^{22};q^{21})乃 15 号染色体上的 PML(早幼细胞白血病)基因,与 17 号染色体上的维甲酸基因(RARα)形成 PML/RARα 融合基因,这是 M$_3$ 发病及应用维甲酸治疗有效的分子基础。

6.血液生化改变

(1)高尿酸血症,由于 AL 的高代谢状态,其血尿酸可增高,尤其是化疗后白血病细胞大量崩解,血尿酸浓度可显著增高,可导致尿酸性肾病甚至急性肾衰。

(2)高钾血症在白血病细胞大量崩解时常见,偶可致心跳聚停。

(3)白血病细胞明显增多患者,可出现假性低血糖,为外周血大量白血病细胞"窃取"血糖所致。

(5)M$_4$ 和 M$_5$ 血清和尿溶菌酶活性增高,其他类型的 AL 不增高。

七、诊断

依据临床表现,周围血象、骨髓象和细胞化学染色检查,急性白血病的诊断一般不难。但具体分型则较复杂,而且存在一定困难。20 世纪 70 年代的 FAB 的分型方案虽然得到广泛的应用,但准确的分型有赖于阅片者的经验,且常有一定的主观性。其后对白血病进行免疫表型的分型,补充了形态学的不足。染色体分析发现 $80\%\sim90\%$ 的急性白血病有核型异常,特别是染色体的易位,与白血病有明显关系,因此,提出了白血病的形态学、免疫学和细胞遗传学的 Mic 分型方法。近年来对白血病的分子特征的研究有很多进展,尤其是分子水平检测染色体易位后所形成的嵌合基因,比染色体核型分析更为敏感。如 90% M_3 患者有 t(15:17) 和 PML/RAR2 融合基因。对维甲酸疗效好。少数 M_3 患者对维甲酸不敏感,细胞遗传学检查为 t(11:17) 或 t(5:17),分子水平检测发现分别为 PlZF-RAR2 和 NPM/RAR2 融合基因;或有更复杂的染色体易位。CD56 阳性 AML 其形态学、免疫学标志也酷似 M_3。因此,对 M_3 进行分子水平检测不仅可确诊,亦可区别对维甲酸敏感和不敏感的亚型。因此,近年来提出了 MicM(即 Mic 加分子生物学)新的分型方法,使诊断的准确性更高,对选择治疗方案,判断预后提供了更敏感、更为科学的方法。但由于 MicM 的分型标准可操作性较差、技术要求高,目前未被临床广泛采用。其与 FAB 分型相比,其中主要变化为:①AL 诊断标准改为原始细胞 $\geqslant20\%$,取消 FABmDS 分型中 RAEB-t 亚型;②ALL 分型中取消 $L_1\sim L_3$ 分型,将其分为 B 前体 ALL,T 前体 ALL 和 Burkitt 白血病/BALL,将淋巴细胞纳入淋巴组织肿瘤中,ALL 和淋巴母细胞是临床表现不同的同一疾病,但仍保留白血病的名称;③增加 ALL 不能分型为一亚型。

WHO 分型是一个比较新型方法,其主要针对 FAB 诊断标准的缺点在 FAB 分型框架下,结合 MIC 分型,以白血病细胞的生物学特征为主线进行了相应的调整,使其更能适合现代白血病治疗策略的调整和预后的判断,但由于目前技术水平及条件的限制以及分型本身需进一步完善。因此,WHO 的分型的普及尚需一定时期的过渡。

八、鉴别诊断

1.骨髓增生异常综合征(MDS)

本病有贫血、出血及感染和全血细胞减少,其中 RAEB 及 RAEB-t 型除病态造血外,周围血中有原始细胞和幼稚细胞,且有染色体异常,易与急性白血病混淆。但骨髓检查原始细胞<30% 可资鉴别(WHO 分类法已将 RAEB-t 划归为 AL)。

2.类白血病反应

当周围血白细胞增高,分类中有幼稚细胞时,易误诊为急性白血病,但类白血病反应通常有病因(感染、中毒、肿瘤等)可查,白细胞分类中以成熟的中性粒细胞为主,可见中毒颗粒,NAP 积分明显增高,一般无贫血及血小板减少,且病因去除后血象恢复正常。

3.再生障碍性贫血

少数白细胞不增高甚至减少的急性白血病(尤其是 M_3)、低增性白血病、周围血象与之相似,但急性白血病通常有胸骨下段压痛,多有淋巴结和肝脾肿大,骨髓穿刺幼稚细胞 $\geqslant30\%$,可准确做出鉴别。

4.巨幼细胞贫血

本病有时可与红白血病混淆。但前者骨髓中原始粒细胞不增多,血清叶酸、维生素 B_{12} 水平降低。

5.风温热

急性白血病(尤其是 ALL)有发热,关节肿瘤,贫血及心动过速,易误诊为风湿热,此时,仔细查周围血象白细胞分类中可见幼稚细胞,骨髓穿刺原始细胞增高,可与风湿热鉴别。

6.传染性单核细胞增多症

本病有发热、浅表淋巴结及肝脾肿大,周围血象中出现较多的异形淋巴细胞,但仔细辨认,异形淋巴细胞的形态与白血病的原始细胞不同。血清嗜异性抗体效价逐渐上升,抗病毒壳抗原(VCA)IgM 抗体出现早、阳性率高,为急性期重要诊断指标。

九、治疗

AL 确诊后即应尽量完善 MICM 检查,根据结果进行预后分层,同时结合患者基础状况、经济能力和自身意愿等情况,制定个体化治疗方案并及早治疗。拟进行造血干细胞移植(HSCT)的患者应尽早行 HLA 配型。

(一)抗白血病治疗

1.治疗策略

(1)诱导缓解治疗:为白血病治疗的第一阶段,应用联合化疗使患者迅速获得完全缓解(CR)。完全缓解即为白血病的症状和体征消失,外周血中性粒细胞绝对值≥1.5×10^9/L,PLT≥100×10^9/L,无白血病细胞;骨髓中原粒细胞(原单＋幼单核细胞或原淋＋幼淋巴细胞)≤5％,M_3 则要求原粒＋早幼粒细胞≤5％且无 Auer 小体,同时红细胞及巨核细胞系正常;无髓外白血病。最理想的 CR 状态为白血病免疫学、细胞遗传学和分子生物学异常均消失。

(2)缓解后治疗:目的为争取患者的长期无病生存(DFS)和痊愈。初治时患者体内的白血病细胞总量约为 $10^{10}\sim10^{12}$ 个,诱导缓解达 CR 时,体内仍残留部分白血病细胞,称为微小残留病(MRD),其数量约为 $10^8\sim10^9$,所以 CR 后治疗必须进行,防止复发。包括巩固、强化和维持治疗。

2.AML 的治疗

(1)诱导缓解(APL 除外):最常用的是蒽环/蒽醌类药物联合阿糖胞苷(Ara-C)组成的"3＋7"方案:蒽环/蒽醌类药物,静脉注射,第 1～3 天;联合 Ara-C 100～200mg/(m^2 • d),静脉滴注,第 1～7 天。蒽环/蒽醌类药物主要有柔红霉素(DNR)、米托蒽醌(MIT)和去甲氧柔红霉素(IDA),其中 DNR 最为常用。提高蒽环/蒽醌类药物剂量或采用高剂量 Ara-C(HDAra-C)不能提高 CR 率,但对延长缓解期有利。国内采用生物酯碱——高三尖杉酯碱(HHT)联合 Ara-C 诱导治疗 AML,CR 率为 60％～65％。

诱导化疗后早期(＋7 天)应复查骨髓象,了解残留白血病水平和骨髓增生程度并据此及时调整治疗强度,可有效提高诱导缓解率:①对于应用标准剂量 Ara-C 诱导患者:如有明显的残留白血病(≥10％),可考虑重复上述方案化疗(双诱导治疗)或等待观察(特别是对于骨髓增生低下者);如残留白血病细胞<10％而无增生低下,可考虑蒽环/蒽醌类药物联合标准剂量阿糖胞苷化疗或等待恢复;如残留白血病细胞<10％且增生低下则应等待恢复。②对于应用中

剂量 Ara-C 诱导患者:如残留白血病≥10％,按诱导失败对待;如残留白血病细胞＜10％而无增生低下,可考虑小剂量阿糖胞苷预激化疗或等待恢复;如残留白血病细胞＜10％且增生低下则应等待恢复。

如患者有前驱血液病史或为治疗相关性 AML,除可采用上述方案外,还可考虑加入合适的临床试验或进行异基因造血干细胞移植。

1 个疗程即获 CR 者 DFS 较 2 个疗程诱导才达 CR 者高,如 2 个标准疗程仍未达 CR 者,提示原发耐药,需更换化疗方案,一旦获得 CR 即应进行异基因 HSCT。

(2)APL 诱导缓解治疗:初治 AML 患者一旦疑诊 APL 即应尽早开始全反式维 A 酸(ATRA)口服治疗直至缓解,剂量一般为 $25 \sim 45 mg/(m^2 \cdot d)$,如随后细胞遗传学或分子生物学未能证实则按一般的 AML 进行治疗。ATRA 通过诱导带有 PML-RARa 融合基因的早幼粒白血病细胞分化成熟达到治疗目的。ATRA 联合蒽环类药物为主的化疗是目前较为公认的标准诱导方案,如不能耐受化疗者应应用 ATRA＋砷剂(三氧化二砷,ATO)治疗。维 A 酸综合征(RAS)多见于应用 ATRA 诱导过程中,发生率 3％～30％,可能与细胞因子大量释放和黏附分子表达增加有关。临床表现为发热、体重增加、呼吸窘迫、肺间质浸润、胸腔积液、心包积液、水肿、肌肉骨骼疼痛、低血压、急性肾衰竭等。初诊时 WBC 较高或治疗后迅速上升者易发生 RAS。治疗包括暂停 ATRA、化疗、高剂量地塞米松(10mg,静脉注射,每日 2 次)和吸氧、利尿等。APL 合并出血者应输注新鲜冰冻血浆、冷沉淀和血小板。国内 ATRA＋砷剂±化疗也可作为 APL 一线诱导治疗,特别是对于具有高危因素的患者。

(3)缓解后治疗:①AML 患者 CNSL 的发生率远较 ALL 低,CR 后应行脑脊液检查并预防性鞘内注射化疗药物的适应证包括:初诊时白细胞≥$100 \times 10^9/L$,M_4/M_5;②AML 比 ALL 的治疗时段明显缩短。但 APL 用 ATRA 获得 CR 后,仍需蒽环类药物为基础的化疗(如为高危患者,即初治时 WBC≥$10 \times 10^9/L$,应加用中大剂量 Ara-C)、ATRA 以及砷剂等药物交替维持治疗 2～3 年。AML CR 后可采用 HDAra-C 方案($2 \sim 3 g/m^2$,每 12 小时 1 次,静脉滴注 3 小时)巩固强化,连用 6～8 个剂量,单用或与安吖啶、MIT、DNR、IDA 等联用。伴有累及 CBF 融合基因的 AML 适用 HDAra-C 巩固强化至少 3～4 个疗程,长期维持治疗已无必要。缓解后化疗根据患者的细胞遗传学/分子生物学指标进行危险度分级,建议:①高危组首选异基因 HSCT,移植前至少行一疗程的巩固化疗;②中危组,可行 1～2 疗程化疗后行自体或异基因 HSCT,或行多疗程(一般为 3～4 个)中、大剂量 Ara-C 化疗,或≥6 疗程的标准剂量缓解后化疗;③低危组首选多疗程中、大剂量 Ara-C 化疗,1～2 个疗程化疗后进行自体 HSCT 或≥6 疗程的标准剂量缓解后化疗也可选用。

通过多色流式细胞术、FISH、定量 PCR 等技术监测患者体内 MRD 水平可有效预警白血病复发。巩固治疗后 MRD 持续高水平或先降后升,高度提示复发风险。

(4)复发、难治性 AML 的治疗:约 20％患者标准方案化疗无法获得 CR_1,同时很多患者 2 年内会复发,对于复发难治患者目前缺乏有效的治疗方法。进行异基因 HSCT(allo-HSCT)仍是目前较好的可能获得长期缓解的治疗措施,通过挽救方案化疗获得缓解后再进行移植有利于提高移植疗效。可选用的化疗方案有:①HD Ara-C 为基础的联合化疗:年龄 60 岁以下、身体状况及支持条件较好者,可选用。②新型无交叉耐药的药物组成的联合化疗:如新型烷化剂——cloretazine、核苷酸类似物——氯法拉滨、靶向药物如 FLT-3 抑制剂以及髓系单克隆抗体等。③预激方案化疗(如粒细胞集落刺激因子 G-CSF＋阿克拉霉素＋Ara-C)。④对于年龄≥60 岁、全身状况较差的患者可仅进行支持治疗、加入临床试验或使用新药治疗。APL 复发者用砷剂治疗仍有效。供体淋巴细胞输注(DLI)、二次移植适用于异基因 HSCT(allo-HSCT)后复发患者。

3.ALL 的治疗

(1)诱导缓解:由长春新碱(VCR)和泼尼松(P)组成的 VP 方案,是目前 ALL 诱导缓解的基本方案,儿童可获得 95％的 CR 率,而成人 ALL 约为 50％,但易复发,CR 期不长。目前已证实,白血病的治疗关键在于早期阶段,因此主张早期即采用强烈的联合化疗方案,在短期内达到 CR,最大程度地杀灭白血病细胞,减少微量残留白血病细胞数量,有效防止耐药形成。DVLP 方案现为 ALL 诱导的推荐标准方案[DNR＋VCR＋左旋门冬酰胺酶(L-ASP)＋P],CR 率约为 75％～92％。DVLP 基础上加用环磷酰胺(CTX)或 Ara-C,可提高 T-ALL 的 CR 率和 DFS。CTX 可导致出血性膀胱炎,常用美司钠(mesna)预防。hyper-CVAD 作为 ALL 的诱导治疗,CR 率也可达 90％以上。成熟 B-ALL 可应用高剂量甲氨蝶呤(HD-MTX)＋高剂量 CHOP(COPADM 方案)治疗,CR 率 70％～80％,DFS 为 50％。Ph-ALL 为极高危患者,诱导化疗期间应联合应用伊马替尼,可有效提高 CR 率,并减少继发耐药的发生。青少年和年轻成人 ALL 可参照儿童治疗方案,酌情增加化疗药物的剂量,可获得更好疗效。

(2)缓解后治疗:缓解后的巩固强化和维持治疗十分必要,应根据危险度分级进行个体化治疗。儿童高危或极高危组 ALL 应首选在 CR1 时行 allo-HSCT。如未行 allo-HSCT,ALL 总疗程一般需 3 年。为克服耐药并在脑脊液中达到治疗药物浓度以防治 CNSL,目前较为常用的方案是 HD AraC(1～3g/m^2)和 HD MTX(2～3g/m^2)。HDMTX 的常见副反应是严重黏膜炎,在应用后需加用甲酰四氢叶酸钙解救。巯嘌呤(6-MP)和 MTX 联用是普遍采用的有效维持方案。成人 ALL 的 5 年生存率约为 30％～40％。

(3)CNSL 的防治:CNSL 较常见于 ALL 患者,是最常见的髓外白血病之一。CNSL 防治措施包括鞘注化疗药物、大剂量全身化疗和颅脑照射,预防一般采用前两种方法。预防性鞘注通常在 ALL 缓解后开始,可联合鞘内注射地塞米松、MTX 或(和)Ara-C,共 4～6 次。如确诊为 CNSL 则需每周鞘注两次,直至脑脊液检查正常再每周一次,连续 4～6 周;对未曾接受过照射的 CNSL 亦可采用 HD MTX(或 HD Ara-C)化疗联合中枢神经系统照射(12～18Gy)。

(4)睾丸白血病治疗:单独应用化疗药物一般疗效不佳,必须进行放射治疗,即使仅有单侧睾丸肿大也要进行双侧照射和全身化疗。

(5)HSCT:auto-HSCT 虽然复发率较高,但因有无需寻找供者、费用较低且无移植物抗宿主病(GVHD)风险等优点,可选择性应用于部分标危或中危患者。allo-HSCT 是目前唯一可能治愈 ALL 的手段,长期存活率约为 40％～65％。主要适应证为:①CR$_1$ 期高危或极高危 ALL:伴有高危染色体异常如 t(9;22)、t(4;11)、＋8;初诊时 WBC＞100×10^9/L 的 T-ALL 或 ＞30×10^9/L 的前 B-ALL;诱导化疗 6 周后 MRD＞10^{-2}且在巩固维持期持续存在或不断增高者;达 CR 时间＞4～6 周者;②第二次缓解期(CR$_2$)ALL:CR$_1$ 持续时间＜30 个月或者 CR$_1$ 期 MRD 持续高水平;③复发难治性 ALL。

(6)ALL 复发治疗:一般为骨髓复发,髓外复发多为 CNS 和睾丸。单纯髓外复发者多可同时发现骨髓 MRD,血液学复发随后出现;因此目前主张进行髓外局部治疗的同时,应进行全身化疗。ALL 一旦复发,即使化疗后再次达 CR,但通常均较为短暂(中位时间 2~3 个月),长期生存率 5%,应尽早进行 allo-HSCT 或二次移植。

4.老年 AL 的治疗

大于 60 岁的 AL 中,由继发于某些理化因素、MDS 转化而来、不良核型、耐药、重要器官功能不全者多见,疗效不佳,治疗应特别强调个体化。多数患者化疗需降低剂量,有条件的单位应鼓励患者加入合适的临床试验。有 HLA 相合的同胞供体者可行降低强度预处理 HSCT(RIC-HSCT)。部分患者如预测耐受性较差,可选择仅进行支持对症治疗。

(二)一般治疗

1.紧急处理高白细胞血症

循环血液中 WBC$>100\times10^9$/L 时,患者可产生白细胞淤滞症,表现为呼吸困难、低氧血症、颅内出血、言语不清、阴茎异常勃起等,其机制为:由于血中大量的白细胞(主要为白血病细胞)在微循环中淤滞,导致血黏滞度增高,血流减缓,极易在脑、肺、肾、腹腔等形成血管栓塞,同时由于白血病细胞浸润破坏血管壁导致出血、水肿,以及因大量白血病细胞崩解释放出促凝物质,形成 DIC。故病理学检查往往表现为白血病血栓梗死与出血并存。白细胞淤滞症发生后短期死亡率极高,应紧急处理,处理的关键是迅速降低周围血中的白细胞。当血 WBC$>100\times10^9$/L 时首选使用血细胞分离机(APL 除外)去除 WBC,但对技术设备要求较高、价格较昂贵,故患者应同时给以化疗药物及水化碱化等综合治疗,预防肿瘤溶解综合征的发生。化疗药物可选用:AML 可用羟基脲 6~10g/d,分次服用;ALL 用地塞米松 10mg/m^2,静脉注射,联合或不联合其他化疗药物(如 CTX)。

2.防治感染

严重的感染是 AL 主要的死亡原因之一,因此防治感染非常重要。对于粒细胞减少,特别是在化疗后患者,因可持续相当长时间,同时化疗常致黏膜损伤,故患者宜隔离于消毒隔离病房或层流病房中,所有医护人员和探访者均应洗手、消毒、佩戴口罩以预防交叉感染。食物和食具应先灭菌。G-CSF 或粒-单核系集落刺激因子(GM-CSF)的应用可有效缩短粒细胞缺乏期,可用于 ALL 和老年、强化疗或伴感染的 AML。如出现发热等感染症状,应积极寻找感染源、病原体并迅速经验性应用抗生素治疗,待病原学结果出来后调整抗感染药物。

3.成分输血

PLT 过低有严重出血的风险,可输注单采血小板,维持 PLT$\geq10\times10^9$/L;如合并发热和感染者应适当放宽输注指征。严重贫血患者应吸氧、输浓缩红细胞,维持 Hb>60g/L,甚至 80g/L 以上;但白细胞淤滞时应慎重,以免增加血粘度。成分血均建议行白细胞过滤并经辐照(约 25Gy)处理灭活淋巴细胞后再输注,以减少输血反应及输血后移植物抗宿主病(GVHD)的发生。

4.代谢并发症

白血病细胞负荷较高者,尤其是高白细胞患者化疗期间,因细胞大量崩解,容易产生高尿酸血症、低钙血症和高磷血症等代谢紊乱,甚至高钾血症和急性肾功能不全。因此临床上应密切监测生化指标并充分水化(补液量>3L/d,每小时尿量>150mL/m^2)、碱化尿液、降低尿酸(别嘌呤醇,每次 0.1g,每日 3 次)。出现无尿和少尿即应按急性肾功能衰竭处理。

第七章　内分泌系统疾病

第一节　垂体瘤

垂体瘤是一组来自腺垂体和神经垂体及胚胎期颅咽管囊残余鳞状上皮细胞发生的肿瘤。

一、分类

1.**按内分泌功能分类**

根据肿瘤细胞有无合成和分泌有生物活性激素的功能,将垂体肿瘤分为功能性垂体肿瘤和无功能肿瘤。具有分泌生物活性激素功能的垂体瘤可按其分泌的激素不同而命名,如催乳素(PRL)瘤,生长激素(GH)瘤,促肾上腺皮质激素(ACTH)瘤,促甲状腺激素(TSH)瘤,黄体生成素(LH)瘤或卵泡素(FSH)瘤及混合瘤等,其中 PRL 瘤最常见,占 50%～55%;其次为GH 瘤,占 20%～23%;ACTH 瘤占 5%～8%;TSH 瘤与 LH 瘤或 FSH 瘤较少见。不具备激素分泌功能的垂体瘤称为无功能垂体腺瘤,占 20%～25%。

2.**按影像学检查和手术所见分类**

根据垂体影像学检查和手术所见(如肿瘤大小、鞍外扩展情况和浸润程度等)进行的分类对决定垂体瘤的治疗方案和估计预后相当重要。依据肿瘤扩展情况及发生部位可分为鞍内、鞍外和异位 3 种;根据肿瘤的大小可分为微腺瘤(＜10mm)和大腺瘤(≥10mm)两种;根据肿瘤的生长类型可分为扩张型和浸润型两种,后者极为少见。

3.**按术后病理检查分类**

术后病理组织切片通过免疫细胞化学分析可查出肿瘤分泌激素的类型,但必须强调免疫染色阳性只反映某一激素有储存,不一定与该激素的合成或释放增多相关。采用垂体激素原位杂交技术能检测出组织切片中该激素特异性 mRNA,可用来作为垂体瘤免疫组化分类的辅助诊断。

二、发病机制

垂体瘤发病机制的研究曾出现过两种学说,即垂体细胞自身缺陷学说和下丘脑调控失常学说。现基本统一起来,认为垂体瘤的发展可分为两个阶段——起始阶段和促进阶段。

1.**垂体瘤细胞自身内在缺陷**

大多数有功能的及无功能的腺瘤是单克隆源性的,源于某一单个突变细胞的无限制增殖。

2.旁分泌与自分泌功能紊乱

下丘脑的促垂体激素和垂体内的旁分泌或自分泌激素可能在垂体瘤形成的促进阶段起一定作用。

3.下丘脑调节功能紊乱

下丘脑抑制因子的作用减弱对肿瘤的发生可能也有促进作用。

三、临床表现

1.肿瘤压迫症状

(1)头痛:见于1/3~2/3的患者,初期不剧烈,以胀痛为主,可有间歇性加重。头痛部位多在两颞部、额部、眼球后或鼻根部。引起头痛的主要原因是鞍膈与周围硬脑膜因肿瘤向上生长而受到牵拉所致。当肿瘤穿破鞍膈后,疼痛可减轻或消失。如鞍膈孔较大,肿瘤生长受到的阻力较小,头痛可不明显。肿瘤压迫邻近的痛觉敏感组织如硬脑膜、大血管壁等,可引起剧烈头痛,呈弥散性,常伴有呕吐。肿瘤侵入下丘脑、第三脑室,阻塞室间孔可引起颅内压增高,使头痛加剧。

(2)视神经通路受压:垂体腺瘤向鞍上扩展,压迫视交叉等可引起不同类型的视野缺损伴或不伴视力减退。这是由于肿瘤生长方向不同和(或)视交叉与脑垂体解剖关系变异所致。

(3)其他症状:当肿瘤向蝶鞍两侧扩展压迫海绵窦时可引起所谓海绵窦综合征(第Ⅲ、Ⅳ、Ⅴ及Ⅵ对脑神经损害)。

2.激素分泌异常征群

(1)垂体激素分泌减少:垂体瘤患者的垂体激素分泌减少的表现一般较轻,进展较慢,直到腺体有3/4被毁坏后,临床上才出现明显的腺垂体功能减退症状。即使肿瘤体积较大,激素缺乏的症状也很少达到垂体切除术后的严重程度。故一般情况下,垂体瘤较少出现垂体激素分泌减少的症状,尤其是功能性腺瘤。

(2)垂体激素分泌增多:由于不同的功能腺瘤分泌的垂体激素不同,临床表现各异。

四、诊断

垂体瘤的诊断一般并不困难,部分患者甚至单纯依据临床表现就可做出正确的判断。较为困难的是有些微腺瘤,其激素分泌增多不显著,激素检测值仅高出正常范围上限。

1.临床表现

①上述肿瘤压迫症状。②某一垂体激素分泌增多表现(如溢乳闭经、肢端肥大以及特殊面容)或表现为满月貌和向心性肥胖等。③垂体激素分泌减少的表现,如生长发育滞缓、低血压、低血糖、怕冷畏寒等。

2.实验室检查

可根据患者的临床表现选择相应的垂体激素基础值测定及其动态试验,一般应检查腺垂体性腺轴激素、垂体甲状腺轴激素和垂体肾上腺轴激素,还有垂体分泌的PRL、GH等。充分运用内分泌正、负反馈机制评价垂体的储备功能,若诊断尚有疑问时,可进行动态试验协助诊断。

3.影像学检查

如果垂体瘤已达到一定大小,常规 X 线体层摄片即可达到诊断目的。典型垂体瘤的 X 线表现为:蝶鞍扩大(蝶鞍可向各方向增大),鞍壁变薄,鞍底变阔,前、后床突变细。垂体瘤的影像学检查宜首选磁共振(MRI),因其能更好地显示肿瘤及其与周围组织的解剖关系。

4.其他检查

视力、视野检查可以了解肿瘤向鞍上扩展的程度。

五、鉴别诊断

本病需与其他一些引起颅内压迫、损害视交叉的疾病相鉴别。

1.颅咽管瘤

可发生于各种年龄,以儿童及青少年多见。视野缺损常不对称,往往先出现颞侧下象限缺损。

2.淋巴细胞性垂体炎

本病多见于妊娠或产后的女性,病因未明,可能为病毒引起的自身免疫性疾病。临床表现可有垂体功能减退症以及脑垂体肿大。

3.视神经胶质瘤

多见于儿童,尤以女孩多见。视力改变常先发生于一侧,视力丧失发展较快。患者可有突眼,但无内分泌功能障碍。

4.异位松果体

多见于儿童及青少年。视力减退,双颞侧偏盲。常有渴感丧失、慢性高钠血症等下丘脑功能紊乱的表现。

5.颈内动脉瘤

常引起单侧鼻侧偏盲,可有眼球瘫痪及腺垂体功能减退表现,蝶鞍可扩大。对该类患者如误诊为垂体瘤而行经蝶窦垂体切除术将会危及患者生命,因此垂体瘤患者需仔细排除颈内动脉瘤的可能,确诊依赖于 MRI。

6.球后视神经炎

起病急,视力障碍多为一侧性,大多在数周内有所恢复。常伴眼球疼痛、瞳孔调节反射障碍。

7.脑膜瘤

部分脑膜瘤其影像学表现类似于蝶鞍区肿瘤,内分泌功能检查仅有垂体柄受压引起的轻度高 PRL 血症,临床上易误诊为无功能垂体腺瘤。

六、治疗

应根据患者的年龄、一般情况、肿瘤的性质和大小、扩展和压迫的情况及以往的治疗、对生育和发育的影响进行综合考虑,并需要多学科包括神经外科、内分泌科、肿瘤外科等协作。主要目的是：①尽可能去除肿瘤组织；②缓解肿瘤引起的占位效应；③纠正肿瘤自主性的高分泌功能，缓解临床表现；④尽可能保持垂体的固有功能，恢复受到影响的激素分泌紊乱，恢复下丘脑-垂体-靶腺之间的自身调节功能；⑤防治肿瘤复发和临床、生化检查无复发。治疗手段主要包括手术治疗、药物治疗和放射治疗 3 种。除了 PRL 瘤，垂体肿瘤以经蝶手术治疗为主。垂体大腺瘤和侵袭性肿瘤若手术不能完全切除干净，需辅助放疗和药物治疗。

1.手术治疗

主要为经蝶手术切除，手术的优点是创伤小，并发症少而且轻，住院时间短，术后恢复快，可迅速减轻或解除由肿瘤压迫引起的一系列临床症状。经额手术仅用于少数对经蝶手术有禁忌证的患者。经蝶手术的主要指征为鞍内肿瘤、伴脑脊液漏的肿瘤、垂体卒中、向蝶窦扩张的肿瘤、向鞍上轻度扩张的肿瘤、囊性肿瘤放液后向鞍内塌陷者。手术的并发症较少见，包括一过性尿崩症、垂体激素分泌不足、脑脊液漏、术后出血、脑膜炎和永久性尿崩症。

2.放射治疗

主要用于手术辅助治疗。

(1)主要指征：①手术后肿瘤残余比较大，药物不能控制；②肿瘤于术后复发；③鞍上病变，患者拒绝经额手术；④影像学检查阴性，但临床表现和生化检查明显异常者，也可放射治疗。根据患者的病情，目前有多种放射治疗方法可供不同医疗单位进行选择。

(2)常规放射治疗法：使用 ^{60}Co 治疗机或直线加速器给予垂体肿瘤位置以适当剂量的外照射。该种类高能射线装置完全取代了传统的深部 X 线治疗机。适用于手术或药物治疗后的辅助治疗及复发病例。标准的设野是等中心三野照射，分割剂量为每次 180～200cGy，总剂量 45～50Gy。上述条件下脑坏死及视神经损伤发生率相对较低。对 PRL 腺瘤药物治疗后和 GH 腺瘤、ACTH 腺瘤及无功能垂体腺瘤术后放射治疗均显示出良好控制效果。对放疗后复发再次放疗病例总剂量应控制在 100Gy 以下并间隔 1 年以上。

(3)重粒子放射治疗：治疗装置包括 α 粒子、负 π 介子、快中子及质子束等回旋加速器。质子束治疗总剂量为 35～100Gy，12 次照射，2 周内完成。由于该类装置价格昂贵，国外应用较多。

(4)立体定向放射外科：γ 刀技术将现代影像学、立体定向聚焦和放射治疗巧妙地结合为一体，实现了对病灶的单次大剂量照射。主要适应证为：①直径<10mm 的垂体微腺瘤；②直径>10mm 的大腺瘤，但视力、视野无明显受损，MRI 检查肿瘤和视交叉之间应有 3mm 以上的距离；③手术残留或肿瘤复发患者；④高龄，身体状况不能耐受手术者。微腺瘤和中小垂体瘤周边剂量应控制在 25～30Gy 以内，以免治疗后出现视神经损伤及垂体功能低下。垂体大腺瘤，瘤体靠近视交叉者，应确保视神经吸收剂量<10Gy，一般可采取降低视神经周围覆盖曲线，重点治疗远离视交叉的瘤组织。

(5)放射治疗主要并发症：部分或全垂体功能低下。据报道称约 50% 的放疗患者发生全垂体功能低下。其他一些研究发现 35%～45% 的患者出现 ACTH 缺乏，40%～50% 的患者出现 GnRH 缺乏，5%～20% 出现 TSH 缺乏。在放疗前应充分评估垂体功能，在放疗后应密切随访，如果发生垂体功能不全，应及早给予替代治疗。其他的并发症包括视神经和视交叉的放射性损伤，大脑皮质放射性损伤，放射诱发肿瘤等。

3.药物治疗

最常用的药物是多巴胺激动药（溴隐亭、卡麦角林）和生长抑素类似物。前者可在 PRL 瘤、GH 瘤、ACTH 瘤，以及（JnRH 瘤中使用，但在 PRL 瘤和 GH 瘤中使用最多，特别是对 PRL 瘤，多巴胺激动药卡麦角林是 2011 年内分泌学会分会临床实践指南（GCS）治疗 PRL 瘤的首选药物；后者主要用于 GH 瘤、TSH 瘤，以及 GnRH 瘤。药物治疗是 PRL 瘤和 GH 瘤的主要治疗方法，其他肿瘤仅作为辅助治疗。

第二节　甲状腺功能亢进症

甲状腺功能亢进症，系多种病因导致体内甲状腺激素分泌过多，引起以神经、循环、消化等系统兴奋性增高和代谢亢进为主要表现的一组临床综合征，其病因复杂，临床常见原因如下：①弥散性毒性甲状腺肿（GD）；②多结节性甲状腺肿伴甲状腺功能亢进症；③甲状腺自主高功能腺瘤；④碘致甲状腺功能亢进症（IIH）；⑤桥本甲状腺毒症；⑥新生儿甲状腺功能亢进症；⑦滤泡状甲状腺癌；⑧HCG 相关性甲状腺功能亢进症（绒毛膜癌、葡萄胎等）；⑨垂体 TSH 瘤或增生致甲状腺功能亢进症，其中 Graves 病是甲状腺功能亢进症的最常见病因，占全部甲状腺功能亢进症的 80%～85%，女性显著高发[女：男＝（4～6）：1]，以 20～50 岁多见。

一、病因与发病机制

1.自身免疫

目前公认本病的发生与自身免疫有关，属于器官特异性自身免疫病，其特征之一是 GD 患者的血清中存在针对甲状腺细胞 TSHR 的特异性自身抗体，称为 TSH 受体抗体。TRAb 有 2 种类型，即 TSH 受体刺激性抗体（TSAb）和 TSH 受体刺激阻断性抗体（TSBAb）。TSAb 与 TSH 受体结合，激活腺苷酸环化酶信号系统，导致甲状腺细胞增生和甲状腺激素合成、分泌增加，所以 TSAb 是 GD 的致病性抗体。TSBAb 与 TSHR 结合使 TSH 无法与 TSHR 结合，从而产生抑制效应，使甲状腺细胞萎缩，甲状腺激素产生减少，因此 TSBAb 是自身免疫甲状腺炎导致甲状腺功能减退症的原因之一。

2.遗传

本病有显著的遗传倾向，目前发现它与组织相容性复合体（MHC）基因相关。

3.环境因素

环境因素可能参与了 GD 的发生，如细菌感染、性激素、应激等都对本病的发生和发展有影响。

总之，GD 病是以遗传易感为背景，在感染、精神创伤等应激因素诱发机体抑制性 T 淋巴细胞（Ts 细胞）功能缺陷，减弱了对辅助性 T 淋巴细胞（Th 细胞）的抑制，特异 B 淋巴细胞在特异 Th 细胞辅助下，产生异质性免疫球蛋白（自身抗体），导致发病。

二、临床表现

1.甲状腺毒症表现

(1)高代谢症候群:疲乏无力、怕热多汗、皮肤温暖潮湿、多食善饥、体重锐减和低热,危象时可有高热。

(2)精神神经系统:神经过敏、多言好动、紧张忧虑、焦躁易怒、失眠不安,思想不集中,记忆力减退。偶表现为寡言抑郁,神情淡漠。

(3)心血管系统:心悸、胸闷、气短等症状;体征可有:①心动过速,常为窦性,休息和睡眠时心率仍快;②心尖区第一心音亢进,常有Ⅰ~Ⅱ级收缩期杂音;③心律失常,以心房颤动等房性心律失常多见;④心脏增大;⑤心力衰竭;⑥收缩压上升,舒张压下降,脉压增大,可有周围血管征。

(4)消化系统:常有食欲亢进、多食消瘦、排便次数增多,可有肝大及肝功能异常。但少数老年患者可出现厌食、顽固性恶心、呕吐。

(5)运动系统:主要是甲状腺毒症性周期性瘫痪,病变主要累及下肢,有低钾血症。少数患者发生甲状腺功能亢进性肌病、重症肌无力;甲状腺功能亢进症患者可伴骨密度降低。

(6)生殖系统:女性常有月经减少或闭经。男性有阳痿,偶有乳腺增生。

(7)内分泌系统:本病早期肾上腺皮质功能常较活跃,而重症患者其功能相对减退。还可出现葡萄糖耐量受损。

(8)造血系统:周围血淋巴细胞绝对值和百分比及单核细胞增多,但白细胞总数偏低。可伴发血小板减少性紫癜。

2.甲状腺肿

有程度不等的弥散性、对称性甲状腺肿大,质软,上、下极可有震颤,可听到血管杂音。震颤和血管杂音为本病较特异性的体征,对诊断具有重要意义。甲状腺肿大程度与甲状腺功能亢进症轻重无明显关系,极少数无甲状腺肿或位于胸骨后纵隔内。

3.眼征

(1)单纯性突眼。①眼球向前突出,突眼度一般不超过18mm;②Stellwag征:瞬目减少、炯炯发亮;③上眼睑挛缩、睑裂宽,向前平视时,角膜上缘外露;④Von Graefe征:双眼向下看时,上眼睑不能随眼球下落或下落滞后于眼球;⑤Joffroy征:向上看时,前额皮肤不能皱起;⑥Mobius征:两眼看近物时,眼球辐辏不良。

(2)浸润性突眼:①眼睑肿胀肥厚,结膜充血水肿;②眶内软组织肿胀、增生和眼肌的明显病变使眼球明显突出(可达30mm),活动受限;③异物感、眼部胀痛、畏光、流泪、复视、斜视、视野缩小、视力下降、角膜外露可形成溃疡或全眼球炎,甚至失明。

4.特殊的临床表现和类型

(1)甲状腺危象:系GD严重表现,可危及生命,主要诱因为感染、精神刺激、甲状腺手术前准备不充分等。临床表现为原有甲状腺功能亢进症状加重,继而有高热(39℃以上),心率快(140~240/min),可伴心房纤颤或心房扑动、体重锐减、烦躁不安、呼吸急促、大汗淋漓、厌食、恶心、呕吐、腹痛、腹泻等,终至虚脱、休克、嗜睡、谵妄或昏迷。

(2)甲状腺毒症性心脏病:甲状腺功能亢进症伴有明显心律失常、心脏扩大和心力衰竭者,其引起的心力衰竭分两种类型:一是心动过速和心排血量增加后失代偿引起的"高排出量型心力衰竭",甲状腺功能亢进症控制后,心脏病变可恢复。二是诱发和加重已有的或潜在的缺血性心脏病发生的心力衰竭,属于心脏泵衰竭,多见于老年患者。

(3)淡漠型甲状腺功能亢进症:老年人多发,起病隐匿,临床表现不典型,可有消瘦、心悸、乏力、头晕、神经质或淡漠、腹泻、厌食。

(4)T_3型甲状腺毒症:在碘缺乏地区和老年人群中多发,占甲状腺功能亢进症病例的5%。原因是甲状腺功能亢进时,产生 T_3 和 T_4 的比例失调,T_3 显著多于 T_4,发生机制尚不明。GD、毒性结节性甲状腺肿和高功能性腺瘤都可发生。实验室检查 $TT_3 \uparrow$、$FT_3 \uparrow$、$TSH \downarrow$,^{131}I 摄取率增加。

(5)T_4型甲状腺毒症:主要发生在碘甲状腺功能亢进症和全身性严重疾病的甲状腺功能亢进症患者中。TT_4、$FT_4 \uparrow$,$TSH \downarrow$。

(6)亚临床甲状腺功能亢进症:指血清 TSH 水平低于正常值下限,而 TT_3、TT_4 在正常范围,不伴或伴有轻微的甲状腺功能亢进症症状。持续性亚临床甲状腺功能亢进症的原因包括外源性甲状腺激素替代、甲状腺自主功能腺瘤、多结节性甲状腺肿、Graves 病等。本病可能的不良结果是:①发展为临床甲状腺功能亢进症;②对心血管系统的影响是全身血管张力下降、心率加快、心排血量增加、心房颤动等;③骨质疏松。

(7)妊娠期甲状腺功能亢进症:过量的 HCG 或变异 HCG 能够刺激 TSH 受体产生妊娠期甲状腺功能亢进症,需注意以下几个问题。①妊娠期甲状腺激素结合球蛋白(TBG)增高,引起血清 TT_4 和 TT_3 增高,所以妊娠期甲状腺功能亢进症的诊断应依赖血清 FT_4、FT_3 和 TSH。②妊娠一过性甲状腺毒症(GTT):绒毛膜促性腺激素在妊娠 3 个月时达到高峰,它与 TSH 有相同的 α 亚单位、相似的 β 亚单位和受体亚单位,过量的 HCG 能够刺激 TSH 受体,产生 GTT。③新生儿甲状腺功能亢进症。母体的 TSAb 可以透过胎盘刺激胎儿的甲状腺引起胎儿或新生儿甲状腺功能亢进症。④产后由于免疫抑制的解除,GD 易于发生,称为产后 GD。⑤如果患者甲状腺功能亢进症未控制,建议不要怀孕;如果患者正在接受抗甲状腺药物(ATD)治疗,血清 TT_4、TT_3 达到正常范围,停 ATD 或者应用 ATD 的最小剂量,可以怀孕。如果患者于妊娠期间发现甲状腺功能亢进症,选择继续妊娠,则选择合适剂量的 ATD 治疗和妊娠中期甲状腺手术治疗,有效地控制甲状腺功能亢进症可以明显改善妊娠的不良结果。

(8)胫前黏液性水肿:属自身免疫性病变,可单独出现而无甲状腺功能亢症进表现。多见于双侧胫骨前下 1/3 部位,皮肤增厚变粗,下肢粗大似象皮腿。

(9)Graves 眼病:Graves 眼病(GO)也称为浸润性突眼。患者自诉眼内异物感、胀痛、畏光、流泪、复视、斜视、视力下降;检查见突眼(眼球突出度超过正常值上限 4mm)、眼睑肿胀、结膜充血水肿,眼球活动受限,严重者眼球固定、眼睑闭合不全、角膜外露而形成角膜溃疡、全眼炎,甚至失明。国际 4 个甲状腺学会联合提出了判断 GO 活动的评分方法(CAS),即以下 7 项表现各为 1 分:①自发性球后疼痛;②眼球运动时疼痛;③结膜充血;④结膜水肿;⑤肉阜肿胀;⑥眼睑水肿;⑦眼睑红斑。CAS 积分达到 3 分判断为疾病活动。积分越多,活动度越高。

三、辅助检查

主要包括三大类:甲状腺激素测定、甲状腺自身抗体测定和甲状腺的影像学检查。

1.血清总甲状腺素

T_4 全部由甲状腺产生,血清中 99.96% 的 T_4 以与蛋白结合的形式存在,其中 80%~90% 与 TBG 结合。妊娠、雌激素、急性病毒性肝炎等可引起 TBG 升高,导致 TT_4 增高;雄激素、糖皮质激素、低蛋白血症等可以引起 TBG 降低,导致 TT_4 降低。如果排除上述因素,TT_4 稳定、重复性好,仍然是诊断甲状腺功能亢进症的主要指标。

2.血清总三碘甲腺原氨酸

20% 的 T_3 由甲状腺产生,80% 的 T_3 在外周组织由 T_4 转换而来。血清中 99.6% 的 T_3 以与蛋白结合的形式存在,所以本值同样受到 TBG 含量的影响。

3.血清游离甲状腺素(FT_4)、游离三碘甲腺原氨酸(FT_3)

诊断临床甲状腺功能亢进症的首选指标,但因血中 FT_4、FT_3 含量甚微,测定方法学上许多问题尚待解决,测定的稳定性不如 TT_4、TT_3。此外,目前临床应用的检测方法都不能直接测定真正的游离激素水平。

4.促甲状腺激素

血清 TSH 浓度的变化是反映甲状腺功能最敏感的指标,也是诊断亚临床型甲状腺功能亢进症和甲状腺功能减退症的主要指标。

5.[131]I 摄取率

[131]I 摄取率是诊断甲状腺功能亢进症的传统方法,目前已经被激素测定技术所代替。本方法现在主要用于甲状腺毒症病因的鉴别:甲状腺功能亢进类型的甲状腺毒症[131]I 摄取率增高;非甲状腺功能亢进类型的甲状腺毒症[131]I 摄取率降低。

6.TSH 受体抗体

鉴别甲状腺功能亢进症病因、诊断 GD 的指标之一,需要注意的是 TRAb 中包括刺激抗体(TSAb)和抑制抗体(TSBAb),而检测到的 TRAb 仅能反映有针对 TSH 受体的自身抗体存在,不能反映这种抗体的功能,但是当临床表现符合 Graves 病时,一般都将 TRAb 视为 TSH 受体刺激抗体。

7.CT 和 MRI

眼部 CT 和 MRI 可以排除其他原因所致的突眼,评估眼外肌受累的情况。

8.甲状腺放射性核素扫描

对于诊断甲状腺自主高功能腺瘤有意义。肿瘤区浓聚大量核素,肿瘤区外甲状腺组织和对侧甲状腺无核素吸收。

四、诊断与鉴别诊断

1.诊断

(1)甲状腺功能亢进症的诊断:①高代谢症状和体征;②甲状腺肿伴或不伴血管杂音;③血

清 TT_4、FT_4 增高,TSH 减少。具备以上 3 项诊断成立,但要注意淡漠型甲状腺功能亢进症,老年患者症状不典型。

（2）Graves 病的诊断:①甲状腺功能亢进症诊断成立;②甲状腺增大呈弥散性,伴或不伴血管杂音;③浸润性突眼;④TRAb 和 TSAb 阳性;⑤其他甲状腺自身抗体阳性;⑥可有胫前黏液性水肿。具备①、②项者诊断即可成立,其他 4 项进一步支持诊断确立。

2.鉴别诊断

（1）甲状腺毒症原因的鉴别:甲状腺功能亢进所致的甲状腺毒症与多种原因甲状腺炎导致甲状腺激素漏出所致的甲状腺毒症的鉴别,两者均有高代谢表现、甲状腺肿和血清甲状腺激素水平升高,而病史、甲状腺体征、^{131}I 摄取率和甲状腺扫描是主要的鉴别手段。

（2）与非甲状腺功能亢进症的鉴别:①单纯性甲状腺肿。无甲状腺功能亢进症症状和体征,^{131}I 摄取率可增高,但高峰不前移,T_4、T_3 正常或偏低,TSH 正常或偏高。②神经官能症。可有心悸、出汗、失明等类似于甲状腺功能亢进症的表现,但神经官能症患者一般无食欲亢进,心率在静息状态下无增快。甲状腺功能均正常。③更年期综合征。更年期妇女有情绪不稳定、烦躁失眠、出汗等症状,但为阵发潮热、出汗。甲状腺不肿大,甲状腺功能检查正常。④单侧突眼需注意与眶内肿瘤、炎性假瘤等鉴别,眼球后超声或 CT 可明确诊断。⑤抑郁症。老年人甲状腺功能亢进症常表现为精神忧郁、表情淡漠、食欲缺乏,与抑郁症类似,测定甲状腺功能正常可资鉴别。⑥糖尿病。糖尿病的"三多一少"症状与甲状腺功能亢进症的多食善饥相似,但糖尿病患者无心悸、怕热等症状,甲状腺一般不肿大,功能检查正常有助于鉴别。⑦心血管系统疾病。老年人甲状腺功能亢进症症状不典型,常以心脏症状为主。甲状腺功能亢进症引起的心力衰竭、心房颤动对地高辛治疗不敏感。甲状腺功能检查可资鉴别。⑧消化系统疾病。甲状腺功能亢进症可致肠蠕动加快,消化吸收不良,大便次数增多,临床常被误诊为慢性结肠炎,但甲状腺功能亢进症极少有腹痛、里急后重等肠炎表现,镜检无红细胞和白细胞。

五、治疗

1.一般治疗

高热量、高蛋白、高维生素及忌碘饮食。适当休息,避免精神紧张及过度刺激。精神紧张、不安或失眠较重者,可给予地西泮等镇静药。

2.药物治疗

（1）抗甲状腺药物（ATD）

①优缺点:其优点为疗效较肯定,不会导致永久性甲状腺功能减退,方便、经济、使用较安全。其缺点为疗程长,至少 18 个月,有时长达数年,停药后复发率较高,可伴发肝损害或粒细胞减少症等

②适应证:病情轻、甲状腺呈轻度、中度肿大者,年龄＜20 岁,或孕妇、高龄或由于其他严重疾病不适宜手术者,^{131}I 治疗前后的辅助治疗,术前准备,术后复发且不适宜 ^{131}I 治疗者。

③具体方案:分初治、减量、维持三个阶段,疗程一般至少 18 个月。在治疗过程中若出现甲状腺功能减退,或症状缓解而甲状腺肿或突眼加重时,可酌情加用左甲状腺素（L-T_4）,同时

减少 ATD 的剂量。

④停药与复发:复发系指甲亢完全缓解,停药半年后又有反复者,主要发生于停药后的第 1 年,3 年后则明显减少。为减少复发,要求除临床表现及 T_3、T_4 和 TSH 正常外,T_3 抑制试验或 TRH 兴奋试验亦正常再停药则更为稳妥;血 TSAb 浓度明显下降或转阴提示复发的可能性较小。对药物有严重过敏或经长期药物治疗仍疗效不佳者,应考虑改用其他方法治疗。

⑤不良反应:皮疹较常见,可采用抗过敏治疗或 ATD 得脱敏疗法,但皮疹加重,应立即停药,以免发生剥脱性皮炎。粒细胞减少,白细胞减少时应使用升白细胞药物,如维生素 B_4、鲨肝醇、利血生等,外周血白细胞低于 $3×10^9/L$ 或中性粒细胞低于 $1.5×10^9/L$ 时应当停药,严防粒缺发生。肝功能损害,若用 ATD 前肝功能异常,则系甲亢本身所致,使用 ATD 同时考虑适当给予保肝药物治疗;若药前肝功能正常,用药后肝功能异常,则多为 ATD 所致,应考虑停药。因此甲亢使用 ATD 之前必须有白细胞及肝功能检查指标。

(2)β受体拮抗药:普萘洛尔 $10～40mg$,$3～4/d$,除拮抗 β 受体外,还可抑制 T_4 向 T_3 的转换,用于改善甲亢初治期症状,但支气管哮喘或喘息型支气管炎患者禁用,故用药前一定要特别询问相关既往史,如有类似病史需用选择性 β 受体拮抗药,如阿替洛尔、美托洛尔等。

(3)复方碘溶液:仅用于术前准备和甲亢危象。其作用为减少甲状腺充血,阻抑 TH 释放,也抑制 TH 合成和外周 T_4 向 T_3 转换,但属暂时性,于给药后 $2～3$ 周内症状渐减轻,继而 Woff-Chaikoff 效应逐渐消失,出现所谓"脱逸现象",又可使甲亢症状加重,并延长 ATD 控制甲亢症状所需的时间。

3.放射性 ^{131}I 治疗

(1)优缺点:其优点为迅速、简便、安全、疗效明显。其缺点主要是远期并发症的发生,如甲状腺功能减退等。

(2)适应证:①成年人 Graves 甲亢伴甲状腺肿大Ⅱ度以上;②ATD 治疗失败或过敏;③甲亢手术后复发;④甲状腺毒性心脏病或甲亢伴其他病因的心脏病;⑤甲亢合并白细胞和(或)血小板减少或全血细胞减少;⑥老年甲亢;⑦甲亢合并糖尿病;⑧毒性多结节性甲状腺肿;⑨自主功能性甲状腺结合并甲亢。

相对适应证有:①青少年和儿童甲亢,用 ATD 治疗失败、拒绝手术或有手术禁忌证;②甲亢合并肝、肾等脏器功能损害;③Graves 眼病,对轻度和稳定期的中、重度病例可单用 ^{131}I 治疗甲亢,对病情处于进展期患者,可在 ^{131}I 治疗前后加用泼尼松。

(3)禁忌证:妊娠和哺乳期妇女(^{131}I 可透过胎盘和进入乳汁)。相对禁忌证:①年龄＜25 岁,但还要依患者本人的意愿而定;②严重心、肝、肾衰竭或活动性结核患者;③外周血白细胞 $＜3×10^9/L$ 或中性粒细胞 $＜1.5×10^9/L$ 者;④重症浸润性突眼者;⑤甲亢危象;⑥甲状腺摄碘不能或摄碘功能低下者。

(4)剂量与疗效:根据估计的甲状腺重量及最高摄 ^{131}I 率推算剂量。病情较重者先用 ATD 治疗 3 个月左右,待症状减轻后,停药 $3～5$ 天,然后服 ^{131}I。治疗后 $2～4$ 周症状减轻,甲状腺缩小,体重增加,$3～4$ 个月后约 60% 以上患者可治愈。如半年后仍未缓解可进行第二次治疗,且于治疗前先用 ATD 控制甲亢症状。

(5)并发症:①甲状腺功能减退症,^{131}I 治疗后甲状腺功能减退症发生率逐年递增,一旦发生须用 TH 替代治疗；②放射性甲状腺炎，见于治疗后 7～10 天，个别可诱发危象，注意预防；③可能导致突眼恶化，但不确切。

4.手术治疗

(1)适应证：①中、重度甲亢，长期服药无效，停药后复发，或不愿长期服药者；②甲状腺巨大，有压迫症状者；③胸骨后甲状腺肿伴甲亢者；④结节性甲状腺肿伴甲亢者。

(2)禁忌证：①较重或发展较快的浸润性突眼者；②合并较重心、肝、肾、肺疾病，全身状况差不能耐受手术者；③妊娠早期(第 3 个月前)及晚期(第 6 个月后)；④轻症可用药物治疗者。

(3)术前准备：术前必须用 ATD 充分治疗至症状控制，心率＜80/min，T_3、T_4 在正常范围内。于术前 2 周开始加服复方碘溶液，每次 3～5 滴，1～3/d，以减少术中出血。

(4)并发症：可发生创口出血、呼吸道梗阻、感染、甲亢危象、喉上与喉返神经损伤、甲状旁腺暂时性或永久性功能减退、甲状腺功能减退及突眼恶化等。

5.栓塞治疗

用栓塞甲状腺上动脉的方法可达到部分切除甲状腺的目的。

(1)禁忌证：甲亢初发，甲状腺肿大不明显，或伴严重疾病、出血倾向、大血管硬化明显的患者。

(2)并发症：①甲状腺功能减退症，如栓塞血管过多，可能导致甲状腺功能减退症；②异位栓塞，部分栓塞剂反流入颅内供血动脉，导致脑血管栓塞。

6.中医中药治疗

海藻、昆布、牡蛎、夏枯草等含碘多的中草药治疗甲亢，初期对缓解症状有效，此后大多数患者病情反弹，甲亢病情难以控制。目前采用不含碘的中医辨证施治，对甲亢有一定帮助。

7.妊娠期甲亢的治疗

(1)首选抗甲亢药物治疗，PTU 通常作为妊娠早期甲亢治疗的首选，因为 PTU 的致畸率较低，MMI 可能造成的皮肤发育不全、鼻后孔或食管闭锁；当患者依赖最小剂量的 ATD(PTU 50mg/d 或 MMI 5mg/d)维持甲状腺功能正常数周后，可以停药，目前主张维持治疗至妊娠 32 周，以避免复发，如果复发可以再次用 ATD 治疗；阻断-替代治疗(ATD＋L-T_4)在孕期不应应用；治疗目标是使用尽可能小的 ATD 剂量，尽快控制症状，尽早恢复甲状腺功能正常，血清 FT_4 应该保持在稍高于非妊娠期参考值的上限，保证母亲和胎儿无并发症发生。

(2)合适时机可选择手术治疗，手术适应证包括对 ATD 过敏，ATD 治疗效果不佳，不能规律用药，甲状腺肿显著，需要大剂量 ATD，心理负担重，过度担心药物不良反应；手术时机选择妊娠 4～6 个月较为合适。

(3)禁忌放射性[131]I 治疗。

(4)避免使用普萘洛尔(心得安)，其与自发性流产相关，可能引起胎儿宫内生长迟缓、产程延长、新生儿心动过缓、低血压等并发症。

(5)哺乳期使用 PTU 150mg/d 或 MMI 10mg/d 对婴儿脑发育没有明显影响，但应当监测婴儿的甲状腺功能，如需哺乳可在哺乳完毕后服用 ATD，服药后 3～4 小时再行下一次哺乳。

(6)母体产生的 TRAb 能通过胎盘，可能在怀孕后期影响胎儿的甲状腺功能，若母亲 TRAb 水平高，须监测胎儿及出生后婴儿的甲状腺功能。

8.甲亢治疗方法的选择

年龄较小、病情轻、甲状腺轻、中度肿大者应选择药物治疗。病情较重、病程长、甲状腺中重度肿大者应采用^{131}I 或手术等根治性治疗方法。甲状腺巨大和结节性甲状腺肿伴甲亢应首先考虑手术治疗。妊娠和哺乳期妇女禁用^{131}I 治疗。儿童患者先考虑用药物治疗,尽可能避免使用放射性碘治疗。此外,患者的意愿、文化程度和经济状况也应考虑在内。

第三节　甲状腺功能减退症

一、主要特点

甲状腺功能减退症,简称甲状腺功能低下症,是较常见的内分泌疾病。由于各种原因引起的甲状腺激素合成、分泌或生物效应不足,以致机体代谢和多系统功能减退为表现的一组综合征。按起病年龄可分为 3 型。功能减退始于胎儿或新生儿者称呆小病;起病于青春期发育前儿童者,称幼年型甲状腺功能低下症;起病于成年者,称为成年型甲状腺功能低下症。重者可引起黏液性水肿,更为严重者可引起黏液性水肿昏迷。本病女性较男性多见,男女比例为 1：4,且随年龄增加,其患病率逐渐上升(1％～3％)。

二、病因

甲状腺功能低下症病因较复杂,临床上根据其起源分为 3 类:因甲状腺本身疾病引起的功能减退称为原发性甲状腺功能低下症,占甲状腺功能低下症的 90％～95％;因垂体及下丘脑病变导致甲状腺功能低下症称中枢性或继发性/三发性甲状腺功能低下症;因促甲状腺素(TSH)或甲状腺素免疫所致的称为受体性或周围性甲状腺功能低下症。在各型甲状腺功能低下症中,成年型和幼年型甲状腺功能低下症既可原发于甲状腺本身病变,也可继发于垂体或下丘脑。呆小症主要属于原发甲状腺功能低下症。

三、发病机制

1.原发性甲状腺功能减退症

因先天或后天因素致甲状腺组织本身病变,最终使甲状腺激素合成障碍、分泌减少,功能减退。

(1)先天性因素:地方性甲状腺肿流行区,因母体缺碘,供应胎儿的碘缺乏,以致甲状腺发育不全和激素合成不足,此为地方性呆小症。此型甲状腺功能低下症对迅速生长的胎儿神经系统特别是大脑发育危害极大,以不可逆性神经系统损害为特征。呆小症分为地方性和散发性两种。散发性见于各地,病因不明。母亲既不缺碘又无甲状腺肿等异常,主要因母体患有自身免疫性甲状腺疾病(AITD)、接受放射性治疗或孕期宫内受到有毒物质、病毒的影响、胎儿自身 TSH 分泌减少或发育过程中甲状腺下降异常,导致胎儿甲状腺发育不全、异常或缺如及甲状腺激素合成障碍（碘摄取、碘有机化障碍、甲状腺球蛋白异常、碘酶缺陷），从而引起甲状腺功能低下症。

（2）后天因素：甲状腺破坏或甲状腺激素合成障碍，如甲状腺肿瘤、炎症、浸润性病变、自身免疫性疾病、药物、毒物，以及医源性的手术或放射治疗都可造成甲状腺组织部分或全部受损，甲状腺激素合成分泌减少。

2.中枢性甲状腺功能低下症

有继发性和三发性之分。主要是由于肿瘤、炎症、缺血、浸润性病变、外伤、手术或放射治疗等导致垂体病变，TSH分泌减少引起的甲状腺功能减退症，称之为继发性甲状腺功能低下症；累及下丘脑，促甲状腺释放激素（TRH）减少，导致垂体 TSH 分泌不足的，称之为三发甲状腺功能低下症；继发甲状腺功能低下症或三发甲状腺功能低下症又称为中枢性甲状腺功能低下症。

3.TSH 或甲状腺激素免疫

是由于甲状腺对 TSH 不敏感而引起的一种少见的甲状腺功能低下症，可能与遗传缺陷有关，即 TSH 受体基因失活突变或 TSH 信号传导途径异常。甲状腺激素免疫主要是甲状腺激素受体（TR）基因，尤其是 TRβ 基因突变所致，具有家族发病倾向，呈常染色体显性或隐性遗传。

四、病理改变

根据甲状腺功能低下症病因不同，甲状腺可表现为缩小、缺如或肿大。

1.甲状腺的萎缩性病变

多见于慢性淋巴细胞性甲状腺炎（CL-T），早期腺体有大量淋巴细胞、浆细胞等炎症性浸润，久之腺泡受损毁代之以纤维组织，残余滤泡变得矮小，滤泡萎缩，上皮细胞扁平，泡腔内充满胶质。呆小病者除由于激素合成障碍致腺体增生肥大外，一般均呈萎缩性改变，发育不全或缺如。甲状腺肿大者，早期见甲状腺滤泡细胞增生肥大，胶质减少或消失。而后伴大小不等的多结节者常见于地方性甲状腺肿，由于缺碘所致。后期也可伴有结节。药物所致者的甲状腺可呈代偿性弥散性肿大。

2.原发性甲状腺功能低下症

（1）由于甲状腺激素减少，对垂体的反馈抑制减弱而使 TSH 细胞增生肥大，嗜碱性细胞变性，久之腺垂体增大，甚或发生肿瘤，或同时伴高泌乳素血症。垂体性甲状腺功能低下症患者的垂体萎缩，但亦可发生肿瘤或肉芽肿等病变。

（2）全身组织间隙有黏性蛋白（酸性黏多糖如透明质酸酶、硫酸软骨素和蛋白质）沉着，全身组织细胞核酸与蛋白质合成、代谢及酶系统的活力均减弱，浆膜腔积液。严重者影响小儿生长发育，骨骼骨化及骨骺融合延迟、牙齿晚出、皮肤角化、真皮层有黏多糖沉积、PAS 染色阳性、形成黏液性水肿。内脏细胞间质中有同样物质沉积，严重病例有浆膜腔积液。骨骼肌、平滑肌、心肌均有间质水肿，横纹消失，肌纤维肿胀断裂并有空泡。脑细胞萎缩、胶质化和灶性蜕变。肾小球和肾小管基膜增厚，系膜细胞增生。胃肠黏膜萎缩，以及动脉粥样硬化等。

五、临床表现

与发病年龄有关,由激素缺乏程度决定,可以影响所有器官系统,表现多且不明显,较常见的有皮肤干燥、畏寒、乏力、肌肉抽搐、声音改变、便秘。少见但有可能预示严重甲状腺功能低下症的临床表现有腕管综合征、睡眠呼吸暂停、垂体增生伴或不伴高泌乳素血症、溢乳、低钠。踝反射时间与甲状腺功能低下症严重程度可能有关。

1.全身各系统表现

(1)皮肤及其附属物:可使透明质酸堆积,改变真皮层和其他组织基质中的组成成分。其具有吸湿性,导致黏性蛋白水肿,以眼周、锁骨上窝、手足背较为明显,还可以造成舌头肿胀,以及咽喉部黏膜增厚。黏性蛋白沉着加之局部血管收缩、贫血,皮肤苍白变冷;胡萝卜素血症致使皮肤蜡黄,但不会引起巩膜黄染。由于汗腺和皮脂腺分泌减少,出现少汗、皮肤粗糙、落屑、缺乏弹性。皮肤伤口愈合变慢。毛细血管脆性增加致皮肤容易产生瘀斑。眉毛颞侧脱落、头发生长缓慢。指(趾)甲脆和增厚、变色、变硬、角化过度或凹凸不平。而下丘脑-垂体性甲状腺功能低下症病例皮肤征象较轻,一般无胡萝卜血症及黏液性水肿征象,皮肤粗糙较为少见。

(2)循环系统:由于甲状腺激素缺乏正性肌力和正性变时作用下降,导致每搏量和心率降低,最终导致心动过缓、心音低弱;静息时外周血管阻力增加,血容量减少致脉压小;心包中大量富含蛋白质和黏多糖液体渗出造成心包积液、心脏增大、心肌肥大。血胆固醇及三酰甘油增高。病程长者患冠心病概率较高,但发生心绞痛者少见。部分患者伴有血压升高。

(3)呼吸系统:肺活量及弥散功能减低,可有呼吸困难。少量胸腔积液较为常见。严重甲状腺功能低下症病例,因黏液水肿累及呼吸致肺通气障碍而出现低氧血症和高碳酸血症。

(4)消化系统:食欲缺乏、腹胀、便秘是最为常见的胃肠道反应。黏蛋白聚集引起体液潴留,导致体重增加、腹水。自身免疫性甲状腺炎病例可有伴有胃壁细胞抗体,从而引起胃酸明显减少。

(5)神经系统:甲状腺激素对神经系统发育至关重要。胎儿和婴幼儿时,由于大脑皮质神经细胞突触发育不良、髓鞘形成减慢、血管分布减少,如果没有得到及时纠正,损伤不可逆转。呆小症可以出现神经性耳聋。患者感觉灵敏度下降,有些患者有感觉异常、刺痛或灼痛;嗜睡十分常见,严重者出现昏迷。成年后开始的甲状腺激素缺乏症状较轻,主要影响代谢及脏器功能,及时诊治多属可逆性。成年型甲状腺功能低下症患者常有听力下降,患者精神多安静温和,精神抑郁,有时多虑而有神经质表现,严重者发展为猜疑型精神分裂症。可以伴随痴呆、幻想、木僵、昏睡或惊厥等。黏蛋白沉积致小脑功能障碍时,出现共济失调和眼球震颤等。低代谢常见智力减退,记忆力、注意力、理解力和计算力均减弱,严重者智力障碍,老年病例在脑血管病变的同时更易出现痴呆。黏液性水肿浸润引起舌头肿胀,以及咽喉部黏膜增厚导致发音不清和音调低哑。

(6)血液系统:1/4患者有不同程度的贫血。多由于甲状腺激素不足,影响促红细胞生成素合成,骨髓造血功能减低,可致轻中度正常细胞型正常色素性贫血,较常见。小细胞贫血是由于铁吸收减少、铁丢失过多(月经增多)及铁利用障碍所致,胃酸缺乏,从而导致铁的缺乏。

由于胃酸减少,缺乏维生素 B_{12} 或叶酸可致巨幼细胞性贫血。血浆中Ⅷ因子和Ⅸ因子浓度的缺乏,内源性凝血系统可能受损,加之毛细血管脆性增加和血小板黏附力的减弱,则导致出血倾向。

(7)泌尿系统:肾功能减退,肾小球滤过率降低。水负荷排泄能力减弱,因水过多可以导致水中毒。

(8)生殖系统:原发性甲状腺功能低下症者因垂体增生可伴或不伴高泌乳素血症,1/3 患者可出现泌乳。性功能减低也较常见,性激素结合蛋白减少,类固醇代谢偏向 16α-羟化途径而非 13-氧化途径代谢,导致睾酮浓度降低男性出现阳痿。成年女性黄体生成素(LH)分泌量和分泌的脉冲频率及峰值下降导致黄体酮分泌不足,子宫内膜持续增生,常有月经过多甚至崩漏、经期延长及不育症,部分虽然可成功妊娠,但自发流产和早产的发生率有所增加。儿童甲状腺功能低下症,因 TSH 的水平升高激活 LH 受体偶见有性早熟。

由于肝脏 11β-羟化类固醇脱氢酶-1 型(11β-HSD-1)减少引起皮质醇转换速率降低,24 小时皮质醇和 17 羟皮质类固醇排泄减少,血浆皮质醇多正常或降低。血浆皮质醇对胰岛素低血糖反应可受损。长期甲状腺功能低下症可出现继发垂体和肾上腺功能降低。原发性甲状腺功能低下症可伴随自身免疫性肾上腺皮质功能减退和 T1MD,此为 Schmidt 综合征。

(9)运动系统:主要表现为肌肉软弱乏力,也可有暂时性肌强直、痉挛、疼痛等。咀嚼肌、胸锁乳突肌、股四头肌及手部肌肉可出现进行性肌萎缩。关节可见非炎性黏性渗出,软骨钙质沉着,关节破坏及屈肌腱炎等。由于腕管中黏蛋白物质在神经外堆积,引起手指疼痛,或感觉异常称腕管综合征。肌肉收缩与舒张比的下降出现腱反射减慢,尤其是迟缓期,产生特征性的"悬挂反射"。甲状腺激素对骨骼正常生长和成熟有重要的作用,生长受限和蛋白总合成量及生长激素减少有关,尤其是与胰岛素样生长因子-1 的减少。呆小症及幼年型甲状腺功能低下症者见骨骼生长缓慢及骨龄延迟。骨龄的检查有助于呆小病的早期诊断。但骨龄测定往往具有较大的误差或正常值范围过大,难以精确评价患儿的实际年龄及骨化中心短期内的动态变化,更不宜用骨龄测定来判断生长激素的治疗效果。因此,该病的诊断,尤其是疗效的观察仍应结合身高、体重、全身发育和骨代谢的标志物测定综合评价。

2.脏器受累的特殊表现

(1)心脏病:指甲状腺功能减退症患者伴有心肌改变和(或)心包积液。患者心脏扩大、心排出量减少。临床上表现为心率缓慢、心音低钝、心脏扩大。明显的心音遥远见于合并心包积液的患者。心电图可以见到低电压、窦性心动过缓、ST-T 改变,以及期前收缩、房室传导阻滞等。甲状腺功能低下症患者心电图常有心肌供血不足的表现,但因心肌代谢率低,心绞痛并不多见,而在甲状腺激素治疗后则可以因心肌耗氧量增加,反而容易诱发心绞痛,甚至心肌梗死。甲状腺功能低下症患者发生心力衰竭的并不多见。

(2)阻塞性睡眠呼吸暂停综合征:这些患者的甲状腺功能减低程度多较严重。本征的原因是由于黏液性水肿使得上呼吸道(口、舌、咽、鼻)阻塞,气道狭窄,多导睡眠监测图示有特征性异常,甲状腺激素治疗后甲状腺功能低下症与呼吸暂停均明显改善或消失。

(3)浆膜腔积液:甲状腺功能低下症患者以心包积液或严重腹水为主要表现来就诊虽然不

多,但其对本病的诊断、鉴别诊断和处理具有重要的价值。甲状腺功能低下症合并浆膜腔积液起病比较缓慢,胸腔积液常为少量到中等量,心包积液极少发生心包填塞症状。但因为积液中蛋白质、胆固醇及免疫球蛋白含量极高,对利尿药治疗不敏感,吸收较慢。不过,在经过甲状腺激素治疗时甲状腺功能恢复正常后,积液可以逐渐吸收。多发性浆膜腔积液的甲状腺功能低下症常被误诊为结核、恶性肿瘤、结缔组织病、尿毒症等疾病。因此,在临床工作中,对不明原因的浆膜腔积液,特别是病情稳定、病程较长、发展缓慢者均应检查甲状腺功能,以排除甲状腺功能低下症的可能。

(4)垂体增大:病程久或严重的甲状腺功能低下症患者,可以合并垂体肥大的影像学特征。这是因为甲状腺功能低下时,外周血中 T_3、T_4 水平明显降低,兴奋腺垂体合成分泌 TSH 的细胞,使其代偿性肥大。另外,由于甲状腺功能低下症使下丘脑分泌 TRH 增多,TRH 使垂体细胞过度增生,故甲状腺功能低下症患者有 5%~15% 合并存在垂体肥大。严重的垂体肥大可以与垂体病变(如垂体瘤)引起的继发性甲状腺功能低下症相混淆。当垂体增大明显时,可以压迫视神经造成视野缺少,中心视野特异性受到限制,而周围视野不受累,有中心盲点,经过一定时间的甲状腺激素补充治疗后,肥大的垂体可以明显缩小或恢复正常。

3.其他表现形式

(1)胎儿:胎心减慢,胎动减少,34 周后 B 超下可见胎儿甲状腺肿大,皮肤肿胀。

(2)呆小症:新生儿甲状腺功能低下症(呆小病)可在出生后 3~6 个月出现明显症状。开始时体重较重,不活泼,逐渐发展为典型呆小症,起病越早,病情越重。早期征象为喂奶困难,皮肤干燥,头发及指甲生长迟缓。随着病情发展,甲状腺功能低下症征象逐渐增多,程度日渐加重。出现智力障碍、身体增长缓慢、表情呆钝,发音低哑、颜面苍白、眶周浮肿、眼距增宽、鼻梁扁塌、鼻短上翘、唇厚流涎、舌大外伸、牙齿发育不良、出牙及换牙延迟,前后囟增大、关闭延迟致头大、骨龄延迟、四肢较短、行走晚且呈鸭步,心率慢、心浊音区扩大,腹饱满膨大伴脐疝,性器官发育延迟。

地方性呆小症综合征可分为 3 型。①神经型:由于脑发育障碍,智力低下伴随耳聋,长大后生活不能自理。②黏液水肿型:以代谢障碍为主。③混合型:兼有前两者的表现。甲状腺肿伴耳聋和轻度甲状腺功能低下症,智力影响较轻者常为 Pendred 综合征。

(3)幼年性甲状腺功能低下症:起病年龄较小的患者临床表现和呆小症相似,发病较晚者均有与成年性甲状腺功能低下症相似的症状和体征。这种类型的患者有不同程度的智力障碍和生长迟缓。多数患者出现青春期延迟及性腺发育障碍。原发性甲状腺功能低下症病例中少数可出现性早熟,还可有多毛症等特殊表现。

(4)成年性甲状腺功能低下症:多见于中年女性,男女比例 1∶(5~10)。起病往往隐匿,且进展缓慢,可以历经数月或数年才表现明显的甲状腺功能低下症征象。早期表现为乏力、困倦、畏寒、便秘、月经增多等。随着病情进展,逐渐出现反应迟钝、表情淡漠、毛发脱落、声音嘶哑、食欲缺乏或厌食、体重增加及皮肤粗糙等。较重病例出现黏液水肿征象,其面容为表情淡漠、眼睑及面颊浮肿、面色苍白或蜡黄、舌增大及唇增厚等。

六、辅助检查

1.甲状腺激素测定

血清总 T_3（TT_3）、总 T_4（TT_4）、游离 T_3（FT_3）、游离 T_4（FT_4）及反 T_3（rT_3）水平降低。其中以 FT_4 变化最敏感，TT_4 变化其次。正常老年人的血 T_4、T_3 及 FT_4 水平均较成年人低，而 TSH 较成年人的数值高，在分析结果时应加以考虑。

2.TSH 测定

TSH 分泌有昼夜节律，午后最低，入睡后最高，但均在正常范围内波动。原发甲状腺功能低下症者 TSH 升高为最早的改变。血清基础 TSH 水平在原发性甲状腺功能低下症均明显升高，周围性甲状腺功能低下症患者血清 TSH 一般高于正常范围，但 T_3、T_4 也显著升高。FT_4 降低而 TSH 正常或偏低，属于继发性甲状腺功能低下症。有资料显示，在继发性和三发性结节者，40％的 TSH 在正常范围，35％的 TSH 低于正常，25％的 TSH 稍高于正常。

3.甲状腺自身抗体测定

甲状腺球蛋白抗体（TgAb）及甲状腺过氧化物酶抗体（TPOAh）测定，以确定是否有慢性淋巴细胞性甲状腺炎引起甲状腺功能低下症的可能。自身免疫性甲状腺炎患者血清 TgAb、TPOAb 阳性率50％～90％，阻断性 TSH 受体抗体（TBAb）阳性率20％～30％。亚临床型甲状腺功能低下症患者存在高滴度的 TgAb 和 TPOAb，预示为 AITD，进展为临床型甲状腺功能低下症的可能性大，50％～90％的 GD 患者亦伴有滴度不等的 TgAb 和 TPOAb。同样，持续高滴度的 TgAb 和 TPOAb 常预示日后发生自发性甲状腺功能低下症的可能性大。

目前，血清 Tg 测定主要用于甲状腺癌术后的追踪观察，同时也可用于新生儿期或围新生儿期先天性甲状腺功能低下症、甲状腺功能亢进症伴甲状腺[131]I 摄取率下降等的诊断依据之一。

4.其他检查

基础代谢率低。甲状腺功能低下症患者血红蛋白及红细胞有不同程度降低；所有心肌酶如 AST、LDH、CPK、CK-MB 等均可升高。血糖正常或偏低，而总胆固醇、三酰甘油、低密度脂蛋白胆固醇的含量升高或改变不明显；低血钠；甲状腺功能低下症患者由于 T_3、T_4 缺乏，氨基酸的代谢异常也很明显，其中最有诊断意义的是血浆同型半胱氨酸增高。T_3 缺乏时，肝脏的再甲基化酶活性下降，使 Hcy 蓄积于血浆中，但用 T_3 替代治疗并不能完全纠正高同型半胱氨酸血症；基础代谢率降低；血胡萝卜素增高，尿 17-酮类固醇、17-羟皮质类固醇降低；糖耐量试验呈扁平曲线，胰岛素反应延迟。

5.过氯酸钾排泌碘试验

此试验适应于诊断酪氨酸碘化受阻的某些甲状腺疾病，阳性见于：①TPO 缺陷所致甲状腺功能低下症。②Pendred 综合征。

6.TRH 兴奋试验

即静脉注射 TRH $200\sim500\mu g$ 后，观察血清 TSH 的变化。垂体性甲状腺功能低下症者 TSH 无反应，下丘脑性甲状腺功能低下症则可呈正常反应或迟发反应；而原发性结节的患者，

TSH 本已升高,此时可呈过度反应。值得注意的是,TRH 试验的临床价值有一定的局限性,采用单次注射法一般很难鉴别下丘脑和垂体性甲状腺功能低下症。一组研究表明,在下丘脑-垂体性甲状腺功能低下症病例中只有 31％TSH 对 TRH 刺激的反应减低,而所有 TSH 反应减低者中只有 59％是下丘脑-垂体性甲状腺功能低下症,还有 41％属于正常甲状腺功能者。

7.甲状腺摄碘功能测定

一般均降低或明显减低。但在垂体性甲状腺功能低下症一般仅轻度降低或升高。

8.基因检测

在先天性甲状腺功能低下症的诊断中占有重要的位置。如碘转运异常者,可以通过检测钠碘同向转运体基因,发现其突变位点。甲状腺激素免疫的患者可以检测甲状腺受体 β 基因异常。

9.心电图和超声心动图

心电图表现为低电压,窦性心动过缓,P-R 间期延长,T 波低平,可有完全性房室传导阻滞等。超声心动图示室间隔不对称性肥厚,心脏收缩间期,尤其摄血前间期延长,并且可显示心包积液及其严重程度。

10.影像学检查

(1)甲状腺 B 超:一般来说,对甲状腺功能低下症诊断的临床价值有限。有时,可以发现甲状腺血流减少,对甲状腺结节可鉴别囊性和实质性。对桥本甲状腺炎或亚急性甲状腺炎者可见低回声征象,有时伴有单个或多发性结节。

(2)甲状腺放射性核素扫描:对有甲状腺肿大的甲状腺功能低下症,观察甲状腺放射性核素的分布有一定的临床价值。例如,桥本甲状腺炎的甲状腺放射性核素摄取分布不均匀。甲状腺放射性核素扫描检查对发现和诊断异位甲状腺(舌骨后、胸骨后、纵隔内甲状腺、卵巢甲状腺等)和甲状腺缺如有确诊价值。先天性一叶甲状腺缺如者的对侧甲状腺因代偿而显像增强。

(3)X 线检查:心影常呈弥散性双侧增大,可伴心包或胸腔积液。甲状腺功能低下症骨骼的 X 线特征有:成骨中心出现和成长迟缓[骨龄延迟,骨骺与骨干的愈合延迟,骨化中心不均匀呈斑点状(多发性骨化灶)]。95％呆小病患者蝶鞍的形态异常。7 岁以上患儿蝶鞍常呈圆形增大,经治疗后蝶鞍可缩小;7 岁以下患儿蝶鞍表现为成熟延迟,呈半圆形,后床突变尖,鞍结节扁平。骨骺的出现及融合延迟,骨龄落后于年龄(1 岁以内儿童按年龄大小依次选择胸骨、足、膝、肩、腕、肘部摄片,胸骨、距骨、跟骨、股骨远端骨骺生后即应出现,肱骨头在出生至 3 个月,股骨在出生至 6 个月,头骨及钩骨均在 2～10 个月,肱骨小头在 3～8 个月、股骨头在 5～10 个月、第 3 楔骨在 6～12 个月出现。1 岁以上幼儿应选择膝、踝、手、足、腕及肱骨近端摄片,7 个月至 2 岁出现的骨骺有肱骨大结节、桡骨远端、胫骨近端、腓骨远端,诸掌、指骨骨骺在 1～3 岁出现,诸跖、趾骨骺在 3～6 岁出现)。如在某一年龄阶段有多个应出现的骨骺未出现或一个骨骺的出现明显晚于平均时间即应判断为骨龄延迟。长骨,尤其是股骨头部骨骺细小,呈点状或颗粒状,股骨头变扁、颈变短、颈干角变小。骨骺边缘毛糙,硬化性骨骺、假骨骺、锥形骨骺对克汀病亦有重要的诊断价值。管状骨短粗、临时钙化带增宽、致密,管状骨干骺端出现多条高密度的横行生长障碍线具有参考诊断价值。骨盆狭窄、髋臼变浅。颅骨骨板增厚、颅底短小、囟门闭合延迟、缝间骨多、鼻窦及乳突气化不良。脊椎椎体发育不良并可楔形变、胸腰段脊椎呈后突畸形。

（4）脑电图检查：轻度甲状腺功能低下症患者即可有中枢神经系统的功能改变。35％的患者有脑电图改变，以弥散性背景性电波活动为最常见。甲状腺功能低下症患者的睡眠异常主要表现在慢波的减少，发生黏液水肿性昏迷时可出现三相波，经替代治疗后可恢复正常。呆小病者脑电图有弥散性异常，频率偏低，节律不齐，有阵发性双侧 Q 波，无 α 波。

（5）CT 或 MRI：甲状腺功能低下症者不必常规进行 CT 或 MRI 检查。对于下丘脑-垂体性甲状腺功能低下症可适当施行头颅或蝶鞍影像学检查，以期明确病因。

11.甲状腺穿刺病理学检查

在定位技术设备帮助下行粗针或细针穿刺检查，通过组织学或细胞学检查对自身免疫性甲状腺炎等的诊断有一定的参考价值，尤其是针对桥本甲状腺炎和亚急性甲状腺炎具有较大的价值。

七、诊断

1.定性诊断

甲状腺功能低下症的病因不同，病史特点各异。自身免疫性甲状腺疾病可以有阳性家族史。由于病程和严重程度不同，甲状腺功能低下症患者的临床表现并不完全相同。一般而言，甲状腺激素减少可引起机体各系统功能减低及代谢减慢，病情较严重时，出现典型的甲状腺功能低下症临床征象。此外，不同病因的甲状腺功能低下症临床综合征也有较大差异。有些患者以特殊表现为主，临床上应高度重视。

（1）原发性甲状腺功能低下症：具有甲状腺功能低下症临床表现，血清 FT_4 降低，FT_3 正常或降低，血清 TSH 升高。TRH 兴奋试验，TSH 呈过度反应，要考虑原发性甲状腺功能低下症可能。临床上无甲状腺功能低下症表现，但 TSH 升高，伴 FT_4 正常，排除下丘脑和其他全身疾病，才可诊断为亚临床型甲状腺功能低下症。老年人 TSH 轻度升高并不一定表示亚临床型甲状腺功能低下症，可能只是反映正常老化。应用多巴胺及糖皮质激素治疗的重病患者，TSH 可受到抑制，疾病恢复时 TSH 又会回升，甚至超过正常，但少有＞20mU/L。

（2）中枢性甲状腺功能低下症：TSH、T_3、T_4 同时下降，部分患者 TSH 正常，甚至轻度升高。TRH 兴奋试验，TSH 无反应者为垂体性甲状腺功能低下症（继发甲状腺功能低下症）；延迟反应者为下丘脑性（三发性）甲状腺功能低下症。如仍不能确诊，可做定期追踪或做甲状腺功能低下症的有关病因诊断检查（如 T_3 受体基因、NIS 基因、TSH 受体基因、TRH 受体基因分析等）。但单凭 1 次的血清 TSH 测定不能诊断为甲状腺功能低下症，必要时可加做 FT_4、FT_3 等指标，对临界性 TSH 值要注意复查。皮下注射奥曲肽、口服贝沙罗汀，对神经性厌食患者 TSH 均可有不同程度抑制，诊断时应注意。

（3）新生儿甲状腺功能低下症（CH）：诊断标准与临床型甲状腺功能低下症的诊断标准不同，测定足跟血 TSH（试纸法）是较可靠的筛查方法。TSH 20～25mU/L 为疑似病例。疑似病例进一步测定血清 TSH 和 T_4。CH 诊断标准是：新生儿 1～4 周期间，TSH＞7mU/L，TT_4＜84nmol/L（6.5μg/dL）。采集标本时间应当在产后进食 3 次后，3～5 天内。采血过早，受到新生儿 TSH 脉冲分泌的影响，出现假阳性。筛查过晚则要延误启动治疗的时间，影响治疗效果。需要追踪复查至少 2 年。

（4）妊娠甲状腺功能低下症：孕妇与普通人群血清 TSH 和 FT_4、TT_4 正常参考范围不同。因此，妊娠期甲状腺功能低下症患病率文献报道差异较大。一般来说妊娠期临床甲状腺功能低下症患病率为 0.3%～0.5%，亚临床型甲状腺功能低下症为 2%～3%。妊娠期甲状腺功能减低（妊娠期甲状腺功能低下症）包括临床甲状腺功能低下症（OH）、亚临床型甲状腺功能低下症（SH）和低甲状腺素（T_4）血症 3 种情况，通常将亚临床型甲状腺功能低下症和低 T_4 血症归为轻度甲状腺功能低下症。轻度甲状腺功能低下症没有或仅有轻微临床症状，易与妊娠反应混淆，妊娠期特异诊断标准不健全，易漏诊。临床甲状腺功能低下症患者生育能力减低。妊娠期母体甲状腺功能低下症与妊娠高血压、胎盘剥离、自发性流产发生率增加有关，并损害后代的神经智力发育，增加早产、流产、低体重儿、死胎等，必须给予治疗。妊娠期亚临床型甲状腺功能低下症增加不良妊娠结局和后代神经系统发育损害的风险。

妊娠期临床甲状腺功能低下症的诊断标准是：血清 TSH＞妊娠期参考范围上限（97.5th），血清 FT_4＜妊娠期参考下限（2.5th）。如果血清 TSH＞10mU/L，无论 FT_4 是否降低，按照临床甲状腺功能低下症处理。妊娠期亚临床型甲状腺功能低下症的诊断标准是：血清 TSH＞妊娠期特异参考值的上限（97.5th），血清 FT_4 在参考范围之内妊娠期参考下限（2.5th～97.5th）。

（5）明确甲状腺功能低下症后，还必须对患者有一个全面的评估，以了解有无甲状腺功能低下症心脏病等的严重并发症。

2.定位诊断

根据典型的临床表现及实验室检查，甲状腺功能低下症的诊断并不困难，明确诊断后，需进一步确定甲状腺功能低下症的类型，必要时进行 TRH 兴奋试验及头颅或蝶鞍影像学检查，方可确定甲状腺功能低下症类型是原发性、中枢性还是 TSH 或甲状腺激素免疫。

3.病因诊断

确诊甲状腺功能低下症的存在，并明确其类型后，应尽量查找甲状腺功能低下症的病因。排查是否缺碘、药物、毒物所致或其他系统疾病、缺血、肿瘤、炎症等引起。如为 TSH 不敏感综合征，其临床表现不均一，可从无症状到严重甲状腺功能低下症不等。对无临床表现的患者，诊断则很困难，除非在新生儿中进行筛选。对 TRH 兴奋试验 TSH 有过分反应但无血清 T_3、T_4 升高者，应怀疑本综合征可能。肯定病因应做有关分子生物学检查。甲状腺激素不敏感综合征除了甲状腺弥散性肿大、血清 TSH 明显升高，临床表现与实验室检查结果不相符还需要明确甲状腺激素受体数目和（或）亲和力不正常。

八、鉴别诊断

甲状腺功能低下症的临床表现缺乏特异性，轻型甲状腺功能低下症易被漏诊，有时临床型甲状腺功能低下症也常被误诊为其他疾病。

1.症状鉴别

如贫血，易误诊为恶性贫血、缺铁性贫血或再生障碍性贫血。但甲状腺功能低下症引起者

的血清 T_3、T_4 降低和 TSH 升高可资鉴别。水肿，肥胖症患者因伴有不同程度水肿，基础代谢率偏低，而易误诊为甲状腺功能低下症，但 T_3、T_4、TSH 均正常。

2.病因鉴别

即区别原发性、中枢性和甲状腺激素免疫综合征。

3.与其他系统性疾病鉴别

如青春期延迟、垂体性侏儒、冠心病和垂体瘤等；慢性肾炎、肾病综合征的临床表现似黏液性水肿，特别是由于甲状腺结合球蛋白减少，血 T_3、T_4 均减少，尿蛋白可为阳性，血浆胆固醇也可增高，易误诊为甲状腺功能低下症。但甲状腺功能低下症患者尿液正常、血压不高，肾功能大多正常。

4.与低甲状腺激素综合征鉴别

肾上腺皮质醇功能减退及非甲状腺疾病综合征或正常甲状腺病态综合征（ESS）。ESS 也称为低 T_3 综合征。本征非甲状腺本身病变，它是由于严重疾病、饥饿状态导致的循环甲状腺激素水平减低，是机体的一种保护性反应。这类疾病包括营养不良、饥饿、精神性厌食症、糖尿病、肝脏疾病等全身疾病。某些药物也可以引起本征，如胺碘酮、糖皮质激素、丙硫氧嘧啶（PTU）、普萘洛尔、含碘造影剂等。ESS 的发生机制是 Ⅰ 型脱碘酶（D1）活性抑制，Ⅲ 型脱碘酶（D3）活性增强。因为 Ⅰ 型脱碘酶（D1）负责 T_4 外环脱碘转换为 T_3，所以 T_3 产生减少，出现低 T_3 血症。Ⅲ 型脱碘酶有两个功能，一个是 T_4 转换为 rT_3，另一个是 T_3 脱碘形成 T_2。本征 T_4 向 rT_3 转换增加，所以血清 rT_3 增加。临床没有甲状腺功能低下症的表现。实验室检查的特征是血清 TT_3 减低，rT_3 增高，TT_4 正常或者轻度增高，FT_4 正常或者轻度增高，TSH 正常。疾病的严重程度一般与 TT_3 减低的程度相关。严重病例可以出现 TT_4 和 FT_4 减低，TSH 仍然正常，称为低 T_3-T_4 综合征。患者的基础疾病经治疗恢复以后，甲状腺激素水平可以逐渐恢复正常。但是在恢复期可以出现一过性 TSH 增高，也需要与原发性甲状腺功能低下症相鉴别。本征不需要给予甲状腺激素替代治疗。甲状腺激素治疗不适当地提高机体代谢率，可能带来不良反应。

九、治疗

甲减一般不能治愈，需要终生替代治疗。但是也有桥本甲状腺炎所致甲减自发缓解的报告。通常使用左甲状腺素（L-T_4），L-T_4 治疗主要的优点是在周围组织 L-T_4 作为"激素原"可以在正常生理范围内继续通过脱碘机制保持组织对 T_3 的需求。

L-T_4 的半衰期是 7 天，大约 80% 的激素在其分布容积里被相对均衡地吸收，这样就可以避免游离 T_4 的浓度有大的波动，因为其半衰期较长，这样，如果患者偶尔一天忘记吃药，也不会有明显的影响。

1.治疗目标

临床甲减症状和体征消失，TSH、TT_4、FT_4 值维持在正常范围内。近年来一些学者提出应当将血清 TSH 的上限控制在<3.0mU/L。继发于下丘脑和垂体的甲减，不能把 TSH 作为治疗指标，而是把血清 TT_4、FT_4 达到正常范围作为治疗的目标。

2.治疗剂量

治疗的剂量取决于患者的病情、年龄、体重和个体差异。成年患者 L-T_4 替代剂量 50～200μg/d，平均 125μg/d。按照体重计算的剂量是 1.6～1.8μg/(kg·d)；儿童需要较高的剂量，大约 2.0μg/(kg·d)；老年患者则需要较低的剂量，大约 1.0μg/(kg·d)；妊娠时的替代剂量需要增加 30%～50%；甲状腺癌术后的患者需要大剂量替代，大约 2.2μg/(kg·d)，控制 TSH 在防止肿瘤复发需要的水平。肥胖者不应根据其体重提高药物剂量，而应根据其净体重给药。由于药物并不能被完全吸收，L-T_4 应比相同剂量 T_4 多 20%。对于原发性甲减患者，这个用量通常在血清结果正常范围内的促甲状腺激素浓度。根据个体吸收情况，和其他情况或其他相关用药情况，部分患者需要甲状腺激素的剂量可能比常规剂量稍低或稍高。L-T_4 主要在胃和小肠内吸收，但完全吸收需要胃酸的正常分泌。胃酸分泌不够充足的患者，L-T_4 需要高出 22%～34% 的用量才能使血清 TSH 维持在比较理想的水平。因 L-T_4 半衰期为 7 天，可以每天早晨服药一次，大概需要 6 周的时间才能使 L-T_4 的生物作用与游离 T_4 完全平衡。

干甲状腺片是动物甲状腺的干制剂，因其甲状腺激素含量不稳定和 T_3 含量过高已很少使用。但是，过去几十年里，干甲状腺片成功治疗了甲减患者。干甲状腺片里 T_3 与 T_4 的比值明显高于正常人类甲状腺内的比值(1:11)。因此，这些非自然制剂可能会在吸收后立即使甲状腺球蛋白释放 T_3 从而引起 T_3 水平的升高，然而，T_3 达到均衡分布需要一天时间。可以通过以下方法评估 L-T_4 与干甲状腺片的等量关系：干甲状腺片中 12.5μg 的 T_3 可以被完全吸收，L-T_4 最多可以有 80% 被吸收，40μg L-T_4 中大约有 36% 转化为 T_3，T_3 的分子量(651)为 T_4(777)的 84%。因此，1g 的片剂中可提供 25mg T_3，100μg 的 L-T_4 可以提供相同的剂量。这个等量比可以初步指导患者由干甲状腺片换成 L-T_4。

如果将 T_3 与 T_4 制成混合制剂，6μg T_3 在 24 小时内将持续释放，这与常规 T_3 的迅速吸收并与 2～4 小时内达到峰值的情况完全不同。所以，就目前而言，尽管单独使用 L-T_4 虽不能理想的替代正常生理需要，但对大多数患者来说是满意的。

3.服药方法

起始的剂量和达到完全替代剂量的需要时间要根据年龄、体重和心脏状态确定。<50 岁，既往无心脏病史患者可以尽快达到完全替代剂量。>50 岁患者服用 L-T_4 前要常规检查心脏状态。一般从 25～50μg/d 开始，每 1～2 周增加 25μg，直至达到治疗目标。

患者甲减的程度、年龄及全身健康状况决定了 L-T_4 起始剂量。青年或中年，不伴有心血管疾病或其他异常，轻度到中度甲减(TSH 浓度在 5～50mU/L)的患者，可给予完全起始替代量 1.7μg/kg(理想体重)。血清 T_4 恢复到正常需 5～6 周，同时 T_3 的生理效应足够，药物不良反应也不明显。对伴有心脏疾病，特别是心绞痛、冠状动脉病变的老年患者，起始剂量宜小(12.5～25μg/d)，调整剂量宜慢，防止诱发和加重心脏病。理想的 L-T_4 的服药方法是在饭前服用，与一些药物的服用间隔应当在 4 小时以上，因为有些药物和食物会影响到 T_4 的吸收和代谢，如肠道吸收不良、氢氧化铝、碳酸钙、考来烯胺、硫糖铝、硫酸亚铁、食物纤维添加剂等均可影响小肠对 L-T_4 的吸收；苯巴比妥、苯妥英钠、卡马西平、利福平、异烟肼、洛伐他汀、胺碘酮、舍曲林、氯喹等药物可以加速 L-T_4 的清除。甲减患者同时服用这些药物时，需要增加 L-T_4 用量。

4.监测指标

补充甲状腺激素,重新建立下丘脑-垂体-甲状腺轴的平衡一般需要 4～6 周的时间,所以治疗初期,每间隔 4～6 周测定激素指标。然后根据检查结果调整 L-T$_4$ 剂量,直到达到治疗的目标。治疗达标后,需要每 6～12 个月复查一次激素指标。原发性甲减患者的治疗目标是使血清 TSH 浓度恢复正常,TSH 浓度反映患者甲状腺激素供给的适量。维持血清 FT$_4$ 在正常的中到高限。在启动 L-T$_4$ 治疗 6 周后应评估血清 TSH,进行小的调整来制定最佳的个体剂量。继发性甲减患者,血清 TSH 不是足够替代量的可靠指标,血清 FT$_4$ 应恢复到正常范围的 50%。这样的患者在应用 L-T$_4$ 前也应评估并纠正糖皮质激素缺乏。

治疗开始到好转的间期取决于所给剂量的强度和缺乏的程度。中到重度甲减治疗后的早期临床反应是利尿 2～4kg。如果开始时有低钠血症,血清钠水平恢复更快。此后,脉搏和脉压增加,食欲改善,便秘消失。之后,运动能力增加,深腱反射延迟消失。声音嘶哑慢慢减轻,皮肤和头发的改变会持续几个月。在以完全替代剂量开始的个体,血清 FT$_4$ 水平在 6 周后恢复正常,血清 TSH 水平恢复正常需稍长时间,也许要用 3 个月。

5.预防

碘摄入量与甲减的发生和发展显著相关。我国学者发现碘超足量(尿碘中位数 MUI 201～300μg/L)和碘过量(MUI>300μg/L)可以导致自身免疫甲状腺炎和甲减的患病率和发病率显著增加,促进甲状腺自身抗体阳性人群发生甲减;碘缺乏地区补碘至碘超足量可以促进亚临床甲减发展为临床甲减。所以,维持碘摄入量在尿碘 100～200μg/L 安全范围是防治甲减的基础措施。特别是对于具有遗传背景、甲状腺自身抗体阳性和亚临床甲减等易感人群尤其重要。

十、甲状腺功能减退症的特殊问题

1.亚临床甲状腺功能减退症

文献报道各国普通人群中的亚临床甲状腺功能减退症的患病率为 4%～10%,美国为 4%～8.5%,在我国为 0.91%～6.05%。患病率随年龄增长而增高,女性多见。超过 60 岁的妇女中患病率可以达到 20% 左右。本病一般不具有特异的临床症状和体征。因为本病主要依赖实验室诊断,所以首先要排除其他原因引起的血清 TSH 增高如①TSH 测定干扰:被检者存在抗 TSH 自身抗体,可以引起血清 TSH 测定值假性增高;②低 T$_3$ 综合征的恢复期,血清 TSH 可以增高至 5～20mU/L,机制可能是机体对应激的一种调整;③中枢性甲状腺功能减退症的 25% 病例表现为轻度 TSH 增高(5～10mU/L);④肾功能不全:10.5% 的终末期肾病患者有 TSH 增高,可能与 TSH 清除减慢、过量碘摄入、结合于蛋白的甲状腺激素的丢失有关;⑤糖皮质激素缺乏可以导致轻度 TSH 增高;⑥生理适应:暴露于寒冷 9 个月,血清 TSH 升高 30%～50%。

本病的主要危害是:①血脂代谢异常及其导致的动脉粥样硬化。部分学者认为亚临床甲状腺功能减退症是缺血性心脏病发生的危险因素,本病可以引起脂类代谢紊乱和心脏功能异常。②发展为临床甲状腺功能减退症。单纯甲状腺自身抗体阳性、单纯亚临床甲状腺功能减退症、甲状腺自身抗体阳性合并亚临床甲状腺功能减退症每年发展为临床甲状腺功能减退症的发生率分别为 2%、3% 和 5%;我国学者随访 100 例未接受甲状腺激素治疗的亚临床甲状腺功能减退症患者 5 年,29％的患者仍维持亚临床甲状腺功能减退症;5％发展为临床甲减;其余66％患者甲状腺功能恢复正常。③妊娠期亚临床甲状腺功能减退症对后代智力的影响。

对亚临床甲状腺功能减退症的治疗问题一直存在争论。目前共识为当 TSH＞10mU/L,主张给予左甲状腺素替代治疗,治疗的目标和方法与临床甲状腺功能减退症一致。替代治疗中要定期监测血清 TSH 的浓度,因为左甲状腺素过量可以导致心房颤动和骨质疏松;当 TSH 处于 4.0～10mU/L,不主张给予左甲状腺素治疗,定期监测 TSH 的变化。对 TSH 4～10mU/L 伴 TPOAb 阳性的患者,要密切观察 TSH 的变化,因为这些患者容易发展为临床甲状腺功能减退症。

2.妊娠与甲状腺功能减退症

临床甲状腺功能减退症患者生育能力降低,此外妊娠期母体甲状腺功能减退症与妊娠高血压综合征、胎盘剥离、自发性流产、胎儿窘迫、早产以及低出生体重儿的发生有关。近年来,妊娠早期母体亚临床甲状腺功能减退症对胎儿脑发育第一阶段的影响备受关注,在胎儿甲状腺功能完全建立之前(即妊娠 20 周以前),胎儿脑发育所需的甲状腺激素全部来源于母体,母体的甲状腺激素缺乏可以导致后代的神经智力发育障碍。

妊娠期间由于受多种因素的影响,TSH 和甲状腺激素的参考范围与普通人群不同。目前尚没有孕期特异性的 TSH 参考范围,一般认为在妊娠早期 TSH 参考范围应该低于非妊娠人群 30％～50％。目前国际上部分学者提出 2.5mU/L 作为妊娠早期,TSH 正常范围的上限,超过这个上限可以诊断为妊娠期亚临床甲状腺功能减退症。由于 FT_4 波动较大,国际上推荐应用 TT_4 评估孕妇的甲状腺功能。妊娠期间 TT_4 浓度增加,约为非妊娠时的 1.5 倍,如妊娠期间 TSH 正常(0.3～2.5mU/L),仅 TT_4 低于 100nmol/L,可以诊断为低 T_4 血症。胎儿的初期脑发育直接依赖于母体循环的 T_4 水平,而不依赖 T_3 水平。

妊娠前已经确诊的甲状腺功能减退症需要调整左甲状腺素剂量,使血清 TSH 达到正常值范围内,再考虑怀孕。妊娠期间,左甲状腺素替代剂量通常较非妊娠状态时增加 30％～50％。既往无甲状腺功能减退症病史,妊娠期间诊断为甲状腺功能减退症,应立即进行 $L-T_4$ 治疗,目的是使血清 TSH 尽快达到妊娠时特异性正常值范围即 0.3～2.5mU/L,达标的时间越早越好(最好在妊娠 8 周之内),此后每 2～4 周测定一次 TSH、FT_4、TT_4,根据监测结果调整左甲状腺素剂量。TSH 达标以后,每 6～8 周监测一次 TSH、FT_4 和 TT_4。对于低 T_4 血症和 TPOAb 阳性孕妇的干预目前尚无一致的治疗意见。

3.黏液性水肿昏迷

黏液性水肿昏迷是一种罕见的危及生命的重症,多见于老年患者,通常由并发症所诱发。临床表现为嗜睡、精神异常、木僵,甚至昏迷,皮肤苍白、体温过低、心动过缓、呼吸衰竭和心力衰竭等。本病预后差,病死率达到 20％。治疗:①去除或治疗诱因,感染诱因占 35％。②补充甲状腺激素,左甲状腺素 300～400μg 立即静脉注射,继之左甲状腺素 50～100μg/d 静脉注射,直到患者可以口服后换用片剂。如果没有左甲状腺素注射剂,可将左甲状腺素片剂磨碎后由胃管鼻饲。如果症状没有改善,可用碘塞罗宁静脉注射,每次 10μg,每 4 小时 1 次;或者每次 25μg,每 8 小时 1 次。本病的甲状腺素代谢的特点是 T_4 向 T_3 转换受到严重抑制;口服制剂肠道吸收差;补充过急、过快可以诱发和加重心力衰竭。③保温,避免使用电热毯,否则可以导致血管扩张,血容量不足。④伴发呼吸衰竭者使用呼吸机辅助呼吸。⑤低血压和贫血严重者输注全血。⑥静脉滴注氢化可的松 200～400mg/d。⑦其他支持疗法。

4.中枢性甲状腺功能减退症

本病是由于垂体 TSH 或者下丘脑 TRH 合成和分泌不足而导致的甲状腺激素合成减少,典型病例表现为 TSH 降低,TT_4 降低,但是约 20% 的病例基础血清 TSH 浓度也可以正常或者轻度升高(10mU/L)。本病的患病率是 0.005%,高发年龄在儿童和 30～60 岁成年人。先天性原因多由于垂体、下丘脑发育不全等;儿童的病因多源于颅咽管瘤;成年人的病因大多是垂体的大腺瘤、垂体接受手术和照射、头部损伤、席汉综合征、淋巴细胞性垂体炎等。接受多巴胺治疗时,由于多巴胺抑制垂体产生 TSH,TSH 和 T_4 的产生量可以减少 60% 和 56%;在长期左甲状腺素替代治疗的患者,撤除左甲状腺素后垂体 TSH 抑制的状态可以持续 6 周。

5.甲状腺激素免疫综合征(RTH)

本征有 3 个亚型:①全身型甲状腺激素免疫综合征(GRTH);②垂体选择型甲状腺激素免疫综合征(PRTH);③外周组织选择型甲状腺激素免疫综合征(perRTH)。

GRTH 的临床表现有甲状腺肿、生长缓慢、发育延迟、注意力不集中、好动和静息时心动过速。本病缺乏甲状腺功能减退症的临床表现,主要是被增高的甲状腺激素所代偿。75% 的患者具有家族史,遗传方式为常染色体显性遗传。实验室检查血清 TT_4、TT_3、FT_4 增高(从轻度增高到 2～3 倍的增高),TSH 增高或者正常。

本病依据以下 4 点与垂体 TSH 肿瘤鉴别。①TRH 刺激试验:前者 TSH 增高,后者无反应;②T_3 抑制试验:前者血清 TSH 浓度下降,后者不被抑制;③前者血清 α 亚单位与 TSH 的摩尔浓度比例<1;④垂体 MRI 检查:前者无异常,后者存在垂体腺瘤。

PRTH 临床表现有轻度甲状腺功能减退症症状,这是因为本病的外周 T_3 受体是正常的,仅有垂体的 T_3 受体选择性缺陷而导致 T_3 浓度升高不能抑制垂体的 TSH 分泌,垂体不适当地分泌 TSH 引起甲状腺功能减退症和甲状腺肿。实验室检查血清 T_3、T_4 增高,TSH 增高或者正常。本病主要与垂体 TSH 肿瘤鉴别,依靠 TRH 刺激试验和垂体 MRI 鉴别。

perRTH 实验室检查结果取决于垂体和外周组织对甲状腺激素不敏感的程度和代偿的程度,GRTH 和 PRTH 的实验室结果都可以出现。有的患者基础 TSH 水平正常,但是相对于升高的循环 T_3、T_4 水平而言 TSH 水平是不适当的。TRH 刺激试验反应正常、T_3 抑制试验可以抑制,临床有甲状腺功能减退症的表现。

6.甲状腺功能正常的病态综合征(ESS)

本征也称为低 T_3 综合征、非甲状腺疾病综合征。本征非甲状腺本身病变,它是由于严重疾病、饥饿状态导致的血液循环中甲状腺激素水平的减降,是机体的一种保护性反应,包括营养不良、饥饿,精神性厌食症、糖尿病、肝病等全身疾病。某些药物也可以引起本征,如胺碘酮、糖皮质激素、丙硫氧嘧啶、普萘洛尔、含碘造影剂等。本征 T_4 向 rT_3 转换增加,临床没有甲状腺功能减退症的表现。实验室检查的特征是血清 TT_3 降低,rT_3 增高,TT_4 正常或者轻度增高,FT_4 正常或者轻度增高,TSH 正常。疾病的严重程度一般与 TT_3 降低的程度相关。严重病例可以出现 TT_4 和 FT_4 降低,TSH 仍然正常,称为低 T_3-T_4 综合征。患者的基础疾病经治疗恢复以后,甲状腺激素水平可以逐渐恢复正常,但是在恢复期可以出现一过性 TSH 增高,也需要与原发性甲状腺功能减退症相鉴别。本征不需要给予甲状腺激素替代治疗。

7.新生儿甲状腺功能减退症

本病的发生率是 0.025%，原因有甲状腺发育不良(75%)、甲状腺激素合成异常(10%)、下丘脑-垂体性 TSH 缺乏(5%)、一过性甲状腺功能减退症(10%)。一过性甲状腺功能减退症发生的原因是由于药物性、高碘和母体甲状腺刺激阻断性抗体通过胎盘，抑制胎儿的甲状腺的功能，大多数的病例是散发的。发达国家和我国都实行对新生儿甲状腺功能减退症的常规筛查制度，目前认为测定足跟血 TSH(试纸法)是最可靠的筛查方法，可疑病例的标准是 TSH $20\sim$ $25mU/L$，进一步测定血清 TSH 和 T_4。本病的诊断标准是：新生儿(1~4 周)，$TSH>7mU/L$，$TT_4<84nmol/L$。采集标本时间应当在产后 3~5 天。采血过早，受到新生儿 TSH 脉冲分泌的影响，出现假阳性；筛查过晚则要延误启动治疗的时间，影响治疗效果。

治疗原则是早期诊断，足量治疗。甲状腺激素治疗启动得越早越好，必须在产后 4~6 周开始。随访研究发现，如果在 45 天内启动治疗，患儿 5~7 岁时的智商(IQ)与正常儿童相同，延迟治疗将会影响患儿的神经智力发育。治疗药物选择左甲状腺素(L-T_4)，起始剂量为 $10\sim15\mu g/(kg\cdot d)$。治疗目标是使血清 TT_4 水平尽快达到正常范围，并且维持在新生儿正常值的上 1/3 范围，即 $10\sim16\mu g/dL$。为保证治疗的确切性，达到目标后要再测定 FT_4，使 FT_4 维持在正常值的上 1/3 范围，血清 TSH 值一般不作为治疗目标值，因为增高的 TSH 要持续很长时间，源于下丘脑-垂体-甲状腺轴的调整需要时间。一过性新生儿甲状腺功能减退症治疗一般要维持 2~3 年，根据甲状腺功能的情况停药，发育异常者则需要长期服药。

参考文献

1.王伟,卜碧涛,朱遂强.神经内科疾病诊疗指南.北京:科学出版社,2019.

2.王晨,王捷.内科疾病学.北京:高等教育出版社,2019.

3.赵冰.循环系统疾病.北京:中国医药科技出版社,2019.

4.曾和松,汪道文.心血管内科疾病诊疗指南.北京:科学出版社,2019.

5.穆荣,李鸿斌.风湿免疫疾病临床诊疗手册.北京:科学技术文献出版社,2019.

6.曾小峰,赵岩.临床路径释义:风湿免疫性疾病分册.北京:中国协和医科大学出版社,2018.

7.陈江华.肾内科疾病临床诊疗.北京:人民卫生出版社,2018.

8.彭永德.内科疾病临床思辨.北京:人民卫生出版社,2018.

9.邬时民.呼吸系统疾病合理用药.上海:华东理工大学出版社,2017.

10.陈亚红,杨汀.慢性阻塞性肺疾病.北京:人民卫生出版社,2017.

11.王刚,宋涛.呼吸系统疾病防与治.北京:中国中医药出版社,2017.

12.陈卫文.内科学.北京:高等教育出版社,2017.

13.于皆平,沈志祥,罗和生.实用消化病学(第3版).北京:科学出版社,2017.

14.杨长青,许树长.消化内科常见病用药(第2版).北京:人民卫生出版社,2016.

15.王伟岸.胃肠病学手册.北京:人民卫生出版社,2016.

16.陆付耳.中医临床诊疗指南.北京:科学出版社,2016.

17.罗仁,曹文富.中医内科学.北京:科学出版社,2016.

18.陈宝荣,朱惠娟.内分泌及代谢性疾病.北京:北京科学技术出版社,2014.

19.马爱群,王建安.心血管系统疾病.北京:人民卫生出版社,2015.

20.张雅慧.心血管系统疾病.北京:人民卫生出版社,2015.

21.徐欣昌,田晓云.消化系统疾病.北京:人民卫生出版社,2015.

22.樊新生.实用内科学.北京:科学出版社,2015.

23.苏惠萍.呼吸疾病安全用药手册.北京:科学出版社,2015.

24.何权瀛.基层常见呼吸疾病诊疗常规.北京:人民军医出版社,2015.

25.林寿宁,朱永苹,林树元.消化内科新医师手册(第2版).北京:化学工业出版社,2015.

26.姜泊.胃肠病学.北京:人民卫生出版社,2015.